Christoph Sucker
Klinische Hämostaseologie in der Chirurgie

Blutgerinnung interdisziplinär

Herausgegeben von
Christoph Sucker

Christoph Sucker

Klinische Hämostaseologie in der Chirurgie

Blutgerinnung interdisziplinär

In Zusammenarbeit mit
Robert Pfitzmann

DE GRUYTER

Priv.-Doz. Dr. med. habil. Christoph Sucker
Facharzt für Innere Medizin und Transfusionsmedizin
Zusatzbezeichnungen Hämostaseologie und Bluttransfusionswesen
Gerinnungszentrum Berlin Dr. Sucker
Tauentzienstrasse 7 b/c, 10789 Berlin
E-Mail: sucker@gerinnungszentrum-berlin.de

Priv.-Doz. Dr. med. Robert Pfitzmann
Chefarzt der Klinik für Allgemein- und Viszeralchirurgie, minimal-invasive Chirurgie
DRK Kliniken Berlin | Mitte
Drontheimer Str. 39–40, 13359 Berlin
E-Mail: r.pfitzmann@drk-kliniken-berlin.de

Das Buch enthält 15 Abbildungen und 51 Tabellen.

ISBN 978-3-11-041950-4
e-ISBN (PDF) 978-3-11-041844-6
e-ISBN (EPUB) 978-3-11-041850-7
ISSN 2509-677X
e-ISSN 2509-6788

Library of Congress Cataloging-in-Publication Data
A CIP catalog record for this book has been applied for at the Library of Congress.

Bibliografische Information der Deutschen Nationalbibliothek
Die Deutsche Nationalbibliothek verzeichnet diese Publikation in der Deutschen Nationalbibliografie; detaillierte bibliografische Daten sind im Internet über http://dnb.dnb.de abrufbar.

© 2016 Walter de Gruyter GmbH, Berlin/Boston
Umschlagabbildung: Professor Dr. Armin J. Reininger, Wien
Satz: PTP-Berlin, Protago-TEX-Production GmbH, Berlin
Druck und Bindung: CPI books GmbH, Leck
♾ Gedruckt auf säurefreiem Papier
Printed in Germany

www.degruyter.com

Für Helena, Wioletta und meine Eltern

Der klinisch tätige Arzt wird häufig mit Fragen und Problemen, die Aspekte der Blut-gerinnung betreffen, konfrontiert. Wichtige Themenkomplexe hierbei sind einerseits thrombotische Erkrankungen, andererseits Störungen der Blutgerinnung, die mit ei-ner gesteigerten Blutungsneigung assoziiert sind. Der wachsenden Bedeutung von „Gerinnungsaspekten" in der klinischen Medizin wurde durch eine entsprechende Spezialisierung und der Schaffung der Zusatzbezeichnung „Hämostaseologie" Rech-nung getragen. Hierbei versteht sich die „Hämostaseologie" als klinisches interdiszi-plinäres Fachgebiet, welches sich mit der Diagnostik und Therapie von Gerinnungs-störungen und der Beratung betroffener Patienten befasst; keinesfalls ist die „Hämo-staseologie" als rein diagnostisches Fachgebiet zu verstehen.

Über „Gerinnungsstörungen" wurden inzwischen zwar zahlreiche Bücher veröf-fentlicht, doch sind diese vorwiegend für Spezialisten gedacht. Es fehlen weitestge-hend Darstellungen, die die Gerinnung als Teilaspekt anderer klinischer Fachgebiete beleuchten und die für das jeweilige Fachgebiet relevanten Aspekte praxisnah darstel-len. Mit der Buchreihe „Blutgerinnung interdisziplinär" möchte der Autor daher für verschiedene Arztgruppen die jeweils relevanten Aspekte betreffend der Diagnostik und Therapie von Gerinnungsstörungen darstellen; zunächst sind hierbei Darstellun-gen für Chirurgen, Gynäkologen, Zahnärzte und Kieferchirurgen sowie Neurologen vorgesehen.

In den jeweiligen Büchern sollen zunächst zum Verständnis erforderliche Grund-kenntnisse über den Ablauf der Gerinnung und die Gerinnungsanalytik vermittelt und dann die für das jeweilige klinische Fachgebiet praxisrelevanten Aspekte dargestellt werden. Hierbei ist es nicht Ziel, ausgiebige wissenschaftliche und praxisferne Daten aufzulisten oder Leitlinien zu zitieren. Vielmehr soll in den Büchern der Reihe eine praxisorientierte Darstellung der im jeweiligen Fachgebiet wichtigen Aspekte der Blutgerinnung präsentiert und dem Leser für wichtige Fragestellungen eine praxis-nahe Hilfestellung oder Handlungsempfehlung gegeben werden. Abschließend wird dann in einigen fachbezogenen Kasuistiken aufgezeigt, welche Probleme im Umgang von Patienten mit Gerinnungsstörungen auftreten können und wie ein adäquates klinisches Management von Störungen der Blutgerinnung hinsichtlich Diagnostik und Therapie gestaltet werden kann. Zur Erstellung der verschiedenen Bände wurden namhafte Koautoren aus dem jeweiligen klinischen Gebiet gewonnen, die maßgeblich bei der Erstellung des Manuskriptes mitgewirkt und insbesondere dafür gesorgt haben, dass die relevanten Aspekte ausreichend berücksichtigt wurden.

Aufgrund der Komplexität und ständigen Weiterentwicklung der „Hämostaseo-logie", insbesondere auch der Entwicklung neuer diagnostischer Verfahren und therapeutischer Strategien sowie gelegentlich im Laufe der Zeit veränderter Ein-schätzung bei verschiedenen Fragestellungen, ist verständlich, dass nicht alle in-

DOI 10.1515/9783110418446-001

teressanten Aspekte der „Blutgerinnung" in umfassender Breite und Vollständigkeit dargestellt werden können. Die rasante Entwicklung macht es daher erforderlich, sich ständig mit Neuerungen zu befassen und diese ggf. in diagnostische und therapeutische Konzepte zu integrieren.

Ich hoffe, mit der Buchreihe „Blutgerinnung interdisziplinär" einen Beitrag geleistet zu haben, das spannende Gebiet der „Hämostaseologie" in klinisch relevanter Weise fachbezogen darzustellen und den Leser für entsprechende Fragestellungen zu sensibilisieren. Ich bin davon überzeugt, dass eine Berücksichtigung der dargestellten Aspekte im Rahmen der praktischen ärztlichen Tätigkeit das Management zum Wohle betroffener Patienten verbessern wird. Bewusst ist mir, dass ein Buch zwar zum Verständnis eines Fachgebietes beitragen, aber niemals klinische Erfahrung ersetzen kann; daher wird dem Leser empfohlen, sich bei Fragen, welche „Gerinnungsaspekte" betreffen, ggf. mit versierten klinischen „Hämostaseologen" in Verbindung zu setzen. Die Erfahrung zeigt, dass eine optimale Strategie häufig nur durch eine intensive interdisziplinäre Zusammenarbeit entwickelt werden kann.

Mein Dank gilt in erster Linie den Koautoren, die ich zur Mitarbeit an dem jeweiligen Buch der Reihe „Blutgerinnung interdisziplinär" bewegen konnte und die maßgeblich zur Erstellung des Manuskriptes beigetragen haben. Des Weiteren möchte ich den Kollegen danken, die mir über Jahre hinweg Patientinnen und Patienten zur konsiliarischen Einschätzung, Diagnostik und Therapie von Gerinnungsstörungen zugewiesen haben und mit mir im kollegialen interdisziplinären Austausch intensiv über zahlreiche Aspekte des Fachgebietes der „Hämostaseologie" diskutiert und somit mein Wissen und meine klinische Erfahrung bereichert haben. Danken möchte ich auch meinen klinischen Lehrern im Bereich der Hämostaseologie, insbesondere Professor Rüdiger E. Scharf und Privatdozent Rainer B. Zotz, die es vermocht haben, mich für das Gebiet der Hämostaseologie zu begeistern und mich auf dem bisherigen Weg im Bereich dieses spannenden Teilgebietes der Medizin vorangebracht haben. Besonderen Dank bin ich den Mitarbeitern des De Gruyter-Verlages, insbesondere Frau Laura Vieweg, Frau Bettina Noto und Frau Monika Pfleghar, schuldig, ohne die Planung und Umsetzung dieser Buchreihe nicht zustande gekommen wären. Abschließend danke ich meiner Familie für die Unterstützung dieses Projektes, insbesondere der Geduld in Phasen, in denen mich die Erstellung des Manuskriptes zu Lasten gemeinsamer Unternehmungen stark eingenommen hat.

Berlin, August 2016   Christoph Sucker

Vorwort des Autors und Koautors zum Buch „Klinische Hämostaseologie in der Chirurgie"

Sehr geehrte Kolleginnen und Kollegen,

im vorliegenden Buch „Klinische Hämostaseologie in der Chirurgie" der Buchreihe *Blutgerinnung interdisziplinär* möchten wir chirurgisch tätigen Ärzten klinisch relevante Aspekte der Diagnostik und Therapie von Gerinnungsstörungen vermitteln. Hierbei legen wir Wert auf eine praxisorientierte Darstellung, die es ermöglichen soll, das eigene Wissen zu vertiefen und das Verständnis für das „Gerinnungs-Management" im perioperativen Setting zu erweitern.

Eingangs wird der physiologische Prozess der Blutgerinnung dargestellt, dessen Kenntnis die Grundlage für das Verständnis der Gerinnungsdiagnostik und der Pathophysiologie von Gerinnungsstörungen darstellt. Nachfolgend wird die Gerinnungsdiagnostik in Grundzügen dargestellt, wobei insbesondere auch auf praktische Aspekte der Gerinnungsanalytik, beispielsweise präanalytische Faktoren, eingegangen wird. Nachfolgend werden dann die für das chirurgische Fachgebiet relevanten Themenkomplexe gesondert dargestellt: Zunächst werden Grundlagen der Pathophysiologie, Diagnostik und Therapie von Störungen der Blutgerinnung, die mit einem gesteigerten perioperativen Blutungsrisiko assoziiert sind, vermittelt. Im Anschluss gehen wir dementsprechend auf venöse thrombotische Ereignisse ein. Im Abschnitt „perioperatives Management" wird auf die Beurteilung des perioperativen Blutungs- und Thromboserisikos sowie Maßnahmen zur Blutungs- und Thromboseprophylaxe fokussiert. Abschließend werden anhand von Kasuistiken typische Situationen aus dem Gebiet der „Hämostaseologie" im perioperativen Setting dargestellt und hierbei auf häufige Probleme, Fragestellungen und Lösungsansätze eingegangen.

Im Rahmen der Erstellung des Manuskriptes haben wir versucht, die für Chirurgen klinisch relevanten Aspekte aus dem Gebiet der „Hämostaseologie" herauszuarbeiten und somit dem Leser eine Vertiefung und Erweiterung des Wissens zu ermöglichen. Wir wünschen uns, dass wir hierdurch einen Beitrag zur Optimierung des perioperativen „Gerinnungsmanagements" chirurgischer Patienten geleistet haben.

Berlin, August 2016

Robert Pfitzmann
Christoph Sucker

DOI 10.1515/9783110418446-002

Geleitwort

Liebe Kolleginnen und Kollegen,

das vorliegende Buch umfasst sehr detailliert den Ablauf der Hämostase von den physiologischen Grundlagen, über die Laboranalytik, den Krankheitsbildern und der praktischen Therapie der verschiedenen Störungen der Blutgerinnung im chirurgischen Alltag. Den Autoren ist es dankenswerterweise gelungen, damit ein breites Wissen zur klinisch praktischen Tätigkeit in der Hämostaseologie zu vermitteln. Aufgrund der interdisziplinären Arbeit sollten sich neben den chirurgischen Kollegen auch andere invasiv tätige Fachgebiete für das vorliegende Buch interessieren, da Blutungen und Thrombosen ein wesentlicher Bestandteil der täglichen Praxis sind. Aus Sicht der klinischen Hämostaseologie sind stetige Zunahme des Wissens bei komplexen Gerinnungsvorgängen und Vielfalt der einzusetzenden Medikamente sehr wünschenswert und kann direkt in der täglichen Arbeit umgesetzt werden. Das Konzept der geplanten Erweiterung der Buchreihe „Buchgerinnung interdisziplinär" auf weitere Fachgebiete von Herrn Privatdozent Dr. Sucker ist in jeglicher Hinsicht zu unterstützen!

Leipzig, Juli 2016

Dr. med. Ute Scholz
Vorsitzende des Berufsverbandes der
Deutschen Hämostaseologen e.V. (BDDH)

DOI 10.1515/9783110418446-003

Inhalt

Teil II: Grundlagen: Blutungsneigung

Teil III: **Thrombotische Ereignisse**

Teil V: **Kommentierte Kasuistiken**

Teil I: **Grundlagen: Gerinnungssystem und Gerinnungsanalytik**

1 Grundlagen der Blutgerinnung

1.1 Einleitung

Die Blutgerinnung (Hämostase) ist ein lebenswichtiger Mechanismus, der bei einer Gefäßverletzung zur Blutungsstillung führt und somit die Integrität des Gefäßsystems gewährleistet. Die Komplexität des Blutgerinnungssystems ist darauf zurückzuführen, dass einerseits eine effiziente Blutstillung am Ort der Verletzung stattfinden und andererseits eine überschießende Blutgerinnung mit Verschluss des Gefäßes oder Gerinnselbildung abseits von der Gefäßläsion gewährleistet werden muss. Hierbei wird die lokale Gerinnselbildung dadurch kompliziert, dass das gerinnende Medium „Blut" im Gefäßsystem zirkuliert; dies macht eine komplexe Regulation erforderlich, um den Gerinnungsprozess auf den Bereich der Gefäßläsion zu begrenzen.

Im Rahmen des Gerinnungsprozesses können aus didaktischen Gründen mehrere verschiedene Systeme unterschieden werden; „in vivo" laufen die genannten Prozesse parallel zueinander ab, können also zeitlich kaum voneinander abgegrenzt werden. Die entscheidenden Prozesse der Blutstillung sind die *primäre* und die *sekundäre (plasmatische) Hämostase.* Defekte dieser Systeme können zu einer vermehrten Blutungs- oder einer vermehrten Thromboseneigung führen. Die wichtigsten antithrombotischen Mechanismen, die eine überschießende Gerinnung verhindern sollen, sind das *Protein C-/Protein S-System, Antithrombin* und die *Fibrinolyse*; Defekte des Protein C-/Protein S-Systems, Verminderung oder Dysfunktion von Antithrombin sowie eine verminderte fibrinolytische Aktivität können zu einer gesteigerten Thromboseneigung führen, eine gesteigerte Fibrinolyse (Hyperfibrinolyse) kann hingegen Ursache einer gesteigerten Blutungsneigung sein. Eine Übersicht über die Grundstruktur des Gerinnungssystems zeigt Abb. 1.1. Nachfolgend wird der Prozess der Blutstillung detaillierter dargestellt.

1.2 Vasokonstriktion

Bei einer Gefäßverletzung stellt die initiale *Vasokonstriktion* den ersten Schritt der Blutstillung dar; hierfür ist die Muskulatur in der Gefäßwand verantwortlich, die in den Arterien deutlich ausgeprägter ist als in den Venen. Die Vasokonstriktion wird durch die Freisetzung von Mediatoren aus dem Endothel und aktivierten Thrombozyten im Bereich der Gefäßläsion ausgelöst, beispielsweise durch die Freisetzung von Thromboxan A_2. Durch die Vasokonstriktion kommt es zu einer Reduktion des Blutflusses in der entsprechenden Gefäßregion, was die Blutung zum Sistieren bringt oder abschwächt; dieser Effekt ist in kleinen Gefäßen von besonderer Bedeutung. Blutungen aus größeren Gefäßen können hingegen nicht effektiv durch die physiologische Vasokonstriktion gestillt werden; aufgrund der gering ausgeprägten Gefäßmuskulatur

DOI 10.1515/9783110418446-004

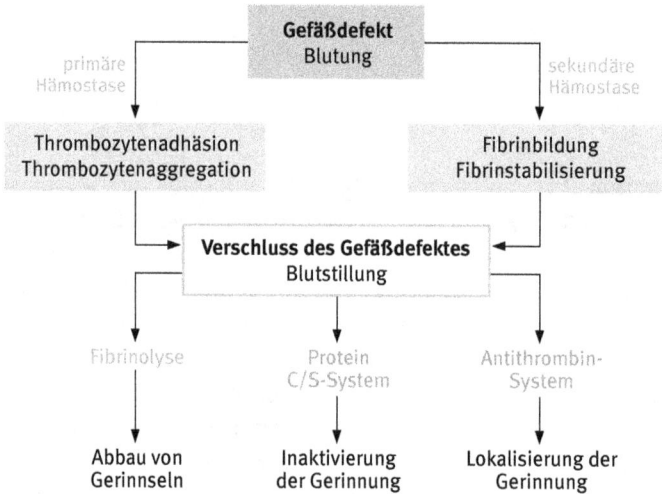

Abb. 1.1: Grundstruktur des Gerinnungssystems. Primäre Hämostase und sekundäre Hämostase gewährleisten den Verschluss des Gefäßdefektes sowie die Blutstillung im Falle einer Gefäßläsion. Die antithrombotischen Mechanismen (Fibrinolyse, Protein C-/Protein S-System, Antithrombin) kontrollieren den Gerinnungsprozess und verhindern eine überschießende Gerinnung.

ist die Vasokonstriktion und die hiermit verbundene Blutstillung in venösen Gefäßen deutlich geringer ausgeprägt als in arteriellen Gefäßen.

1.3 Primäre Hämostase

Die primäre Hämostase bezeichnet den Prozess der Anlagerung (Adhäsion) und Zusammenlagerung (Aggregation) von Thrombozyten bei einer Gefäßläsion. Eine wichtige Komponente, die für eine effiziente primäre Hämostase benötigt wird, ist ein im Plasma und subendothelial vorkommendes Adhäsivprotein, der von-Willebrand-Faktor.

1.3.1 Thrombozyten

Thrombozyten („Blutplättchen") werden im Knochenmark durch Abschnürung aus Vorläuferzellen, den Megakaryozyten, gebildet. Dieser Prozess, die Thrombo(zyto)-poese, wird insbesondere durch das vor allem in Leber, Niere und Knochenmark gebildete Hormon Thrombopoetin reguliert. Zirkulierende unreife Thrombozyten, etwa ein bis zwei Tage alt, werden aufgrund des Gehaltes von Ribonukleinsäure (RNA) auch als retikulierte Thrombozyten bezeichnet. Der Anteil der unreifen Thrombozyten an der Gesamtheit der Thrombozyten, die sogenannte „Immature Platelet Fraction" (IPF), kann diagnostisch eingesetzt werden und wichtige Hinweise in Bezug auf die Thrombopoese liefern.

Die normale Gesamtthrombozytenzahl im peripheren Blut liegt bei etwa 150.000–400.000/µl; der Durchmesser nicht aktivierter Thrombozyten beträgt ca. 1,5 µm, sie sind scheibenförmig und flach (diskoid). Die durchschnittliche Zirkulationsdauer der Thrombozyten umfasst etwa sieben bis zwölf Tage, der Abbau erfolgt dann hauptsächlich in der Milz.

Thrombozyten besitzen eine komplexe Struktur. Sie sind von einer Phospholipidmembran umgeben, die bei Aktivierung der Thrombozyten die katalytische Oberfläche für den Gerinnungsprozess bildet. An ihrer Oberfläche tragen Thrombozyten zahlreiche Rezeptoren, die insbesondere für die Interaktion mit Komponenten des Hämostasesystems, anderen Blutzellen und Endothelzellen verantwortlich sind; außerdem können Thrombozyten durch Bindung von Mediatoren an entsprechende Rezeptoren, etwa Thrombin- oder ADP-Rezeptoren, aktiviert werden. Die Thrombozyten besitzen zahlreiche Speicherorganellen (Granula), wobei die α- und δ-Granula Hämostasekomponenten, Calciumionen und Mediatoren enthalten, die für den Gerinnungs- und Heilungsprozess nach erfolgter Blutstillung von besonderer Bedeutung sind. Die Thrombozyten sind von Kanälen durchzogen, die Kontakt zur Thrombozytenoberfläche haben; durch dieses „offene kanalikuläre System" können Thrombozyten ihre Inhaltsstoffe ins Blut abgeben.

1.3.2 Von-Willebrand-Faktor

Beim von-Willebrand-Faktor, früher als Faktor VIII-assoziiertes Antigen bezeichnet, handelt es sich um ein komplex aufgebautes lösliches Adhäsivprotein, das Bindungsstellen für zahlreiche Komponenten des Hämostasesystems besitzt. Von entscheidender Bedeutung in der primären Hämostase sind die Bindung des von-Willebrand-Faktors an Komponenten unter der Endothelschicht (subendotheliale Matrix), insbesondere Kollagen, sowie an Thrombozyten. Des Weiteren bindet der von-Willebrand-Faktor den plasmatischen Gerinnungsfaktor VIII und schützt diesen vor proteolytischem Abbau. Der von-Willebrand-Faktor ist ein großes Proteinmultimer, welches aus identisch aufgebauten Einzelbausteinen (Monomeren) aufgebaut ist; durch die Zusammenlagerung zahlreicher Monomere bilden sich große Multimere, die ein Molekulargewicht von bis zu 20 MDalton aufweisen können. Die großen Multimere sind besonders effektiv in der primären Hämostase und hierfür entscheidend.

1.3.3 Ablauf der primären Hämostase

Der Prozess der primären Hämostase wird dadurch initiiert, dass es bei einer Gefäßläsion zu einer Verletzung des Endothels kommt, wodurch unter dem Endothel lokalisierte Strukturen, die sogenannte subendotheliale Matrix, in Kontakt mit dem Blutkompartiment tritt. Hierbei wird der zirkulierende von-Willebrand-Faktor an „freigelegtes" (exponiertes) Kollagen gebunden. Durch diese Bindung kommt es zu einer Konformationsänderung (Formänderung) des von-Willebrand-Faktors, der nun in der Lage ist, zirkulierende Thrombozyten über einen spezifischen thrombozytären Rezeptor, Glykoprotein Ib-V-IX, zu binden. Hierdurch wird die initiale Thrombozytenadhäsion an die verletzte Gefäßwand vermittelt. Diese zunächst „lockere" Bindung wird nachfolgend durch eine direkte Bindung des Thrombozyten an Komponenten der subendothelialen Matrix, insbesondere an Kollagen, vermittelt durch thrombozytäre Kollagenrezeptoren (Glykoprotein VI, Glykoprotein Ia–IIa (Integrin $\alpha_2\beta_1$), gefestigt. Der beschriebene Prozess entspricht dem Vorgang der ***Thrombozytenadhäsion.***

Durch Thrombozytenaktivierung und Thrombozytenadhäsion kommt es zu verschiedenen Aktivierungsprozessen der Thrombozyten: Es setzt ein Formwandel („Shape Change") der Thrombozyten ein, die aus ihrer „ruhenden" diskoiden Form in eine kugelige Form übergehen und Ausstülpungen, sogenannte Pseudopodien, ausbilden. Der „Shape Change" dient der Vergrößerung der reaktiven Thrombozytenoberfläche. Die aktivierten Thrombozyten setzen Inhaltsstoffe aus den α-Granula, δ-Granula und lysosomalen Granula frei, die für den Gerinnungsprozess sowie anschließende Regenerationsprozesse und die Wundheilung von Bedeutung sind. Durch die Aktivierung der Thrombozyten kommt es zu einer Verlagerung gerinnungsaktiver negativ geladener Phospholipide auf die Außenseite der Plättchenmembran. Hierdurch bildet sich eine katalytische Oberfläche aus, auf der der nachfolgend beschriebene plasmatische Gerinnungsprozess stark beschleunigt ablaufen kann.

Entscheidend für den Prozess der ***Thrombozytenaggregation***, der Zusammenlagerung verschiedener Thrombozyten, sind die vermehrte Expression, Zusammenlagerung („Clustering") sowie Aktivierung des thrombozytären Aggregationsrezeptors (Glykoprotein IIb/IIIa [Integrin $\alpha_{IIb}\beta_3$]). Über diesen Rezeptor kommt es zu einer Vernetzung von Thrombozyten, was durch den von-Willebrand-Faktor oder Fibrinogen vermittelt wird. Eine stark vereinfachte schematische Darstellung von Thrombozytenadhäsion und Aggregation zeigt Abb. 1.2.

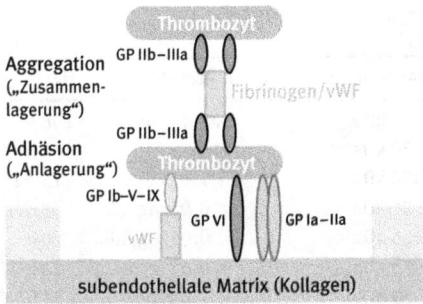

Abb. 1.2: Stark vereinfachtes Schema der primären Hämostase. Durch Verletzung des Gefäßendothels kommt es zu einer Anbindung des von-Willebrand-Faktors (vWF). Die Bindung von vWF an die subendotheliale Kollagenmatrix löst eine Konformationsänderung des vWF aus, wodurch Thrombozyten über einen spezifischen Rezeptor, Glykoprotein Ib-V-IX, anbinden können. Dieser Prozess leitet die Plättchenadhäsion ein, die dann durch eine direkte Interaktion von Plättchenrezeptoren mit Komponenten der subendothelialen Matrix stabilisiert wird. Es kommt zu einer Aktivierung der Thrombozyten und dann zu einer Thrombozytenaggregation durch Interaktion spezifischer Aggregationsrezeptoren, Glykoprotein IIb/IIIa, vermittelt durch von-Willebrand-Faktor oder Fibrinogen.

1.4 Sekundäre (plasmatische) Hämostase

Der Begriff der sekundären (plasmatischen) Hämostase bezeichnet den Vorgang der Fibrinbildung und Fibrinstabilisierung. Hierfür ist eine äußerst komplexe Interaktion und Aktivierung plasmatischer Gerinnungsfaktoren entscheidend, die sich maßgeblich auf der Oberfläche aktivierter Thrombozyten abspielt.

1.4.1 Gerinnungsfaktoren

Bei den Gerinnungsfaktoren handelt es sich um Plasmaproteine, die am Prozess der Fibrinbildung und Fibrinstabilisierung beteiligt sind. Die Gerinnungsfaktoren II, VII, IX, X und XI stellen Serinproteasen dar, die die Aminosäure Serin im katalytischen Zentrum tragen; bei den Gerinnungsfaktoren V und VIII handelt es sich hingegen nicht um Serinproteasen, sondern um Kofaktoren der Gerinnung. Der Gerinnungsfaktor XII ist nach neueren Erkenntnissen für eine effiziente Hämostase im Allgemeinen nicht erforderlich, diesem Faktor kommt jedoch eine Bedeutung für die Gerinnungsaktivierung an Fremdoberflächen zu. Die enzymatisch wirksamen Gerinnungsfaktoren liegen im Blut als inaktive Vorstufen vor und werden durch proteolytische Abspaltungen im Rahmen des Gerinnungsprozesses aktiviert. Einen Überblick über die plasmatischen Gerinnungsfaktoren zeigt Tab. 1.1. Auf die Darstellung der zahlreichen regulatorischen Proteine und Kofaktoren des plasmatischen Gerinnungsprozesses wird hier bewusst verzichtet; antithrombotische Mechanismen werden später dargestellt.

Tab. 1.1: Plasmatische Gerinnungsfaktoren (* HWZ biologische Halbwertszeit).

Gerinnungsfaktor	Bezeichnung	Molekulargewicht	Konzentration	HWZ*
I	Fibrinogen	330 kDa	300 mg/dl	108 h
II	Prothrombin	70 kDa	10 mg/dl	57 h
V	Proaccelerin	330 kDa	1 mg/dl	13,5 h
VII	Proconvertin	50 kDa	0,05 mg/dl	3,5 h
VIII	antihämophiles Globulin A	265 kDa	0,01 mg/dl	10 h
IX	antihämophiles Globulin B	55 kDa	0,5 mg/dl	24 h
X	Stuart-Prower-Faktor	9 kDa	1 mg/dl	31 h
XI	Rosenthal-Faktor	160 kDa	0,5 mg/dl	15 h
XII	Hageman-Faktor	80 kDa	3 mg/dl	40 h
XIII	Laki-Lorand-Faktor (fibrinstabilisierender Faktor)	300 kDa	3 mg/dl	110 h

1.4.2 Ablauf der sekundären (plasmatischen) Hämostase

Derzeit spiegelt das sogenannte *„Zell-basierte Gerinnungsmodell"* die aktuelle Vorstellung von den Gerinnungsprozessen „in vivo" am besten wider. Dieses Erklärungsmodell, in dem der Gerinnungsprozess in eine Initiations-, Amplifikations- und Propagationsphase eingeteilt wird, berücksichtigt die Beteiligung zellulärer Komponenten und insbesondere die Bedeutung der Membran aktivierter Thrombozyten für den plasmatischen Gerinnungsprozess.

Der Prozess der plasmatischen Gerinnung wird bei einem Endotheldefekt ausgelöst, wenn subendothelial lokalisierter „Tissue Factor" (früher: Gewebsthromboplastin) gegenüber dem Blut exponiert wird. Im Blut zirkulierender Gerinnungsfaktor VII bindet an „Tissue Factor", was zu einer Aktivierung von Gerinnungsfaktor VII zu Gerinnungsfaktor VIIa führt. Durch die Interaktion mit anderen Gerinnungsfaktoren kommt es in dieser sogenannten *Initiationsphase* zur Bildung geringer Mengen von Thrombin aus Prothrombin (Faktor II), welches unter anderem die Bildung von Fibrin aus Fibrinogen katalysiert; auf dem beschriebenen Weg wird allerdings nicht genug Thrombin gebildet, um eine ausreichende Fibrinbildung zu bewirken. In der *Amplifikationsphase* kommt es durch die geringen Mengen des gebildeten Thrombins zu einer Aktivierung von Thrombozyten. Diese exponieren nach Aktivierung gerinnungsaktive Phospholipide auf ihrer Oberfläche. Unter Beteiligung weiterer Gerinnungsfaktoren und der Kofaktoren der Gerinnung, Faktor V und Faktor VIII, finden nun komplexe enzymatische Reaktionen statt, die in der *Propagationsphase* zu einer massiven Steigerung der Thrombinbildung führen (sogenannter „Thrombin-Burst"). Die dann entstandenen großen Mengen von Thrombin sind ausreichend, um nun Fibrin aus Fibrinogen zu bilden. Das zunächst noch instabile Fibringerinnsel wird durch Gerinnungsfaktor XIII (fibrinstabilisierender Faktor), der ebenfalls durch Thrombin aktiviert wird, stabilisiert.

Interessanterweise wird der Gerinnungsfaktor XII im „Zell-basierten Gerinnungs-modell" nicht benötigt, um eine adäquate Fibrinbildung und Fibrinstabilisierung zu bewirken; dies wird auch hierdurch bekräftigt, dass ein Faktor XII-Mangel im Gegensatz zu anderen Faktorenmangelzuständen nicht zu einer gesteigerten Blutungsneigung führt. Ein stark vereinfachtes Schema des „Zell-basierten Gerinnungsmodells" findet sich in Abb. 1.3 (a–f).

Die früher praktizierte Unterscheidung des plasmatischen Gerinnungssystems in ein *extrinsisches* und *intrinsisches* System entspricht nicht den tatsächlichen Vorgängen der Gerinnung „in vivo", sondern stellt den Ablauf der plasmatischen Gerinnung nach artifizieller Aktivierung der Gerinnung unter Laborbedingungen dar. Wenngleich dieses „klassische Kaskadenmodell" nicht den tatsächlichen Ablauf der Gerinnung widerspiegelt, ist die Kenntnis dieses Modells hilfreich, um zu verstehen, inwieweit sich verschiedene Gerinnungsstörungen auf die Gruppentests der plasmatischen Gerinnung (Prothrombinzeit n. Quick, aktivierte partielle Thromboplastinzeit [aPTT]) auswirken; hierauf wird später genauer eingegangen (Kapitel: Grundlagen der Gerinnungsdiagnostik).

Kurzgefasst
Die Blutgerinnung ist ein komplexer Mechanismus, der bei einer Gefäßverletzung nach initialer Vasokonstriktion zu einer Blutstillung führt. Prinzipiell können eine primäre und eine sekundäre (plasmatische) Hämostase unterschieden werden. Die primäre Hämostase beschreibt den Prozess der Thrombozytenadhäsion und Thrombozytenaggregation an die subendotheliale Matrix; hierbei spielt der von-Willebrand-Faktor eine bedeutsame Rolle. Die sekundäre (plasmatische) Hämostase umfasst den Prozess der Fibrinbildung und Fibrinvernetzung. Das Zusammenspiel von primärer und sekundärer (plasmatischer) Hämostase führt zur Blutstillung.

1.5 Antithrombotische Mechanismen

Antithrombotische Mechanismen (Abb. 1.4) dienen der Kontrolle des Gerinnungs-prozesses, um eine überschießende Gerinnselbildung mit dem Risiko thrombotischer Ereignisse und Gefäßverschlüsse zu verhindern. Unter den antithrombotischen Mechanismen kann das *Protein C-/Protein S-System* als „Ausschalter" des aktivierten Gerinnungssystems angesehen werden. *Antithrombin* begrenzt den Gerinnungs-prozess auf den Ort des Gefäßdefektes. Die *Fibrinolyse* ermöglicht die endogene Auflösung von gebildeten Fibringerinnseln.

1.5.1 Protein C-/Protein S-System

Das *Protein C-/Protein S-System* ist maßgeblich für die Inaktivierung des aktivierten Gerinnungssystems verantwortlich. Im Rahmen des Gerinnungsprozesses gebildetes überschüssiges Thrombin bindet an einen endothelialen Rezeptor, das

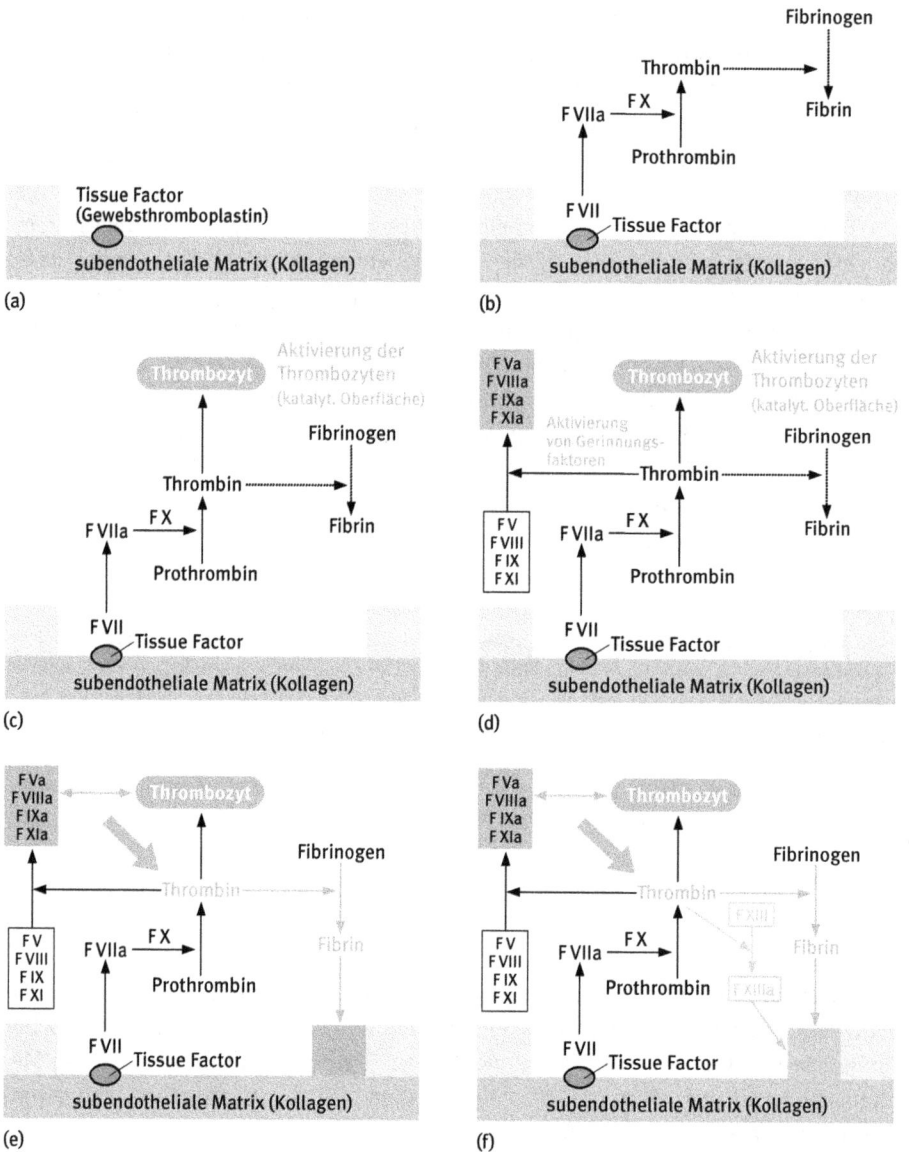

Abb. 1.3: Stark vereinfachter Ablauf der plasmatischen Gerinnung. Bei einer Gefäßläsion wird der Gerinnungsprozess durch die Exposition von „Tissue Factor" gegenüber dem Blut ausgelöst (a). Es kommt zur Bildung geringer Mengen von Thrombin, wobei hierdurch keine relevante Bildung von Fibrin aus Fibrinogen erzielt wird (b). Thrombin führt zu einer Thrombozytenaktivierung, worauf die Thrombozyten eine prokoagulatorische Oberfläche präsentieren (c). Auf der Thrombozytenoberfläche kommt es zu einer Verstärkung des Gerinnungsprozesses, wobei weitere Gerinnungsfaktoren aktiviert werden (d). Es resultiert eine starke Zunahme der Thrombinbildung, was dann zu einer Fibrinbildung (e) sowie einer Fibrinstabilisierung durch Aktivierung von Gerinnungsfaktor XIII führt (f).

Fibrinbildung		
Protein C-/S-System	Antithrombin	Fibrinolyse
Funktion: Inaktivierung des Gerinnungsystems	Funktion: Lokalisierung des Gerinnungsprozesses	Funktion: Auflösung von Fibringerinnseln

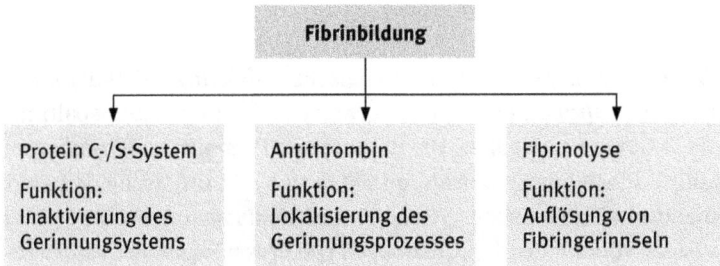

Abb. 1.4: Überblick und Funktion antithrombotischer Systeme.

Thrombomodulin (TM). Über einen weiteren benachbarten Rezeptor, den endothelialen Protein C-Rezeptor (EPCR), wird Protein C auch angebunden. Der entstehende Thrombin-/Thrombomodulin-Komplex aktiviert Protein C zu aktiviertem Protein C (APC). Gemeinsam mit seinem Kofaktor, Protein S, inaktiviert APC die aktivierten Gerinnungsfaktoren V und VIII (Va, VIIIa), die zur Aufrechterhaltung des Gerinnungsprozesses benötigt werden. Durch die Inaktivierung dieser Gerinnungsfaktoren kommt es zum Stoppen des Gerinnungsprozesses. Defekte, die die Funktion des *Protein C-/Protein S-Systems* beeinträchtigen, gehen mit einer gesteigerten Thromboseneigung einher, da bei Vorliegen dieser Defekte das aktivierte Gerinnungssystem nicht adäquat inaktiviert werden kann. Die entsprechenden Defekte sind der Protein C- oder Protein S-Mangel sowie die Resistenz gegenüber aktiviertem Protein C (APCR), bei der Faktor V nicht ausreichend durch aktiviertes Protein C (APC) inaktiviert werden kann; der APC-Resistenz liegt zumeist eine Punktmutation im Gerinnungsfaktor V (Faktor V G1691A, „Faktor V Leiden") zugrunde.

1.5.2 Antithrombin

Die Lokalisierung des Gerinnungsprozesses auf den Ort der Gefäßläsion wird dadurch kompliziert, dass das „gerinnende Medium", das Blut, zirkuliert. Hierdurch werden aktivierte Gerinnungsfaktoren, die im Bereich der Gefäßläsion gebildet werden, mit dem Blutstrom fortgespült. Um zu verhindern, dass diese aktivierten Gerinnungsfaktoren dann stromabwärts an anderer Lokalisation eine Gerinnselbildung bewirken und einen thrombotischen Gefäßverschluss hervorrufen, werden ins Gefäßsystem eingeschwemmte aktivierte Gerinnungsfaktoren – insbesondere Thrombin (Faktor IIa) – durch *Antithrombin* (früher als Antithrombin III bezeichnet) inaktiviert. Ein genetisch determinierter oder erworbener *Antithrombinmangel* geht mit einer erheblichen Thromboseneigung einher, da aktivierte Gerinnungsfaktoren nicht adäquat inaktiviert werden können.

Der Prozess der *Fibrinolyse* ermöglicht die physiologische Auflösung von Blutgerinnseln. Zentrales Enzym der *Fibrinolyse* ist *Plasmin*, welches Fibrin in Fibrinspaltprodukte (FSP), wie die D-Dimere, aufspaltet. Die Bildung von *Plasmin* aus *Plasminogen* wird durch sogenannte Plasminogenaktivatoren katalysiert. Zu unterscheiden sind der aus dem Gefäßendothel freigesetzte *„Tissue-Type Plasminogen Activator"* (t-PA) und der im Harnsystem vorkommende *„Urokinase-Type Plasminogen Activator"* (u-PA), auch als *Urokinase* bezeichnet. Das fibrinolytische System ist komplex reguliert, wobei beispielsweise *Plasmininhibitor* (früher: Antiplasmin), *Plasminogen-Aktivator-Inhibitoren* (PAI) sowie *„Thrombin-Activatable Fibrinolysis Inhibitor"* (TAFI) von Bedeutung sind. Aufgrund der Komplexität wird hierauf an dieser Stelle nicht weiter eingegangen. Ein vereinfachtes Schema der Fibrinolyse zeigt Abb. 1.5.

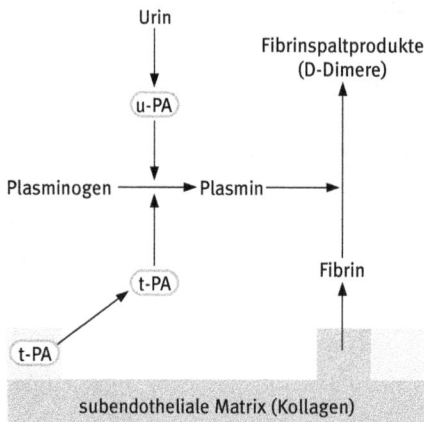

Abb. 1.5: Schematische Darstellung der Fibrinolyse. Durch Freisetzung von Plasminogen-Aktivatoren (t-PA, u-PA [Harntrakt]) kommt es zur Bildung von Plasmin aus Plasminogen. Plasminogen spaltet Fibrin unter Bildung von Fibrinspaltprodukten. Das System ist komplex reguliert, was aus didaktischen Gründen hier nicht dargestellt wird.

Die fibrinolytische Aktivität unterscheidet sich in verschiedenen Organsystemen und Körperregionen erheblich. Eine hohe fibrinolytische Aktivität findet sich beispielsweise im Mundspeichel, im Menstruationsblut sowie in den ableitenden Harnwegen. In Regionen mit hoher fibrinolytischer Aktivität gerinnt Blut normalerweise nicht, solange die Kapazität der Fibrinolyse nicht überschritten wird. Zweck ist es, die Funktionsfähigkeit des entsprechenden Organsystems aufrechtzuerhalten und eine massive Störung der Funktion durch abnorme Gerinnselbildung zu verhindern.

Eine Beeinträchtigung der Fibrinolyse kann mit einer Thromboseneigung einhergehen, eine gesteigerte Fibrinolyse, die *Hyperfibrinolyse*, mit einer gesteigerten Blutungsneigung.

Kurzgefasst
Antithrombotische Mechanismen sorgen dafür, dass die Gerinnselbildung im Rahmen der Blutgerinnung zeitlich und räumlich begrenzt abläuft; hierdurch wird einer abnormen Gerinnselbildung bzw. der Entstehung einer Thrombose vorgebeugt. Drei Systeme sind von besonderer Bedeutung: Das Protein C-/Protein S-System inaktiviert den Gerinnungsprozess, Antithrombin begrenzt den Gerinnungsprozess räumlich auf die Region der Gefäßläsion und die Fibrinolyse ermöglicht die Auflösung bereits gebildeter Blutgerinnsel.

1.6 Zusammenfassung

Das Gerinnungssystem ermöglicht bei einer Gefäßläsion einen Wundverschluss. Die hohe Komplexität des Systems resultiert daraus, dass eine Blutungsstillung durch eine Gerinnselbildung ermöglicht werden muss, obwohl das Blut, welches die erforderlichen Komponenten zur Gerinnung (Gerinnungsfaktoren, Thrombozyten) enthält, in stetiger Bewegung ist. Des Weiteren muss der Gerinnungsprozess so reguliert werden, dass trotz der Gerinnselbildung der Blutfluss im Gefäßsystem aufrechterhalten wird, damit die Perfusion der versorgten Regionen nicht beeinträchtigt wird. Antithrombotische Mechanismen sind daher unbedingt erforderlich, um den Gerinnungsprozess zu kontrollieren und zu lokalisieren und eine überschüssige Gerinnselbildung zu verhindern; versagen diese antithrombotischen Mechanismen, kann es zu einer abnormen Blutgerinnung (Thrombose) kommen.

Grundkenntnisse über die Abläufe der Gerinnungsprozesse erleichtern das Verständnis für Störungen der Blutgerinnung, die mit einer Blutungsneigung (hämorrhagischen Diathese) oder Thromboseneigung (thrombotischen Diathese) einhergehen, und sind Grundlage für das Verständnis der Gerinnungsdiagnostik sowie einer gerinnungsfördernden (prohämostatischen) oder gerinnungshemmenden (antithrombotischen) Behandlung.

Kurzgefasst
Bei der Blutgerinnung handelt es sich um einen lebenswichtigen Prozess, der bei einer Gefäßläsion die Integrität des Gefäßsystems sicherstellt. Initialer Schritt ist eine Vasokonstriktion, was zu einer reduzierten Durchblutung im Bereich der Gefäßläsion führt. Es kommt dann durch Anlagerung (Adhäsion) und Zusammenlagerung (Aggregation) von Thrombozyten (primäre Hämostase) sowie durch Fibrinbildung (sekundäre Hämostase) zu einer Gerinnselbildung und hierdurch zu einem Wundverschluss bzw. einer Blutstillung. Eine überschießende Gerinnung wird durch das Protein C-/Protein S-System, Antithrombin und Fibrinolyse verhindert.

Die Komplexität des Gerinnungssystems ergibt sich durch den Umstand, dass im gerinnenden Medium „Blut" der Gerinnungsprozess auf den Ort der Gefäßläsion beschränkt und zudem trotz Verschluss des Gefäßdefektes stets eine adäquate Blutzirkulation aufrechterhalten werden muss.

Literatur zum Abschnitt „Grundlagen der Blutgerinnung"

Barthels M (Hrsg.). Das Gerinnungskompendium. Schnellorientierung, Befundinterpretation, klinische Konsequenzen. 2. Auflage. Thieme Verlag 2012.

Beardsley DS. Platelet membrane glycoproteins: role in primary hemostasis and component antigens. Yale J Biol Med. 1990; 63: 469–475.

Broos K, Feys HB, De Meyer SF, Vanhoorelbeke K, Deckmyn H. Platelets at work in primary hemostasis. Blood Rev. 2011; 25: 155–167.

Dahlbäck B. Progress in the understanding of the protein C anticoagulant pathway. Int J Hematol. 2004; 79: 109–116.

Dahlbäck B, Villoutreix BO. Regulation of blood coagulation by the protein C anticoagulant pathway: novel insights into structure-function relationships and molecular recognition. Arterioscler Thromb Vasc Biol. 2005; 25: 1311–1320.

Davie EW, Ratnoff OD. Waterfall sequence of intrinsic blood clotting. Science. 1964; 145: 1310–1312.

Ellery PE, Adams MJ. Tissue factor pathway inhibitor: then and now. Semin Thromb Hemost. 2014; 40: 881–886.

Hiller E, Riess H. Hämorrhagische Diathese und Thrombose. Grundlagen, Klinik, Therapie. Ein praxisbezogener Leitfaden für Ärzte und Studierende. 3. Auflage. Wissenschaftliche Verlagsgesellschaft Stuttgart. 2002.

Hoffman M, Monroe DM 3rd. A cell-based model of hemostasis. Thromb Haemost. 2001; 85: 958–965.

Lagner KD, Bröker M, Zettlmeissl G. Molecular biology of proteins involved in blood coagulation. Behring Ist Mitt. 1990; 86: 146–169.

Longstaff C, Kolev K. Basic mechanisms and regulation of fibrinolysis. J Thromb Haemost. 2015; 13(1): 98–105.

MacFarlane RG. An enzyme cascade in the blood clotting mechanism, and its function as a biologic amplifier. Nature. 1964; 202: 498–499.

Marder VJ, Aird WC, Bennett JS, Schulman S, White GC. Hemostasis and thrombosis. 6. Edition. Wolters Kluwer. 2012.

Michelson AD. Platelets. 3. Edition. Elsevier. 2013.

Monroe DM, Hoffman M. What does it take to make the perfect clot? Arterioscler Thromb Vasc Biol. 2006; 26: 41–48.

Mosher DF. Blood coagulation and fibrinolysis: an overview. Clin Cardiol. 1990; 13(6): 5–11.

Muszbek L, Bereczky Z, Bagoly Z, Komaromi I, Katona E. Factor XIII: a coagulation factor with multiple plasmatic and cellular functions. Physiol Rev. 2011; 91: 931–972.

Quinsey NS, Greedy AL, Bottomley SP, Whisstock JC, Pike RN. Antithrombin: in control of coagulation. Int J Biochem Cell Biol. 2004; 36: 386–389.

Riddel JP, Bradley EA, Miaskowski C, Lillicrap DP. Theories of blood coagulation. J Ped Oncol Nursing. 2007; 24: 123–131.

Roberts HR, Hoffman M, Monroe DM. A cell-based model of thrombin generation. Semin Thromb Hemost. 2006; 32(1): 32–38.

Ruggeri ZM. Von Willebrand factor: looking back and looking forward. Thromb Haemost. 2007; 98: 55–62.

Sucker C, Zotz RB. The Cell-Based Coagulation Model. In: Carlo E. Marcucci, Patrick Schoettker (Editors): Perioperative Hemostasis. Coagulation for Anesthesiologists. Springer Verlag Berlin, Heidelberg. 2015.

2 Grundlagen der Präanalytik und Gerinnungsdiagnostik

Die Gerinnungsdiagnostik dient dem Ausschluss oder Nachweis von Gerinnungsstörungen, die mit einer gesteigerten Blutungsneigung bzw. einem erhöhten Blutungsrisiko oder einer gesteigerten Thromboseneigung bzw. thrombotischen Ereignissen einhergehen. Nachfolgend wird auf klinisch relevante Aspekte der Gerinnungsdiagnostik für den chirurgisch tätigen Arzt eingegangen. Die labormedizinische Gerinnungsanalytik ist äußerst komplex und beinhaltet zahlreiche verschiedene Untersuchungsverfahren. Hierzu zählen zur Erfassung plasmatischer Gerinnungskomponenten insbesondere *koagulometrische* und *chromogene* Messverfahren sowie der Nachweis und die Quantifizierung von Gerinnungskomponenten mit Hilfe spezifischer Antikörper (in der Regel „*Enzyme-Linked Immunosorbent-Assay*" [ELISA]). Zahlreiche verschiedene Methoden werden zur Bestimmung der Thrombozytenfunktion und zum Nachweis von Thrombozytenfunktionsstörungen eingesetzt; die derzeit am meisten verbreiteten Verfahren sind die *Aggregometrie nach Born*, die *Impedanzaggregometrie* sowie die Untersuchung der primären Hämostase mit dem *Platelet-Function-Analyzer* (PFA). Zum Nachweis genetischer Polymorphismen und Mutationen von Hämostasekomponenten werden molekulargenetische Verfahren, insbesondere die *Polymerase-Kettenreaktion* (PCR), eingesetzt. Auf die wichtigsten Verfahren der Gerinnungsanalytik im chirurgischen Kontext wird nachfolgend eingegangen; der Fokus wird hierbei bewusst auf die perioperative Diagnostik zum Nachweis von Gerinnungsdefekten, die mit einer Blutungsneigung einhergehen, gelegt. Auf eine detaillierte Darstellung der Thrombophilie-Diagnostik wird hier bewusst verzichtet, diese wird in einem eigenen Unterkapitel gestrafft dargestellt. Aufgrund der Bedeutung für die später behandelte Anwendung von Blutkomponenten, insbesondere für die Transfusion von Erythrozytenkonzentraten, wird in einem kleinen Exkurs ein Einblick in die transfusionsmedizinische Basisdiagnostik vermittelt.

2.1 Präanalytik

Unter dem Begriff der Präanalytik werden die Prozesse zwischen der Probengewinnung und der Durchführung der Laboruntersuchung verstanden. Eine korrekte Präanalytik bildet die Grundvoraussetzung für die Erhebung valider Laborbefunde. Im Bereich der Gerinnungsdiagnostik ist die Präanalytik von hoher Bedeutung, da die durchgeführten Untersuchungen sehr anfällig für Störfaktoren sind und sich somit eine inkorrekte Blutentnahme massiv auf die Untersuchungsergebnisse auswirken kann.

Zunächst wichtig ist das Einverständnis des Patienten zur Durchführung der entsprechenden Diagnostik, wobei rechtliche Grundlagen zu beachten sind. Insbesondere stehen genetische Untersuchungen unter einem hohen gesetzlichen Schutz,

DOI 10.1515/9783110418446-005

was im Gendiagnostikgesetz (GenDG) verankert ist. Demnach muss der Patient genetischen Untersuchungen bzw. Untersuchungen, die den Bestimmungen des GenDG unterliegen, schriftlich nach Aufklärung zustimmen und ggf. auch über die erhobenen Befunde in einem Beratungsgespräch aufgeklärt werden. Die Durchführung der genetischen Beratung ist an eine entsprechende Qualifikation des Arztes gebunden.

Grundsätzlich werden Gerinnungsuntersuchungen ausschließlich aus peripherem Blut durchgeführt. Die hierfür verwendeten Entnahmeröhrchen enthalten je nach Verwendung bzw. je nach Art der erforderlichen Untersuchung unterschiedliche Zusätze. Für die nachfolgend beschriebenen Gerinnungsuntersuchungen werden ganz überwiegend Entnahmeröhrchen verwendet, die zur Gerinnungshemmung Citrat als Zusatz enthalten. Blutröhrchen, die EDTA (Ethylendiamintetraessigsäure) als Zusatz erhalten, werden zur Bestimmung des Blutbildes sowie zumeist für transfusionsmedizinische Untersuchungen (z. B. Blutgruppenbestimmung etc.) und für molekulargenetische Untersuchungen eingesetzt. Serumröhrchen, bevorzugt mit Trenngel, werden für klinisch-chemische Untersuchungen herangezogen. Für eine möglichst exakte Bestimmung der Thrombozytenzahlen im peripheren Blut und speziell zum Ausschluss einer sogenannten Pseudothrombozytopenie stehen spezielle Entnahmeröhrchen zur Verfügung (z. B. ThromboExact-Monovette, Sarstedt); alternativ kann hierfür ggf. auch eine Blutentnahme aus Heparinblut erfolgen. Zur Kennzeichnung tragen die verschiedenen Entnahmeröhrchen eine Farbcodierung (Tab. 2.1). Eine Blutentnahme sollte ausnahmslos in etikettierte bzw. beschriftete Entnahmeröhrchen erfolgen, um eine Verwechslung von Patientenproben auszuschließen.

Tab. 2.1: Übersicht über verschiedene Entnahmeröhrchen für Gerinnungsuntersuchungen (* gemäß Euronorm EN14820 (z. B. Sarstedt) bzw. International Organization for Standardization ISO6710 (z. B. Becton Dickinson [BD]).

Entnahmeröhrchen/Zusatz	Farbcodierung (EN/ISO)*	Untersuchungen
Citratblutröhrchen	grün/hellblau	Gerinnungsuntersuchungen
EDTA-Blutröhrchen	rot/violett	Blutbild, molekulargenetische Untersuchungen, transfusionsmedizinische Untersuchungen (z. B. Blutgruppenbestimmungen etc.)
„Thrombozyten-Röhrchen" (z. B. ThromboExact-Monovette) oder Heparinröhrchen	—	exakte Bestimmung der Thrombozytenzahlen im peripheren Blut, Ausschluss einer Pseudothrombozytopenie (alternativ kommt hierfür zumeist auch eine Bestimmung der Thrombozytenzahlen im Citratblutmilieu in Betracht)
Serumröhrchen (mit Trenngel)	braun/goldgelb	klinisch-chemische Untersuchungen

Die Blutentnahme ist ein kritischer Aspekt der Labordiagnostik, insbesondere auch der Gerinnungsanalytik. Durch eine inkorrekt durchgeführte Blutentnahme kann es zu einer massiven Beeinflussung der Resultate von Gerinnungsuntersuchungen kommen, was dann die Validität der gewonnenen Ergebnisse in Frage stellt. So kann durch eine zu starke Stauung bei der Blutentnahme oder durch starke Aspiration des Blutes eine intravasale Hämolyse auftreten, was die Gerinnungsanalytik beeinträchtigen kann. Ferner werden durch eine traumatische Punktion häufig Gerinnungsprozesse und Fibrinolyse aktiviert, was zu einer massiven Beeinflussung der erhobenen Gerinnungsbefunde führen kann. Als häufige Beispiele für eine Beeinflussung der Gerinnungsparameter durch inadäquate Blutentnahme kann eine artifizielle Erhöhung der D-Dimere und sonstiger Aktivierungsmarker der Hämostase genannt werden, was fälschlich den Verdacht auf ein thrombotisches Ereignis entstehen lassen kann.

Um eine gute Qualität der Gerinnungsuntersuchungen zu erzielen, ist bei der Blutentnahme auf folgende Aspekte zu achten:
-   Die Blutentnahme sollte möglichst stauungsfrei bzw. mit nur geringer Stauung mit möglichst großlumigen Kanülen aus geeigneten Blutgefäßen erfolgen; hierzu wird zunächst eine Stauung angelegt, die nach der Punktion des Blutgefäßes dann aber rasch gelöst werden sollte.
-   Eine Abnahme aus Kathetern, sonstigen Zugängen oder generell einer Extremität, über die eine Infusion einläuft, ist nach Möglichkeit zu vermeiden.
-   Bei der Entnahme sollte das Blut nicht stark aspiriert werden, da es hierdurch zu einer Gerinnungsaktivierung und Hämolyse kommen kann, was die Ergebnisqualität stark beeinträchtigen kann.
-   Bei der Blutentnahme ist die Reihenfolge der Füllung der Entnahmeröhrchen unbedingt zu beachten; hierbei sollten die Citratröhrchen für Gerinnungsuntersuchungen nicht zuerst abgenommen werden, aber nach dem ersten entnommenen sonstigen Röhrchen. Praktikabel ist es, zunächst ein Serumröhrchen zu entnehmen, dann die Citratröhrchen und anschließend die Entnahmeröhrchen für die sonstige Analytik.
-   Insbesondere für Gerinnungsuntersuchungen sind die Entnahmeröhrchen vollständig, also bis zur angegebenen Markierung, zu füllen, um ein korrektes Mischungsverhältnis zwischen Blut und Citratlösung zu erzielen; nicht vollständig gefüllte Gerinnungsröhrchen sind für die Gerinnungsanalytik ungeeignet und müssen vom Laboratorium verworfen werden.
-   Die Entnahmeröhrchen sind nach der Entnahme vorsichtig zu schwenken und somit das entnommene Blut mit dem Entnahmemedium zu vermischen; aggressives Durchmischen bzw. Schütteln der Blutprobe ist unbedingt zu vermeiden.
-   Nach der Blutentnahme sind die Blutproben rasch an das Laboratorium weiterzuleiten, damit die Diagnostik innerhalb eines Zeitfensters von drei bis vier Stunden nach der Blutentnahme durchgeführt bzw. das Blut sachgerecht bis zur Analytik gelagert werden kann. Ein langer Zeitraum zwischen Blutentnahme und Proben-

verarbeitung kann zu massiven Verfälschungen der Gerinnungsdiagnostik führen, da Gerinnungsfaktoren im Entnahmeröhrchen nicht über längere Zeiten stabil sind; beispielhaft seien der starke Abfall der Protein S-Aktivität und der Faktor VIII-Aktivität bei zu langem Zeitfenster zwischen Blutentnahme und Analytik genannt. Eine inkorrekte Zwischenlagerung des Blutes ist unbedingt zu vermeiden; beispielsweise kann eine inadäquate Kühlung des Entnahmeröhrchens zu einer „Kälteaktivierung" führen, was sich dann massiv auf die Resultate der Gerinnungsdiagnostik auswirkt.

Kurzgefasst

Gerinnungsuntersuchungen sind sehr störanfällig für präanalytische Fehler. Folgendes ist unbedingt zu beachten, um eine hohe Qualität der Untersuchungsergebnisse zu erzielen:

- Die Blutentnahme ist möglichst stauungsfrei aus einer großen Vene durchzuführen.
- Die Aspiration des Blutes muss vorsichtig erfolgen, um eine Hämolyse zu vermeiden.
- Das erste entnommene Volumen sollte nicht für die Gerinnungsanalytik verwendet, sondern verworfen oder für andere Untersuchungen eingesetzt werden.
- Die Probengefäße sind vollständig und exakt zu befüllen, um das vorgegebene Mischungsverhältnis zwischen Citrat und Vollblut zu gewährleisten.
- Zur Durchmischung von Citrat und Vollblut sind die Proben nach der Blutentnahme durch vorsichtiges Schwenken zu durchmischen, hierbei muss eine Schaumbildung unbedingt vermieden werden.
- Die entnommenen Blutproben sind zeitnah an das Labor zur Analytik weiterzuleiten.

2.2 Globaltests der Gerinnung

Unter dem Begriff „Globaltest" werden solche Gerinnungsanalysen verstanden, die es ermöglichen sollen, die Funktion des Gerinnungssystems in seiner Gesamtheit zu erfassen. Allerdings sind aufgrund der Komplexität des Gerinnungssystems tatsächlich stets verschiedene Testverfahren zu kombinieren, um das Gerinnungssystem zu beurteilen. Somit ist der Begriff des „Globaltests" irreführend, da diese Tests dem Anspruch, das Gerinnungssystem komplett zu erfassen, nicht gerecht werden. An dieser Stelle sollen als „Globaltests" die In-vivo-Blutungszeit sowie die Rotationsthrombelastographie (ROTEM) dargestellt werden. Auf die Aussagekraft und die Schwächen der genannten Untersuchungen wird dabei eingegangen.

2.2.1 In-vivo-Blutungszeit

Mit der In-vivo-Blutungszeit soll die Funktion des Gerinnungssystems anhand der Dauer der Blutung nach Setzen einer standardisierten Verletzung beurteilt werden. Hierzu stehen prinzipiell verschiedene Methoden zur Verfügung, wobei heute zumeist die Methode nach Ivy zur Anwendung kommt: Hierbei wird in der Regel eine venöse

Stauung des Unterarmes mit einer Blutdruckmanschette durchgeführt (Druck ca. 40 mmHg) und dann mithilfe eines „Cutters" (Einwegartikel, z. B. Simplate®) ein standardisierter Schnitt am Unterarm gesetzt. Das austretende Blut wird nun mit einem Tupfer vorsichtig aufgesogen bzw. entfernt; hierbei darf die Wunde nicht berührt werden, da ansonsten die Gerinnselbildung, die zur Blutstillung führt, gestört wird. Die Blutungszeit liegt zwischen zwei bis vier Minuten bei Gesunden, eine Verlängerung der Blutungszeit soll auf einen Gerinnungsdefekt hinweisen. Hierbei ist prinzipiell zu berücksichtigen, dass eine Verlängerung der Blutungszeit in erster Linie einen Defekt der primären Hämostase, insbesondere eine Störung der Blutplättchenfunktion, vermuten lässt.

Insgesamt ist die Bestimmung der In-vivo-Blutungszeit kaum standardisierbar. Es ist zwar grundsätzlich möglich, Hinweise auf einen Gerinnungsdefekt zu erhalten, allerdings muss berücksichtigt werden, dass die Beschaffenheit der Haut und die Integrität der Blutgefäße einen großen Einfluss auf die Dauer der resultierenden Blutung haben. Somit ist die Bestimmung der In-vivo-Blutungszeit nicht prädiktiv für das Vorliegen eines Gerinnungsdefektes bzw. für ein erhöhtes perioperatives Blutungsrisiko. Die Methode wird daher nur noch von wenigen Einrichtungen durchgeführt und ist in der Routinegerinnungsdiagnostik entbehrlich.

2.2.2 Rotationsthrombelastographie (ROTEM)

Die Rotationsthromb(o)elastographie (ROTEM) ist eine „Point-of-Care"-(POC-)Untersuchung (patientennahes Untersuchungsverfahren), mit der die Blutgerinnung im Vollblutansatz dynamisch untersucht wird. Das Verfahren stellt eine Weiterentwicklung der 1948 von Hartert entwickelten Thromb(o)elastographie (TEG) dar. Die Methode beruht grundsätzlich auf der Erfassung und Aufzeichnung viskoelastischer Kräfte, die bei der Gerinnselbildung und bei der Auflösung des Gerinnsels (Fibrinolyse) auftreten. Das Verfahren ist standardisiert und grundsätzlich einfach durchführbar.

Zur Durchführung der ROTEM-Untersuchung wird Citratvollblut in einer Küvette in verschiedenen Ansätzen mit verschiedenen Aktivatoren versetzt, die den Gerinnungsprozess durch bloße Rekalzifizierung bzw. durch Aktivierung des intrinsischen oder des extrinsischen Schenkels der plasmatischen Gerinnung aktivieren. Weitere Modifikationen erlauben eine Beurteilung der Fibrinolyse, ferner ist ein Heparineffekt durch Inaktivierung von Heparin in der Blutprobe möglich.

Im Rahmen der präoperativen Routine-Gerinnungsdiagnostik kommt der Rotationsthrombelastographie (ROTEM) keine Bedeutung zu, da die Untersuchung nicht geeignet ist, Gerinnungsdefekte, die mit einem erhöhten perioperativen Blutungsrisiko assoziiert sind, sicher nachzuweisen, zu spezifizieren und zu quantifizieren. So ist die Sensitivität hinsichtlich des Nachweises von genetisch bedingten Faktorenmangelzuständen gering, von-Willebrand-Syndrom und auch Thrombozytenfunktionsstörungen sind mit der Methode in der Regel nicht nachweisbar.

In den letzten Jahren hat die ROTEM-Untersuchung jedoch eine gewisse Bedeutung in der „Point-of-Care"-(POC-)Diagnostik im Rahmen operativer Eingriffe, insbesondere im Bereich der kardiovaskulären Chirurgie, der Traumatologie, der orthopädischen und onkologischen Chirurgie sowie der Geburtshilfe, erlangt. Hier dient die ROTEM-Untersuchung dem patientennahen raschen Nachweis und der Charakterisierung perioperativ erworbener Gerinnungsstörungen im Falle einer vermehrten Blutungsneigung. Insbesondere erlaubt die Methode den Nachweis einer Verdünnungs- oder Verlustkoagulopathie, einer Hypofibrinogenämie sowie einer Hyperfibrinolyse. Es kann somit eine rasche therapeutische Intervention, etwa die Gabe von Frischplasmen oder Faktorenkonzentraten, vorgenommen und der Therapieerfolg mittels ROTEM kontrolliert werden. Durch den Einsatz der ROTEM-Untersuchung konnte in zahlreichen Studien eine Reduktion des Transfusionsbedarfes durch rasche Intervention bei perioperativ erworbenen Hämostasestörungen aufgezeigt werden. Somit hat sich die Methode heute in vielen Einrichtungen zur intraoperativen patientennahen Gerinnungsdiagnostik etabliert. Die ROTEM-Untersuchung hat die diagnostischen Optionen im Rahmen operativer Eingriffe erweitert, kann allerdings die Laborverfahren der Gerinnungsdiagnostik nicht ersetzen.

Kurzgefasst

Globaltests der Gerinnung sollen eine Aussage über die Funktion des gesamten Gerinnungssystems liefern; häufig werden als Globaltests die In-vivo-Blutungszeit und die Rotationsthromb-(o)elastographie (ROTEM) angesehen. Betont werden muss allerdings, dass diese beiden Testverfahren nicht in der Lage sind, das Gerinnungssystem in seiner Gesamtheit zu beurteilen. Für die Durchführung der In-vivo-Blutungszeit besteht kaum eine Indikation. ROTEM hat inzwischen einen Stellenwert für die intraoperative Gerinnungsdiagnostik, erfasst aber manche Aspekte des Gerinnungssystems nicht oder nur eingeschränkt. Einzelne „Globaltests" sind nicht in der Lage, alle Aspekte der Gerinnung zu erfassen und ersetzen differenzierte Gerinnungsuntersuchungen nicht.

2.3 Untersuchungen der primären Hämostase

Unter dem Begriff der primären Hämostase wird der Prozess der Anlagerung (Adhäsion) und Zusammenlagerung (Aggregation) von Thrombozyten bei einer Gefäßläsion bezeichnet; der Ablauf der primären Hämostase wird weiter vorne beschrieben (1.3 Primäre Hämostase). Unter den Untersuchungen der primären Hämostase werden hier Untersuchungen verstanden, welche die Komponenten der primären Hämostase im zirkulierenden Blut, von-Willebrand-Faktor und Thrombozyten, erfassen und geeignet sind, Defekte der genannten Komponenten nachzuweisen bzw. auszuschließen.

2.3.1 Bestimmung der Thrombozytenzahlen (Blutbild)

Die Bestimmung der Thrombozytenzahlen im Blutbild im Rahmen der Gerinnungsdiagnostik dient dem Nachweis bzw. Ausschluss einer Thrombozytopenie. Die Untersuchung erfolgt für gewöhnlich in einem Blutbildröhrchen, welches zur Hemmung der Gerinnung den Chelatbildner EDTA (Ethylendiamintetraessigsäure) enthält.
Der Normbereich für die Thrombozyten im peripheren Blut beträgt etwa 150.000–
400.000/µl.

Bei etwa 0,1–1 % der untersuchten Blutproben liegt eine sogenannte *Pseudothrombozytopenie* vor. Hierbei zeigt sich bei verminderter Thrombozytenzahl im EDTA-Blut
eine normale Thrombozytenzahl in anderen Untersuchungsmilieus, etwa in einem
speziellen Thrombozytenröhrchen (ThromboExact, Sarstedt) bzw. im Citrat- oder
Heparinblut. Grund für die Pseudothrombozytopenie ist zumeist eine Bildung von
Thrombozytenaggregaten im EDTA-Blut „in vitro". Durch diese Thrombozytenag-
gregate, die auch mikroskopisch im Blutausstrich nachweisbar sind, kommt es zu
einer falsch-niedrigen Bestimmung der Thromboztenzahlen. Zur Abgrenzung einer
Pseudothrombozytopenie von einer „echten Thrombozytopenie" ist demzufolge eine
Bestimmung der Plättchenzahlen in einem alternativen Entnahmemedium erforderlich. Da es sich bei der Pseudothrombozytopenie um ein „In-vitro"-Phänomen
handelt, ist diese im Hinblick auf die Blutungsneigung des Patienten klinisch irrelevant.

2.3.2 Platelet-Function-Analyzer (PFA)

Der Platelet-Function-Analyzer (PFA) eignet sich zum Ausschluss bzw. Nachweis von
Defekten der primären Hämostase; die Methode hat eine hohe Sensitivität für den
Nachweis des von-Willebrand-Syndroms und kann Hinweise für das Vorliegen einer
Plättchenfunktionsstörung liefern. Es handelt sich um eine „Point-of-Care"-(POC-)Un-
tersuchung, die aus citratisiertem Vollblut leicht und schnell durchführbar ist. Klinisch relevant ist die Beeinflussung der Resultate durch eine Thrombozytopenie sowie eine Verminderung des Hämatokrits; die Untersuchung sollte daher in der Regel
bei Plättchenzahlen unter 150.000/µl oder bei einem Hämatokritwert unter 0,3 nicht
durchgeführt werden.

Die PFA-Untersuchung beruht darauf, dass Blut durch eine Kapillare aspiriert
und hierbei hohen Scherkräften ausgesetzt wird. Das Blut passiert hierbei eine
Membran, die neben Kollagen mit Aktivatoren der Thrombozyten (entweder Epi-
nephrin/Kollagen oder Adenosindiphosphat [ADP]/Kollagen) beschichtet ist. Beim
Passieren der Membran werden funktionsfähige Thrombozyten aktiviert und lagern
sich an die Membran an. Schließlich kommt es zu einem Verschluss der Membran
durch das gebildete Gerinnsel; ist die Zeit bis zum Verschluss der Membran (Ver-
schlusszeit oder „Closure Time" [CT]) verlängert, ist dies ein Hinweis auf ein von-

Willebrand-Syndrom oder eine thrombozytäre Störung (Thrombozytopenie, Thrombozytenfunktionsstörung). Hierbei ist die Epinephrin-Kollagen-Messzelle besonders sensitiv und dient dem Screening auf primäre Hämostasedefekte bzw. dem Nachweis eines Effektes von Acetylsalicylsäure (ASS) auf die Plättchenfunktion; hingegen ist die ADP-Kollagen-Messzelle spezifischer und dient der Bestätigung einer Plättchenfunktionsstörung bzw. dem Nachweis eines von-Willebrand-Syndroms.

Grundsätzlich eignet sich die PFA-Untersuchung zur Abklärung einer Blutungsneigung vor operativen Eingriffen und Interventionen, insbesondere zum Nachweis einer Plättchenfunktionsstörung oder eines von-Willebrand-Syndroms. Neben dem Nachweis des entsprechenden Defektes kann die PFA-Untersuchung auch zur Beurteilung der Effektivität prohämostatischer Behandlungen, etwa beim von-Willebrand-Syndrom oder bei Plättchenfunktionsstörungen, herangezogen werden. Die Methode ist unspezifisch; daher muss eine auffällige PFA-Untersuchung zumeist durch weitere Untersuchungen abgeklärt werden, um den zugrundeliegenden Defekt der primären Hämostase zu charakterisieren.

2.3.3 Aggregometrie und sonstige Untersuchungen der Thrombozytenfunktion

Die Aggregometrie stellt die „klassische Methode" zum Nachweis einer gestörten Thrombozytenfunktion dar. In der 1963 von Born entwickelten *Licht-Transmissions-Aggregometrie* (LTA) wird eine im *plättchenreichen Plasma* (PRP) eintretende Zunahme der Lichtdurchlässigkeit nach Aktivierung funktionell intakter Thrombozyten als Indikator für eine normale Thrombozytenfunktion verwendet. Die Abnahme der Trübung beruht hier darauf, dass aktivierte Thrombozyten aggregieren, was zu einer vermehrten Lichtdurchlässigkeit führt. Das Prinzip ist nachfolgend graphisch illustriert (Abb. 2.1).

Wird Licht durch eine Küvette mit plättchenarmem Plasma („platelet poor plasma" [PPP]) geschickt, so kann das Licht ungehindert durchtreten (hohe Transmission). Bei der Aggregometrie wird plättchenreiches Plasma („platelet rich plasma" [PRP]) in eine Küvette gegeben und die Thrombozyten werden durch einen Rührer in Suspension gehalten. Das PRP behindert die Transmission des Lichtes, die folglich reduziert ist. Durch Hinzugabe eines Aktivators wird nun versucht, eine Plättchenaggregation zu induzieren. Bei funktionsfähigen Thrombozyten führt die Zugabe des Aktivators zu einer Thrombozytenaggregation, hierdurch nimmt die Transmission des Lichtes zu. Sind die Thrombozyten hingegen funktionell beeinträchtigt und findet folglich keine adäquate Aggregation statt, so nimmt nach Zugabe des Aktivators die Transmission nicht zu bzw. die Zunahme der Aggregation ist verzögert und reduziert. Somit kann aus dem Transmissionsverhalten, insbesondere der Zunahme der Transmission, in der *Licht-Transmissions-Aggregometrie* (LTA) auf die Funktionsfähigkeit der Thrombozyten geschlossen werden. Es lassen sich so Störungen der Plättchenfunktion nachweisen.

100%
Transmission

0%
Transmission

(a) plättchenarmes
Plasma (PPP)

(b) plättchenreiches
Plasma (PRP)

Zunahme der
Transmission

Hohe
Transmission

(c) plättchenreiches
Plasma (PRP)
Zugabe eines Aktivators

(d) plättchenreiches
Plasma (PRP)
Zugabe eines Aktivators

0%
Transmission

Bei einer Thrombo-
zytenfunktions-
störung kann die
Aggregation ge-
stört sein, so dass
es nach Zugabe
des Aktivators
nicht zu einer adä-
quaten Zunahme
der Transmission
kommt.

plättchenreiches
Plasma (PRP)

(e) Zugabe eines Aktivators

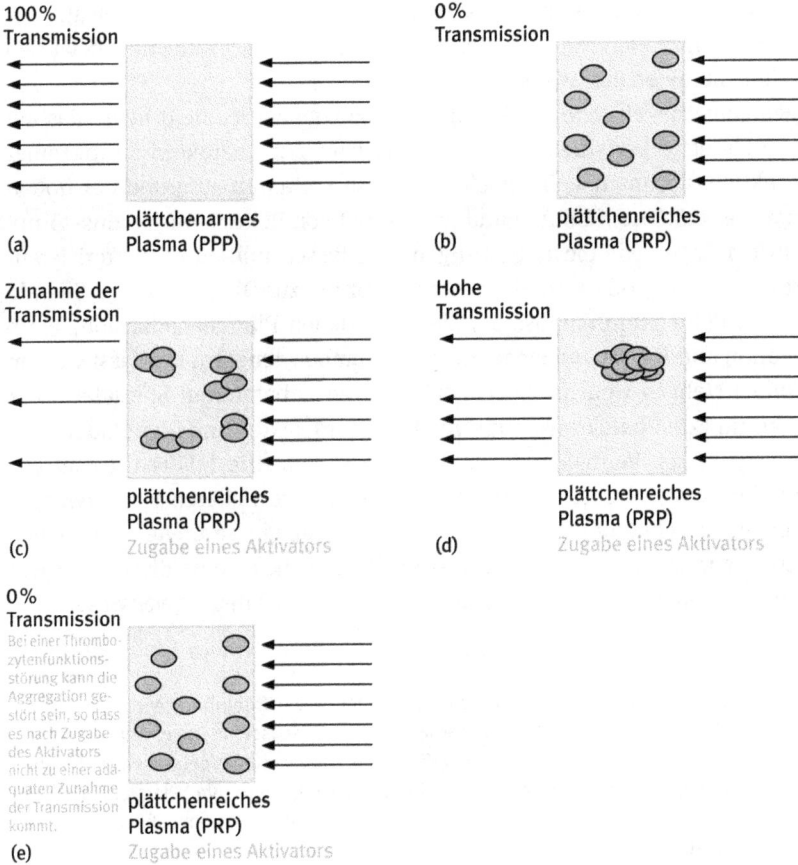

Abb. 2.1: Prinzip der Licht-Transmissions-Aggregometrie (LTA).

Durch die Verwendung verschiedener Aktivatoren der Thrombozyten, wie etwa Arachidonsäure, Kollagen, Adenosindiphosphat (ADP) und Epinephrin, kann eine Plättchenfunktionsstörung nicht nur nachgewiesen, sondern auch weiter charakterisiert werden. Beispielsweise zeigt sich unter Medikation mit Acetylsalicylsäure (ASS) eine verminderte Plättchenaggregation nach Stimulation mit Arachidonsäure und ggf. Kollagen, während der Effekt von Thienopyridinen (Clopidogrel, Prasugrel) auf die Plättchenfunktion durch eine verminderte Aggregation nach Stimulation mit ADP charakterisiert ist.

Neben der klassischen Aggregometrie nach Born wurde vor einigen Jahren die sogenannten *Impedanzaggregometrie* („Multiplate", multiplate electrode aggregometry [MEA]) entwickelt, bei der die Aktivierung von Thrombozyten im Vollblut durch Veränderungen des elektrischen Widerstandes (Impedanz) nachgewiesen wird. Hierbei entfällt die Notwendigkeit, plättchenreiches Plasma (PRP) für die Untersuchung herzustellen, was einen „kritischen Schritt" bei der Licht-Transmissions-Aggregometrie

(LTA) darstellt. Auch bei der Impedanzaggregometrie kann durch den Einsatz verschiedener Thrombozytenaktivatoren eine Plättchenfunktionsstörung nachgewiesen und ggf. weiter charakterisiert werden.

Die Aggregometrie, einschließlich Impedanzaggregometrie, stellt heute das am häufigsten eingesetzte Verfahren zum Nachweis bzw. zur Charakterisierung einer Plättchenfunktionsstörung dar. Dennoch sind diese Verfahren aufgrund der hohen Komplexität der Plättchenfunktion und der Vielfalt von Plättchenfunktionsstörungen nicht in der Lage, jede dieser Störungen zu erfassen und zu charakterisieren. Es existiert daher eine große Anzahl weiterer Verfahren zur Diagnostik und Charakterisierung von Plättchenfunktionsstörungen, mit denen Plättchenadhäsion, Plättchenaggregation und Freisetzungsreaktion der Thrombozytengranula erfasst werden können. Zudem steht in wenigen hochspezialisierten Laboratorien Spezialanalytik zum Nachweis und zur Charakterisierung von Rezeptordefekten und Granuladefekten der Thrombozyten zur Verfügung (z. B. Durchflusszytometrie [„flow cytometry"], Elektronenmikroskopie). Neben der Aggregometrie sind die weiteren Verfahren zum Nachweis einer Plättchenfunktionsstörung deutlich weniger verbreitet und haben keine Bedeutung in der prä- und perioperativen Diagnostik, so dass diese hier nicht weiter behandelt werden; diesbzgl. wird auf weiterführende Literatur verwiesen.

Kurzgefasst
Zum Ausschluss einer Thrombozytopenie wird eine Bestimmung der Thrombozytenzahlen durchgeführt. Wird im EDTA-Blut eine Thrombozytopenie nachgewiesen, so ist eine Pseudothrombozytopenie als Laborartefakt auszuschließen. Zur Beurteilung der Plättchenfunktion stehen zahlreiche Methoden zur Verfügung. Zumeist werden hierfür die Untersuchung mit dem „Platelet-Function-Analyzer" (PFA), die auch eine hohe Sensitivät für das von-Willebrand-Syndrom aufweist, und die Aggregometrie eingesetzt.

2.3.4 Untersuchungen des von-Willebrand-Faktors

Zum Ausschluss bzw. Nachweis und zur Charakterisierung eines von-Willebrand-Syndroms sind spezielle Untersuchungen des von-Willebrand-Faktors (vWF) erforderlich. Betont werden muss, dass Gruppentests der plasmatischen Gerinnung (Prothrombinzeit n. Quick [„Quickwert"], aktivierte partielle Thromboplastinzeit [aPTT]) den von-Willebrand-Faktor nicht erfassen, so dass diese Tests nicht geeignet sind, ein von-Willebrand-Syndrom nachzuweisen oder auszuschließen. Wie bereits zuvor ausgeführt, ist die weiter vorne beschriebene Untersuchung mit dem Platelet-Function-Analyzer (PFA) sehr sensitiv für das Vorliegen eines von-Willebrand-Syndroms (ausgenommen: Subtyp 2N), so dass bei auffälligen Verschlusszeiten im PFA differenzialdiagnostisch an ein von-Willebrand-Syndrom zu denken ist, während ein normaler Befund in der PFA-Untersuchung das Vorliegen eines klinisch relevanten von-Willebrand-Syndroms unwahrscheinlich macht.

Zum Nachweis eines von-Willebrand-Syndroms wird in erster Linie eine Bestimmung der Konzentration (vWF: Ag) sowie der Funktion des von-Willebrand-Faktors durchgeführt. Zur Bestimmung der Funktion des von-Willebrand-Faktors, der ein komplexes Molekül mit Bindungsstellen für verschiedene Hämostasekomponenten darstellt, stehen verschiedene Assays zur Verfügung: Klassischer Aktivitätstest ist der Ristocetin-Kofaktor (vWF: RCo), bei dem durch die Zugabe von Ristocetin „in vitro" eine Bindung des von-Willebrand-Faktors an den thrombozytären Glykoprotein-Ib-V-IX-Komplex induziert wird. Das Ausmaß dieser Bindung wird dann als Indikator der Funktion des von-Willebrand-Faktors herangezogen. Des Weiteren stehen Tests, welche die Glykoprotein-Ib-V-IX-Bindung des von-Willebrand-Faktors durch Agglutination von Latexpartikeln, an denen Antikörper gegen von-Willebrand-Faktor gebunden sind (Latex-Agglutinationsassay), nachweisen, zur Verfügung. Schließlich kann die Bindung des von-Willebrand-Faktors an eine Kollagenmatrix durch einen Kollagen-Bindungsassay (vWF: CB) erfasst und quantifiziert werden. Diese Methode ist im Gegensatz zu den oben genannten Aktivitätstests jedoch nicht automatisiert, sondern stellt einen Immunoassay („enzyme-linked immunosorbent assay" [ELISA]) dar. Da die Methode, verglichen mit den oben genannten automatisierten Testverfahren, aufwändig ist, stehen die Ergebnisse in der Regel nicht zeitnah zur Verfügung, so dass ein Einsatz für die perioperative Routinediagnostik kaum in Betracht kommt.

Die Diagnose des von-Willebrand-Syndroms wird in der Regel durch die genannten Tests gestellt. Weiterführende Untersuchungen, insbesondere die Ristocetininduzierte Plättchenaggregation (RIPA), die Multimeranalyse des von-Willebrand-Faktors sowie die Bestimmung der Faktor VIII-Bindungskapazität des von-Willebrand-Faktors, dienen nicht der initialen Diagnose, sondern werden zur Klassifizierung dieser heterogenen Gerinnungsstörung eingesetzt. An dieser Stelle wird auf die Differenzialdiagnostik des von-Willebrand-Syndroms nicht weiter eingegangen und auf weiterführende Literatur verwiesen.

Wie sonstige Gerinnungsparameter unterliegen auch die von-Willebrand-Parameter beträchtlichen intra- und interindividuellen Schwankungen. Als Akutphaseprotein steigt der von-Willebrand-Faktor beispielsweise im Rahmen von Infekten, in der Schwangerschaft und im Rahmen operativer Eingriffe typischerweise an; somit kann im Rahmen einer Akutphasereaktion das Vorliegen eines milden von-Willebrand-Syndroms häufig nicht ausgeschlossen werden, was dann eine Kontrolluntersuchung nach Abklingen der Akutphasereaktion erforderlich macht. Bedeutsam ist ferner die Abhängigkeit der von-Willebrand-Parameter von den ABO-Blutgruppen: Im Gegensatz zu Individuen mit Nicht-0-Blutgruppen (A, B, AB) weisen Individuen der Blutgruppe 0 („Null") physiologischerweise eine um ca. 20–30 % niedrigere Konzentration und Aktivität des von-Willebrand-Faktors auf, was auch Berücksichtigung durch die Schaffung Blutgruppen-abhängiger Referenzwerte der von-Willebrand-Parameter findet.

Kurzgefasst

Für die Untersuchung der Konzentration und Funktion des von-Willebrand-Faktors stehen zahlreiche Untersuchungsverfahren zur Verfügung, die zum Nachweis und ggf. zur Klassifikation eines von-Willebrand-Syndroms dienen. Das Vorliegen eines von-Willebrand-Syndroms kann bei normalen Gruppentests der plasmatischen Gerinnung (Prothrombinzeit n. Quick, aktivierte partielle Thromboplastinzeit [aPTT]) nicht ausgeschlossen werden.

2.4 Untersuchungen der sekundären (plasmatischen) Hämostase

2.4.1 Grundlagen

Zur Untersuchung der zahlreichen plasmatischen Gerinnungskomponenten (insbesondere: Gerinnungsfaktoren, Gerinnungsinhibitoren, Aktivierungsmarker des Gerinnungssystems) steht eine Vielzahl verschiedener Testverfahren zur Verfügung.

Unter dem Begriff der *Koagulometrie* („Clotting-Test") werden Methoden der Gerinnungsdiagnostik zusammengefasst, die letztendlich auf dem Nachweis der Bildung eines Fibringerinnsels beruhen. Ausgangsmaterial ist Citratplasma, wobei Citrat die Blutprobe durch Entzug von Calciumionen ungerinnbar macht. Zur koagulometrischen Messung wird der Gerinnungsprozess „in vitro" durch Zugabe von Calcium („Rekalzifizierung"), gerinnungsaktiven Phospholipiden und geeigneten „Startreagenzien" aktiviert und dann die Zeit bis zur Bildung eines Fibringerinnsels (üblicherweise in Sekunden) gemessen. Die Gerinnselbildung wird typischerweise durch eine Trübung der Probe erfasst (turbidimetrisches Messverfahren), wobei die durch eine Fibrinbildung abnehmende Lichtdurchlässigkeit („Transmission") als Kriterium für die Gerinnselbildung herangezogen wird. Entsprechende Messungen werden daher gestört, wenn bereits vor Aktivierung des Gerinnungsprozesses eine Trübung des verwendeten Citratplasmas vorliegt; Beispiele sind das Vorliegen einer ausgeprägten Hyperbilirubinämie oder einer schweren Hyperlipidämie. Typische koagulometrische Messverfahren sind die Bestimmung der sogenannten Gruppentests der plasmatischen Gerinnung (Prothrombinzeit n. Quick [„Quickwert"], aktivierte partielle Thromboplastinzeit [„aPTT"] sowie die Bestimmung von Aktivitäten der plasmatischen Gerinnungsfaktoren. Hierauf wird nachfolgend aufgrund der besonderen Relevanz gesondert eingegangen.

Für manche Gerinnungsanalysen werden sogenannte *chromogene Messverfahren* eingesetzt. Diese beruhen anders als die oben beschriebenen koagulometrischen Messungen darauf, dass – in Abhängigkeit von der Aktivität der jeweiligen Gerinnungskomponente – im Messansatz ein *chromogenes Substrat* umgesetzt wird. Aus der resultierenden Farbreaktion kann dann auf die Aktivität der jeweiligen Gerinnungskomponente geschlossen werden. Typische chromogene Messverfahren sind beispielsweise die Bestimmung der Aktivität des fibrinstabilisierenden Faktors (Faktor XIII-Aktivität), da dessen Wirkung nicht durch Messung der Fibrinbildung erfasst werden kann, sowie die Bestimmung der anti-Xa-Aktivität zur Detektion und Quantifizierung der Wirkung von Antithrombotika, etwa von niedermolekularen Heparinen. Auch können beispielsweise andere Faktorenaktivitäten alternativ zur koagulometrischen Messung mit chromogenen Messverfahren ermittelt werden, so dass für manche Faktorenanalysen sowohl koagulometrische als auch chromogene Messverfahren zur Verfügung stehen.

Bei den *latexverstärkten Testverfahren* werden Antikörper gegen die zu bestimmenden Gerinnungskomponenten verwendet, hierbei sind die Antikörper an Latexpartikel gekoppelt. Die Messmethode beruht auf einer Trübungsmessung, wobei sich die Trübung durch eine Zusammenlagerung von Latexpartikeln nach Bindung der Antikörper an die jeweilige Gerinnungskomponente ergibt. Typische latexverstärkte Testverfahren sind die Bestimmung von D-Dimeren sowie die Bestimmung der Aktivität und Konzentration des plasmatischen von-Willebrand-Faktors.

Die oben genannten koagulometrischen, chromogenen und latexverstärkten Testverfahren werden heute in der Routinediagnostik mit Gerinnungsanalyzern durchgeführt. Aufgrund unterschiedlicher Methoden und Reagenzien unterscheiden sich die Normwerte für die jeweiligen Untersuchungen in Abhängigkeit vom verwendeten Messverfahren. Zudem ist zu berücksichtigen, dass die sich ergebenden Normwerte alters- und geschlechtsabhängig sind und somit nicht ein einzelner Normbereich auf alle Patienten angewendet werden kann.

Bei den sogenannten „*Enzyme-Linked Immunosorbent-Assays*" (ELISA) werden monoklonale Antikörper, die gegen antigene Determinanten von Gerinnungskomponenten gerichtet sind, eingesetzt, um diese Gerinnungskomponenten zu quantifizieren und zu charakterisieren. Hierbei werden die Antikörper zunächst der zu untersuchenden Patientenprobe zugefügt, worauf sich die Antikörper entsprechend ihrer Spezifität an die jeweiligen Gerinnungskomponenten binden. Zur Detektion und Quantifizierung der gebundenen Antikörper sind diese mit einem Enzym markiert, welches nach Zugabe eines geeigneten Farbstoffes zu einer Farbreaktion führt. Da die Stärke der Farbreaktion in Beziehung zu der Anzahl der gebundenen Antikörper steht, lässt sich aus der Stärke der Farbreaktion auf die Konzentration oder Aktivität der entsprechenden Gerinnungskomponente zurückschließen. Im Vergleich zu koagulometrischen, chromogenen und latexverstärkten Gerinnungsanalysen sind ELISA-Assays handwerklich wesentlich aufwändiger, so dass die Ergebnisse nicht unmittelbar zur Verfügung stehen; diese Tests spielen daher – insbesondere in der perioperativen Gerinnungsanalytik – eine untergeordnete Rolle.

2.4.2 Gruppentests der plasmatischen Gerinnung

Prothrombinzeit n. Quick („Quickwert"), aktivierte partielle Thromboplastinzeit (aPTT) und ggf. Thrombinzeit (TZ) sind die verbreitetsten Gerinnungstests; diese Tests werden häufig routinemäßig bei Patienten, die sich operativen Eingriffen unterziehen, eingesetzt und dienen unter anderem zum „Screening" auf mögliche Gerinnungs-defekte. Bei den genannten Tests handelt es sich um typische koagulometrische Messungen, die aus Citratblut erfolgen.

Mit den genannten Gruppentests der plasmatischen Gerinnung kann sich ein Überblick über das plasmatische Gerinnungssystem verschafft werden. Da die Gruppentests verschiedene Gerinnungsfaktoren erfassen, kann je nach Ausfall der Tests auf verschiedene Gerinnungsdefekte rückgeschlossen werden. Die Prothrombinzeit nach Quick, in der Regel in Prozent als „Quickwert" angegeben, berücksichtigt den Gerinnungsfaktor VII, während die aktivierte partielle Thromboplastinzeit (aPTT) die Gerinnungsfaktoren XII, XI, IX und VIII erfasst. Sowohl „Quickwert" als auch aPTT erfassen die gemeinsame Endstrecke der Gerinnung (Faktoren X, V, II, Fibrinogen). Die Thrombinzeit (TZ) erfasst lediglich die Umwandlung von Fibrinogen zu Fibrin (Abb. 2.2). Betont werden muss, dass die Empfindlichkeit verschiedener Reagenzien für die genannten Faktoren sehr unterschiedlich sein kann, so dass erhebliche Differenzen hinsichtlich des Nachweises verschiedener Faktorenmangelzustände bestehen können. Wichtig ist, dass die „Faktor XIII-Aktivität" nicht durch Quickwert, aPTT und Thrombinzeit erfasst wird; somit ist die Diagnose bzw. der Ausschluss eines „Faktor XIII-Mangels" über diese Testverfahren nicht möglich.

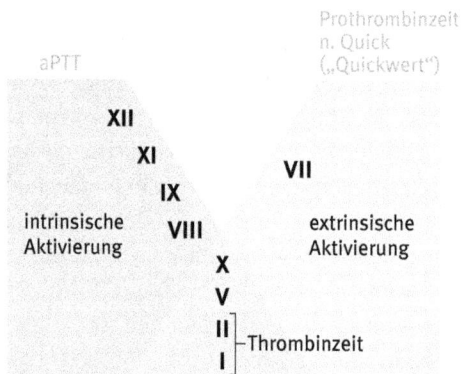

Abb. 2.2: Erfassung verschiedener Gerinnungsfaktoren durch Prothrombinzeit n. Quick („Quickwert"), aktivierte partielle Thromboplastinzeit (aPTT) und Thrombinzeit.

Die Prothrombinzeit n. Quick („Quickwert") erfasst den exogenen Schenkel der plasmatischen Gerinnung und die gemeinsame Endstrecke der plasmatischen Gerinnung, die aktivierte partielle Thromboplastinzeit (aPTT) den endogenen Schenkel der plasmatischen Gerinnung und die gemeinsame Endstrecke der plasmatischen Gerinnung sowie die Thrombinzeit die Bildung von Fibrin aus Fibrinogen nach Zugabe von Thrombin.

Je nach Ausfall der Gerinnungsanalysen kann auf einen möglicherweise zugrundeliegenden Gerinnungsdefekt geschlossen werden (Tab. 2.2). Wichtig ist, dass eine Verlängerung der Messzeiten in den Gruppentests der Gerinnung nicht zwangsläufig bedeutet, dass ein Gerinnungsdefekt mit erhöhtem Blutungsrisiko vorliegen muss;

Tab. 2.2: Differenzialdiagnosen bei verschiedenen Konstellationen der Gruppentests der plasmatischen Gerinnung (medikamentös induzierte Beeinflussungen nicht berücksichtigt).

Prothrombinzeit n. Quick	aPTT	Thrombinzeit	Differenzialdiagnosen
normal	normal	normal	unauffällig (kein Anhalt für einen Faktorenmangel, CAVE: Faktor XIII-Mangel nicht erfasst, ggf. geringe Sensitivität für milde Faktorenmängel)
pathologisch	normal	normal	Faktor VII-Mangel
normal	pathologisch	normal	Faktor XII-, XI- IX- (Hämophilie B), VIII-Mangel (Hämophilie A), Lupusantikoagulanzien, (Prä)kallikreinmangel, u.a.
normal-pathologisch	normal-pathologisch	pathologisch	A-, Hypo-, Dysfibrinogenämie, Fibrinpolymerisationsstörung
pathologisch	pathologisch	normal-pathologisch	komplexe (kombinierte) Faktorenmängel, isolierter Faktor V-, X- II-Mangel

beispielsweise führen zahlreiche Defekte, die nicht mit einer Blutungsneigung assoziiert sind, zu einer teilweise ausgeprägten Verlängerung der aPTT (z. B. Faktor XII-Mangel, (Prä)kallikreinmangel, Lupusantikoagulanzien). Ein unklarer pathologischer Ausfall der Gruppentests der plasmatischen Gerinnung sollte durch weiterführende Diagnostik (z. B. Einzelfaktoranalysen mit Mangelplasma etc.) abgeklärt werden.

Auf die Aussagekraft der Gruppentests der plasmatischen Gerinnung, insbesondere zum Nachweis einer Gerinnungsstörung mit erhöhtem (perioperativen) Blutungsrisiko, wird weiter hinten ausführlich eingegangen.

Kurzgefasst

Prothrombinzeit n. Quick, zumeist angegeben als „Quickwert" (%), und aktivierte partielle Thromboplastinzeit sind Gruppentests der plasmatischen Gerinnung; mit diesen Tests soll ein Mangel plasmatischer Gerinnungsfaktoren ausgeschlossen werden. Allerdings werden einerseits manche Defekte, die mit einer Blutungsneigung assoziiert sein können (z. B. Faktor XIII-Mangel, milde Faktorenmängel), nicht bzw. nicht sicher erfasst, andererseits kann insbesondere die aPTT auch durch Defekte und Störfaktoren verlängert sein, ohne dass ein Gerinnungsdefekt mit einer Steigerung des Blutungsrisikos vorliegt. Die Ursache pathologischer Gruppentests der Gerinnung ist weiter abzuklären, um die klinische Relevanz des Befundes zu evaluieren.

2.4.3 Normwerte und Einflussfaktoren

Wie für andere Laborparameter können auch für Gerinnungsparameter keine verbindlichen Normbereiche angegeben werden, die für alle Personen Gültigkeit haben. Ermittelt werden Referenzwerte von Gerinnungsparametern durch Untersuchungen an gesunden Normalpersonen. Der Referenzbereich wird so festgelegt, dass sich der jeweilige Messwert bei 95 % der untersuchten Normalpersonen im Referenzbereich befindet; demzufolge liegen, ausgehend von einer Normalverteilung der Messwerte, jeweils 2,5 % der Messwerte gesunder Normalpersonen ober- bzw. unterhalb des Referenzbereiches. Ein Messwert außerhalb des Referenzbereiches ist somit nicht zwangsläufig pathologisch. Die Abgrenzung eines „noch normalen" Befundes von einem pathologischen Befund kann problematisch sein, wobei ein pathologischer Befund umso wahrscheinlicher ist, je weiter der gemessene Wert vom Referenzbereich abweicht. Die Bewertung des Laborbefundes sollte stets nur in Zusammenschau mit der Anamnese und sonstigen Befunden erfolgen. Gerade die Ableitung eventueller diagnostischer oder therapeutischer Konsequenzen aus Gerinnungsbefunden ist nahezu unmöglich, wenn keine Kenntnis hinsichtlich der klinischen Situation vorliegt. Die Hämostaseologie, welche sich als Fachgebiet mit der Therapie von Gerinnungsstörungen befasst, stellt daher keinesfalls ein reines diagnostisches Fachgebiet dar, sondern setzt eine umfassende klinische Erfahrung voraus, um eine richtige Bewertung der erhobenen Befunde vorzunehmen und adäquate therapeutische Konsequenzen ableiten zu können.

Wenngleich Referenzbereiche für Gerinnungsanalysen angegeben werden können, die abhängig von der eingesetzten Untersuchungsmethode und den verwendeten Reagenzien sind (s. Tab. 2.3), können diese Normbereiche nicht als verbindlich angesehen werden, sondern dienen lediglich der Orientierung. Zahlreiche Faktoren können die Resultate der Gerinnungsanalytik beeinflussen und müssen bei der Interpretation von Gerinnungsbefunden berücksichtigt werden; einige wichtige Einflussgrößen werden nachfolgend kurz dargestellt:

– *Lebensalter*: Gerinnungsparameter sind altersabhängig. Mit zunehmendem Lebensalter zeigen die meisten Gerinnungsfaktoren einen signifikanten Anstieg. Somit kann eine Interpretation der Gerinnungsbefunde nie unabhängig vom Lebensalter erfolgen.
– *Geschlecht*: Bei der Messung von Gerinnungsparametern können geschlechtsspezifische Unterschiede vorliegen. Bei Frauen wird die Höhe mancher Gerinnungsparameter, etwa die Protein S-Aktivität, auch von der Einnahme hormoneller Kontrazeptiva oder Hormon(ersatz)präparate („hormone replacement therapy" [HRT]) beeinflusst. Ebenso kommt es in der Schwangerschaft zu erheblichen Verschiebungen im Gerinnungssystem, charakterisiert durch einen Anstieg mancher prokoagulatorischer Faktoren (z. B. Faktor VIII-Aktivität) und einem Abfall von Gerinnungsinhibitoren (insbesondere Protein S-Aktivität).

Tab. 2.3: Normbereiche für wichtige Tests koagulometrischer Untersuchungen mit HemosIL-Reagenzien am ACL-TOP, Stand 01/2016 (* die Normbereiche können in Abhängigkeit vom verwendeten Messverfahren und den verwendeten Reagenzien teilweise erheblich differieren).

Parameter	Reagenz	Normbereich
Prothrombinzeit n. Quick („Quickwert")	RecombiPlasTin 2G	70–130 %
aktivierte partielle Thromboplastinzeit (aPTT)	aPTT-SP	22,0–34,0 Sekunden
	SynthASil	25,1–36,5 Sekunden
Thrombinzeit (TZ)	TZ 5 ml (3 NIH)	10,3–16,6 Sekunden
	TZ 8 ml (1,9 NIH)	15,8–24,9 Sekunden
Fibrinogen n. Clauss	QFA Thrombin	200–393 mg/dl
Antithrombin	AT liquid	83–128 %
D-Dimer	D-Dimer HS	< 230 ng/ml
	D-Dimer HS 500	< 500 ng/ml
Faktor II-Aktivität	Faktor VII	79–131 %
Faktor V-Aktivität	Faktor V	62–139 %
Faktor VII-Aktivität	Faktor VII	50–129 %
Faktor VIII-Aktivität	Faktor VIII	50–150 %
Faktor IX-Aktivität	Faktor IX	65–150 %
Faktor X-Aktivität	Faktor X	77–131 %
Faktor XI-Aktivität	Faktor XI	65–150 %
Faktor XII-Aktivität	Faktor XII	50–150 %
Faktor XIII-Aktivität	Faktor XIII	75,2–154,8 %
Von-Willebrand-Faktor-Antigen	vWF:Ag	Blutgruppe 0: 42–140,8 %
		Blutgruppen A/B/AB: 66,1–176,3 %
Von-Willebrand-Faktor-Aktivität	vWF:Aktivität	Blutgruppe 0: 40,3–125,9 %
		Blutgruppen A/B/AB: 48,8–163,4 %
	vWF:RCo	Blutgruppe 0: 48,2–201,9 %
		Blutgruppen A/B/AB: 60,8–239,8 %

– *Akutphasereaktionen*: Viele Gerinnungsfaktoren sind Akutphaseproteine, steigen also bei Akutphasereaktionen an. Hierbei handelt es sich um unspezifische akute Entzündungsreaktionen, die in zahlreichen klinischen Situationen und insbesondere bei entzündlichen Prozessen auftreten können. Zu nennen sind insbesondere Infektionen, nichtinfektiöse entzündliche Erkrankungen (z. B. immunologische Erkrankungen und Erkrankungen des rheumatischen Formenkreises, maligne Erkrankungen sowie Gewebsschädigungen). So führt auch das Gewebstrauma im Rahmen operativer Eingriffe zu einer Akutphasereaktion, was bei der Interpretation perioperativ bestimmter Gerinnungsparameter zu berücksichtigen ist. Die Akutphasereaktion zieht komplexe Veränderungen in der Blutgerinnung (z. B. Anstieg von Faktorenaktivitäten [z. B. Hyperfibrinogenämie, Erhöhung der Faktor VIII-Aktivität, Erhöhung der von-Willebrand-Parameter etc.], Anstieg der Aktivierungsmarker der Gerinnung [z. B. Erhöhung der D-Dimere]) nach sich. Abzugrenzen ist die Verbrauchskoagulopathie (disseminierte intravasale Gerinnung [DIC]), die weiter hinten ausführlich behandelt wird. Auch akute thrombotische Ereignisse führen neben einer Erhöhung der Aktivierungsmarker der Gerinnung zu komplexen Veränderungen der Blutgerinnung.
– *Blutgruppe*: Die Blutgruppe im ABO-System beeinflusst insbesondere die Höhe der von-Willebrand-Parameter, also der Konzentration und Aktivität des von-Willebrand-Faktors (vWF); hierauf wurde bereits weiter vorne eingegangen.

Ziel an dieser Stelle ist es, den Leser dafür zu sensibilisieren, dass bei der Interpretation von Gerinnungsparametern nicht einfach Referenzwerte zugrunde gelegt werden können, die dann unkritisch auf alle Patientenkollektive und in allen klinischen Situationen eingesetzt werden können; vielmehr müssen bei der Interpretation der erhobenen Gerinnungsbefunde stets Patientencharakteristika und die klinische Situation des Patienten berücksichtigt werden.

Kurzgefasst
Definitive und stets gültige Normbereiche für Gerinnungsuntersuchungen können nicht angegeben werden, da die Befunde der Gerinnungsparameter durch zahlreiche Einflussfaktoren (z. B. Alter, Geschlecht, Entzündungsreaktionen etc.) beeinflusst werden. Bei der Interpretation von Gerinnungspatienten sind daher stets Patientencharakteristika und die aktuelle klinische Situation zu berücksichtigen.

2.5 Molekulargenetische Untersuchungen

Molekulargenetische Untersuchungen in der Hämostaseologie dienen dem Nachweis genetisch determinierter (angeborener) Defekte, die zu einer Blutungs- (hämorrhagische Diathese) oder Thromboseneigung (thrombophile Diathese) führen. Die Untersuchungen werden zumeist aus EDTA-Blut des peripheren Blutes durchgeführt.

Für molekulargenetische Untersuchungen wird dann zunächst genetisches Material (Desoxyribonukleinsäure [DNA]) aus kernhaltigen Zellen des peripheren Blutes isoliert und die genetischen Abschnitte, welche die vermutete Variante als Ursache des Gerinnungsdefektes tragen, werden mittels Polymerase-Kettenreaktion (PCR) amplifiziert oder eine Sequenzierung durchgeführt. Auf die weitere Methodik wird an dieser Stelle nicht eingegangen.

Bei der Diagnostik hämorrhagischer Diathesen ist die molekulargenetische Untersuchung zumeist eine nachgeordnete Diagnostik, die der weiteren Charakterisierung und Klassifikation eines durch vorherige Gerinnungsanalytik nachgewiesenen Defektes dient. Im Rahmen der perioperativen Diagnostik kommt genetischen Untersuchungen hämorrhagischer Diathesen keine Bedeutung zu.

Im Rahmen der Thrombophilie-Diagnostik werden molekulargenetisch insbesondere zwei häufige thrombophile Risikofaktoren, die Faktor V-Leiden-Mutation (Faktor V G1691A) und die Prothrombinmutation (Faktor II G20210A), nachgewiesen; insbesondere kann letztgenannte genetische Variante lediglich durch die molekulargenetische Untersuchung nachgewiesen werden, während für die Faktor V-Leiden-Mutation ein „Suchtest" durch Bestimmung der sogenannten aPC-Resistenz (Resistenz gegenüber aktiviertem Protein C) zur Verfügung steht. Zum Nachweis sonstiger thrombophiler Risikofaktoren werden in der Regel Bestimmungen von Aktivität und ggf. Konzentration der entsprechenden Hämostasekomponenten durchgeführt. Hier dienen molekulargenetische Untersuchungen lediglich der genaueren Einordnung. Entsprechende Untersuchungen sind im perioperativen Setting nicht erforderlich.

Zu betonen ist, dass molekulargenetische Untersuchungen den Bestimmungen des Gendiagnostikgesetzes (GenDG) unterliegen; demnach dürfen diese Untersuchungen nur mit expliziter Zustimmung des Patienten nach entsprechender Beratung durch einen hierfür qualifizierten Arzt durchgeführt werden.

Kurzgefasst
Molekulargenetische Untersuchungen von Gerinnungsfaktoren sind im perioperativen Setting ohne Bedeutung. Sie dienen dem Nachweis mancher thrombophiler Risikofaktoren sowie der weiteren Charakterisierung nachgewiesener Gerinnungsstörungen.

2.6 Thrombophilie-Diagnostik

Die Thrombophilie-Diagnostik dient dem Nachweis genetisch determinierter (hereditärer, angeborener) oder erworbener Gerinnungsdefekte, die mit einem gesteigerten Thromboserisiko assoziiert sind. Zum Nachweis werden je nach Art des Defektes unterschiedliche Laborverfahren eingesetzt. Heute sind zahlreiche thrombophile Risikofaktoren bekannt, die grundlegenden Untersuchungsmethoden für die wichtigsten thrombophilen Risikofaktoren sind nachfolgend dargestellt (Tab. 2.4).

Tab. 2.4: „Screening" und weiterführende Diagnostik für wichtige thrombophile Risikofaktoren.

Risikofaktor	„Screening"	weiterführende Diagnostik
Faktor V-Leiden-Mutation (Faktor V G1691A)	aPC-Resistenzindex (aPC = aktiviertes Protein C)	molekulargenetische Untersuchung
Prothrombinmutation (Faktor II G20210A)	–	molekulargenetische Untersuchung
Protein C-Mangel	Protein C-Aktivität	Protein C-Antigen molekulargenetische Untersuchung
Protein S-Mangel	Protein S-Aktivität	freies Protein S Protein S-Antigen molekulargenetische Untersuchung
Antithrombinmangel	Antithrombin (Aktivität)	Antithrombin-Konzentration molekulargenetische Untersuchung
Antiphospholipidsyndrom (erworbene thrombophile Gerinnungsstörung)	–	Lupusantikoagulanzien Beta2-Glykoprotein I-Antikörper Cardiolipin-Antikörper

Betont werden muss, dass die Thrombophilie-Diagnostik äußerst komplex und die Interpretation der erhobenen Befunde von zahlreichen Einflussfaktoren abhängig ist; eine entsprechende Interpretation wird daher in der Regel durch einen Gerinnungsspezialisten in Zusammenschau mit der klinischen Konstellation durchgeführt. Das Ziel der Thrombophilie-Diagnostik besteht darin, das Thromboserisiko eines Patienten genauer zu definieren bzw. nach abgelaufenem thrombotischem Ereignis das Rezidivrisiko zu bewerten; hieraus können dann ggf. Informationen zur Durchführung, insbesondere zur Dauer, einer Antikoagulation gewonnen werden.

Im perioperativen Setting erfolgt die Einschätzung des Thromboserisikos in der Regel klinisch, wobei Patientencharakteristika und Art des operativen Eingriffes als entscheidende Kriterien dienen. Da im perioperativen Setting die Thrombophilie-Diagnostik keinen besonderen Stellenwert einnimmt, wird auf eine weiterführende methodische Beschreibung sowie auf die Interpretation der Diagnostik an dieser Stelle verzichtet und diesbzgl. auf weitere Literatur verwiesen.

2.7 Monitoring/Measurement von Antikoagulanzien

2.7.1 Grundlagen

Mit geeigneten Labormethoden ist es möglich, den Effekt einer Antikoagulation zu erfassen und zu quantifizieren. Hierdurch ist ggf. der Nachweis einer Unter- oder Überdosierung gegeben, so dass die Antikoagulationsintensität optimal eingestellt werden kann. Bei einigen therapeutisch eingesetzten Antikoagulanzien, unfraktioniertem Heparin (UFH) und Vitamin K-Antagonisten (VKA), ist ein begleitendes *Labormonitoring* zur Überprüfung und ggf. Adaptation der Einstellungsqualität der Antikoagulation zwingend. Beim Einsatz niedermolekularer Heparine (NMH) und der neuen direkten oralen Antikoagulanzien (DOAK) ist hingegen kein Labormonitoring in der Routine vorgesehen, allerdings kann in manchen klinischen Situationen eine Überprüfung der Wirksamkeit (*Measurement*) sinnvoll sein (Übersicht s. Tab. 2.5).

Tab. 2.5: Mögliche Indikationen zur Spiegelbestimmung bzw. zum Labormonitoring ausgewählter Antikoagulanzien.

Substanzgruppe	Substanz	Labormethode	Indikationen zur Bestimmung
parenterale Antikoagulanzien	unfraktionierte Heparine (UFH)	aktivierte partielle Thromboplastinzeit (aPTT)	routinemäßiges Monitoring (verbindlich)
	niedermolekulare Heparine (NMH)	anti-Xa-Aktivität (kalibriert)	„Measurement" in ausgewählten Fällen (z. B. starkes Über- oder Untergewicht, Niereninsuffizienz, Schwangerschaft, therapeutischer Einsatz, Überprüfung der Compliance, Blutungsneigung u. a.)
orale Antikoagulanzien	Vitamin K-Antagonisten (VKA)	INR-Wert	routinemäßiges Monitoring (verbindlich)
	orale Xa-Inhibitoren (derzeit: Rivaroxaban, Apixaban, Edoxaban)	anti-Xa-Aktivität (kalibriert)	„Measurement" in ausgewählten Fällen (z. B. starkes Über- oder Untergewicht, Niereninsuffizienz, Überprüfung der Compliance, Blutungsneigung u. a.)
	orale Thrombin-Inhibitoren (derzeit: Dabigatran-Etexilat)	Variante der Thrombinzeit (TZ)	

2.7.2 Parenterale Antikoagulanzien

Beim Einsatz *unfraktionierter Heparine* (UFH) in therapeutischer Dosierung erfolgt das obligatorische Monitoring durch die periodische Bestimmung der aktivierten partiellen Thromboplastinzeit (aPTT); zu beachten ist hierbei, dass unterschiedliche aPTT-Reagenzien verschiedene Heparinsensitivitäten aufweisen. Angestrebt für eine therapeutische Antikoagulation wird eine zwei- bis dreifache Verlängerung der Ausgangs-aPTT (vor Heparinisierung), was für geeignete Reagenzien in der Regel einer aPTT von ca. 60–90 Sekunden entspricht.

Beim Einsatz *niedermolekularer Heparine* (NMH), insbesondere bei prophylaktischer Dosierung, ist ein begleitendes Therapiemonitoring nicht grundsätzlich vorgesehen. Allerdings gibt es nach Auffassung des Autors viele klinische Situationen, in denen eine Überprüfung der Wirksamkeit bzw. der Heparindosierung sinnvoll sein kann. Grundsätzlich wird zur Überprüfung der Wirkung niedermolekularer Heparine eine Bestimmung der anti-Xa-Aktivität mit einem chromogenen Assay durchgeführt; hierfür muss eine Kalibration auf das niedermolekulare Heparin erfolgen. Um die Effektivität bzw. die Dosierung niedermolekularer Heparine zu überprüfen, sollte eine anti-Xa-Messung ca. zwei bis vier Stunden nach Injektion erfolgen, da dann die höchsten Spiegel der niedermolekularen Heparine erwartet werden (Peak Level). Um eine (Rest)wirkung von niedermolekularem Heparin, z. B. vor einem operativen Eingriff oder bei Blutungsneigung, zu erfassen, kann jederzeit eine entsprechende Abnahme erfolgen. Für die Interpretation der gemessenen Werte ist eine Angabe über den Abstand zwischen letztmaliger Heparininjektion und der Blutentnahme, aus der die Bestimmung durchgeführt werden soll, zwingend erforderlich.

2.7.3 Orale Antikoagulanzien

Bei den „klassischen" oralen Antikoagulanzien, den *Vitamin K-Antagonisten* (insbesondere den Kumarinderivaten) ist ein therapiebegleitendes Monitoring zwingend, um eine adäquate Antikoagulanziendosierung zu gewährleisten und die Dosierung der Antikoagulanzien ggf. zu adaptieren. Das Monitoring sollte hier durch periodische Bestimmung des INR-Wertes („International Normalized Ratio") durchgeführt werden, welcher in der Regel aus der Prothrombinzeit n. Quick rechnerisch ermittelt wird. Der Vorteil des Monitorings über den INR-Wert statt über die Prothrombinzeit n. Quick zeigt sich darin, dass der INR-Wert methodenunabhängig ist, was eine Vergleichbarkeit der in verschiedenen Laboratorien bzw. mit verschiedenen Methoden/Reagenzien gemessenen Werte sicherstellt.

Im Gegensatz zu den Kumarinderivaten ist bei den neuen *direkten oralen Antikoagulanzien* (DOAK) ein begleitendes Therapiemonitoring nicht vorgesehen. Allerdings kann in zahlreichen klinischen Situationen eine Überprüfung der Wirkung sinnvoll und angezeigt sein (*Measurement*). Eine Spiegelbestimmung kann bei den oralen Thrombininhibitoren (aktuell: einziger Vertreter Dabigatran-Etexilat) durch eine Variante der Thrombinzeit erfolgen, während Spiegelbestimmungen für die oralen Xa-Inhibitoren (aktuell: Rivaroxaban, Apixaban, Edoxaban) auf der Bestimmung der anti-Xa-Aktivität mit Verwendung eines geeigneten Kalibrators basieren. Anders als bei den Vitamin K-Antagonisten, die sich durch eine lange Halbwertszeit auszeichnen, ist zur Interpretation der Spiegel der DOAK eine Angabe des Abstandes zwischen letztmaliger Einnahme und Blutentnahme für die Spiegelmessung unbedingt erforderlich. Zur Bewertung der gemessenen Spiegel wird auf weiterführende Literatur verwiesen.

Kurzgefasst

Zur Erfassung der Wirkung oraler und parenteraler Antikoagulanzien stehen verschiedene Laborverfahren zur Verfügung: Unfraktioniertes Heparin (UFH) wird über die Bestimmung der aktivierten partiellen Thromboplastinzeit (aPTT) erfasst, hingegen niedermolekulare Heparine (NMH), Fondaparinux und Danaparoid über die Bestimmung der anti-Xa-Aktivität. Bei den oralen Antikoagulanzien ist beim Einsatz von Vitamin K-Antagonisten (VKA) ein Monitoring durch periodische Bestimmung des INR-Wertes („International Normalized Ratio") zwingend, bei den direkten oralen Antikoagulanzien (DOAK) kann entsprechend dem Wirkungsmechanismus ggf. eine Spiegelbestimmung mittels Bestimmung einer kalibrierten anti-Xa-Aktivität (orale Xa-Inhibitoren: Rivaroxaban, Apixaban, Edoxaban) oder mit einer modifizierten Thrombinzeit (oraler Thrombininhibitor: Dabigatran-Etexilat) erfolgen.

2.8 Exkurs: Grundlagen transfusionsmedizinischer Untersuchungen

Die transfusionsmedizinische Diagnostik ist im Kontext dieses Buches von Bedeutung für die Applikation von Blutkomponenten, insbesondere für die später beschriebene Transfusion von Erythrozyten- und Thrombozytenkonzentraten sowie von gefrorenem Frischplasma (GFP). Die Diagnostik wird hier lediglich komprimiert dargestellt, insoweit für den Anwender von Blutkomponenten im Kontext dieses Buches erforderlich. Für weitere Informationen wird an entsprechende Fachliteratur verwiesen.

Grundsätzlich beruhen blutgruppenserologische Untersuchungen seit jeher auf der Agglutination von Blutzellen, hervorgerufen durch eine Antigen-Antikörper-Reaktion. Zur Durchführung der Untersuchungen existieren grundsätzlich verschiedene Testverfahren, wobei sich der *Gelkartenzentrifugationstest* inzwischen gegen andere Untersuchungsmethoden durchgesetzt hat. Die Untersuchungen werden zumeist aus EDTA-Blut durchgeführt.

Von besonderer Bedeutung für die Bluttransfusion ist die Bestimmung der *ABO-Blutgruppe*, da eine Fehltransfusion im ABO-System zu schweren hämolytischen Reaktionen führen kann. Zur Bestimmung der ABO-Blutgruppe werden die Erythrozyten der Blutprobe mit Antikörpern der Spezifitäten anti-A und anti-B versetzt („Majorprobe"); aus dem resultierenden Agglutinationsmuster kann auf das Vorliegen der ABO-Merkmale auf den Erythrozyten geschlossen werden. Zudem wird das Vorliegen von Antikörpern der Spezifitäten anti-A und anti-B im Blutplasma (Isoagglutinine) durch Zugabe von Testerythrozyten der Blutgruppen A und B überprüft (sog. Serumgegenprobe). Hintergrund hierfür ist, dass gemäß der sogenannten *Landsteiner-Regel* physiologischerweise nur die Isoagglutinine im Blutplasma zu finden sind, die nicht gegen die auf den jeweiligen Erythrozyten vorhandenen ABO-Merkmale gerichtet sind.

Aus dem Agglutinationsmuster in der Major- und der Serumgegenprobe ergibt sich die vorliegende ABO-Blutgruppe (Tab. 2.6).

Tab. 2.6: Blutgruppenbestimmung durch Major- und Serumgegenprobe (* Individuen der Blutgruppe 0 („Null") tragen keine A- und B-Merkmale, sondern das sogenannte H-Merkmal).

Blutgruppe	ABO-Merkmal (Majorprobe)	Isoagglutinine (Serumgegenprobe)
A	A	anti-B
B	B	anti-A
AB	AB	–
0 („Null")	–*	anti-A und anti-B

Sonstige Blutgruppenmerkmale werden ebenfalls mittels Agglutinationstests nachgewiesen. Hierzu werden die Erythrozyten mit Antikörpern gegen die jeweiligen Spezifitäten versetzt; die Erythrozyten tragen das jeweilige Merkmal, wenn es durch Zugabe des gegen das erwartete Merkmal gerichteten Antikörpers zu einer Agglutination der Erythrozyten kommt. Je nach Art des Merkmals wird die Methode ggf. modifiziert, um eine optimale Sensitivität und Spezifität zu erzielen. Von besonderer Bedeutung ist neben der Bestimmung der ABO-Blutgruppe die Bestimmung der Merkmale im Rhesus- und im Kell-System, da bei inkompatibler Transfusion in diesen Blutgruppensystemen ein hohes Risiko für eine Antikörperbildung besteht.

Im Rahmen einer Blutgruppenbestimmung wird auch eine sogenannte *Antikörpersuche* durchgeführt. Grundlage hierfür ist, dass neben den Isoagglutininen (anti-A, anti-B) physiologischerweise in der Regel keine sonstigen Antikörper gegen Erythrozytenmerkmale im Blut nachweisbar sind; demzufolge werden antierythrozytäre Antikörper, die keine Isoagglutinine sind, als *irreguläre Antikörper* bezeichnet. Ist die Antikörpersuche positiv, so ergibt sich der Verdacht auf *irreguläre* Antikörper, was durch eine weiterführende *Antikörper-Differenzierung* weiter abgeklärt wird. Hierdurch wird dann der vorliegende Antikörper charakterisiert bzw. dessen Spezifität festgestellt, was – insbesondere bei Antikörper-Gemischen – diagnostisch aufwändig und langwierig sein kann. Nachgewiesene Antikörper haben je nach Spezifität, Reaktionsverhalten und Antikörpertiter unterschiedliche Bedeutung für die Transfusion. Können durch den jeweiligen Antikörper gefährliche Transfusionsreaktionen (insbesondere hämolytische Transfusionsreaktionen) ausgelöst werden, so sind die Antikörper bei Transfusionen zu berücksichtigen. Es dürfen dann keine Erythrozytenkonzentrate verabreicht werden, deren Erthrozyten Antigene tragen, gegen welche die jeweiligen Antikörper gerichtet sind. Dies kann in Abhängigkeit von der Art des Antikörpers und insbesondere bei Vorliegen multipler Antikörper die Auswahl kompatibler Erythrozytenkonzentrate massiv erschweren, so dass ein erhöhter Zeitaufwand für die Bereitstellung geeigneter Präparate resultieren kann.

Elektive Eingriffe müssen dann ggf. zurückgestellt werden, bis geeignete Erythrozytenkonzentrate zur Verfügung stehen.

Sollen Erythrozytenkonzentrate für eine Transfusion bereitgestellt werden, werden zunächst kompatible Erythrozytenkonzentrate entsprechend der Blutgruppe des potenziellen Transfusionsempfängers ausgewählt; bei der Auswahl müssen, wie oben ausgeführt, ggf. vorliegende irreguläre transfusionsrelevante Antikörper berücksichtigt werden. Im transfusionsmedizinischen Labor wird dann die sogenannte *Kreuzprobe* durchgeführt: Hierfür wird Patientenplasma unter standardisierten Bedingungen zu Erythrozyten des jeweiligen Erythrozytenkonzentrates gegeben. Besteht trotz der korrekten Auswahl eine immunologisch bedingte relevante Inkompatibilität (z. B. durch Vorliegen von Antikörpern, die in der Antikörpersuche nicht erfasst wurden), kommt es zu einer Agglutination; die Kreuzprobe ist dann positiv und das jeweilige Erythrozytenkonzentrat darf nicht zur Transfusion verwendet werden.

Unmittelbar vor der Transfusion wird auf der Station und am Patienten der sogenannte *Bedside-Test* durchgeführt. Hierbei wird dem Patienten unmittelbar vor der Transfusion Blut entnommen und mit einem kommerziell erhältlichen Agglutinationstest die ABO-Blutgruppe vor der Transfusion nochmals überprüft. Es handelt sich um eine letzte Identitätskontrolle vor der Transfusion, um eine Verwechslung auszuschließen und eine ABO-inkompatible potenziell schwerwiegende Transfusionsreaktion zu verhindern.

Die oben genannten transfusionsmedizinischen Untersuchungen beziehen sich vorwiegend auf die Transfusion von Erythrozytenkonzentraten. Auch für die Transfusion von sonstigen Blutkomponenten, Thrombozytenkonzentraten und gefrorenem Frischplasma (GFP) sind eine Blutgruppenbestimmung und Antikörpersuche erforderlich. Die Kreuzprobe stellt ein Spezifikum der Erythrozytentransfusion dar und erfolgt bei der Transfusion anderer Blutkomponenten nicht. Spezialuntersuchungen, etwa die Bestimmung von Antikörpern gegen HLA-Merkmale („Human Leukocyte Antigens") oder HPA-Merkmale („Human Platelet Antigens"), welche zu einem verminderten Transfusionserfolg (Refraktärität) bei der Thrombozytentransfusion führen und die Bereitstellung geeigneter Thrombozytenkonzentrate erschweren können, werden an dieser Stelle nicht weiter behandelt.

Kurzgefasst

Grundlage einer aussagekräftigen Gerinnungsanalytik ist eine adäquate Präanalytik. Hierbei können eine inadäquat durchgeführte Blutentnahme sowie sonstige präanalytische Faktoren (z. B. Probenlagerung und Probentransport) die Gerinnungsbefunde massiv beeinflussen und die Validität der Ergebnisse erheblich einschränken.

Bei den Gerinnungsuntersuchungen stehen für verschiedene Teilaspekte unterschiedliche Untersuchungsverfahren zur Verfügung: Sogenannte *Globaltests* der Gerinnung sollen eine Bewertung des gesamten Gerinnungsprozesses ermöglichen, was aber nicht möglich ist. Bestimmungen der In-vivo-Blutzeit sollten nicht mehr durchgeführt werden, die Rotationsthromb(o)elastographie (ROTEM) kann in manchen operativen Disziplinen für das intraoperative

Gerinnungsmanagement hilfreich sein. Untersuchungen der *primären Hämostase* dienen dem Nachweis bzw. Ausschluss von Störungen der Thrombozyten (insbesondere: Untersuchungen mit dem Platelet-Function-Analyzer (PFA) und Aggregometrie) sowie des von-Willebrand-Faktors. Untersuchungen der *plasmatischen (sekundären) Hämostase* dienen insbesondere der Bestimmung von Gerinnungsfaktoren, Gerinnungsinhibitoren und Aktivierungsmarkern der Hämostase. *Molekulargenetische Untersuchungen* werden zur weiteren Charakterisierung von erblich bedingten Gerinnungsstörungen eingesetzt, haben aber im perioperativen Setting kaum eine Bedeutung. *Transfusionsmedizinische Untersuchungen*, wie Blutgruppenbestimmung, Antikörpersuche und Kreuzprobe, sind unabdingbar für eine therapeutische Applikation von Blutkomponenten.

Literatur zum Abschnitt „Grundlagen der Gerinnungsdiagnostik"

Ahluwalia J, Sharma P, Das R. Laboratory screening of thrombophilia testing requisitions for adequacy/appropriateness and reduced abnormal results. Int J Lab Hematol. 2012; 661–662.
Barthels M (Hrsg.). Das Gerinnungskompendium. Schnellorientierung, Befundinterpretation, klinische Konsequenzen. 2. Auflage. Thieme Verlag. 2012.
Calatzis A, Kling M, Sternberger A, Hipp R. Konzept zum „Bedside"-Gerinnungsmonitoring mittels modifizierter Thrombelastographie. Anästhesist. 1995; 44: 437.
Castaman G, Hillarp A, Goodeve A. Laboratory aspects of von Willebrand disease: test repertoire and options for activity assays and genetic analysis. Haemophilia. 2014; 20(4): 67–70.
Cuker A, Siegal DM, Crowther MA, Garcia DA. Laboratory measurement of the anticoagulant activity of the non-vitamin K oral anticoagulants. J Am Coll Cardiol. 2014; 64: 1128–1139.
Dale BJ, Chan NC, Eikelboom JW. Laboratory measurement of the direct oral anticoagulants. Br J Haematol. 2016; 172: 315–336.
Danielis M. [Risk of hemolysis in blood sampling from peripheral intravenous catheter: a literature review]. Prof Inferm. 2014; 67: 166–172.
De Jong A, Eikenboom J. Developments in the diagnostic procedures for von Willebrand disease. J Thromb Haemost. 2016; 14: 449–460.
De Brasi C, El-Maarri O, Perry DJ, Oldenburg J, Pezeshkpoor B, Goodeve A. Genetic testing in bleeding disorders. Haemophilia. 2014; 20(4): 54–58.
Di Minno A, Spadarella G, Prisco D, Franchini M, Lupoli R, Di Minno MN. Clinical judgement when using coagulation tests during direct orale anticoagulant treatment: a concise review. Semin Thromb Hemost. 2013; 39: 840–846.
Douxfils J, Tamigniau A, Chatelain B, Goffinet C, Dogne JM, Mullier F. Measurement of non-VKA orale anticoagualants versus classic ones: the appropriate use of hemostasis assays. Throm J. 2014; 12: 24.
Douxfils J, Mani H, Minet V, Devalet B, Chatelain B, Dogne JM, et al. Non-VKA oral anticoagulants: acurrate measurement of plasma drug concentrations. Biomed Res Int. 2015; 2015: 345138.
Fachinformationen Xarelto® (Rivaroxaban), Eliquis® (Apixaban), Lixiana® (Edoxaban), Marcumar® (Phenprocoumon).
Favoloro EJ. The utility of the PFA-100 in the identification of von Willebrand disease: a concise review. Semin Thromb Hemost. 2006; 32: 537–545.
Favoloro EJ. Clinical utility of the PFA-100. Semin Thromb Hemost. 2008; 34: 709–733.
Fowler A, Perry DJ. Laboratory monitoring of haemostasis. Anaesthesia. 2015; 70(1): 68–72.
Franchini M. The platelet function analyzer (PFA-100): an update on its clinical use. Clin Lab. 2005; 51: 367–372.

Franchini M. The platelet-function analyzer (PFA-100) for evaluating primary hemostasis. Hematology. 2005; 10: 177–181.

Franchini M, Crestani S, Frattini F, Sissa C, Bonfanti C. ABO blood group and von Willebrand factor: biological implications. Clin Chem Lab Med. 2014; 52: 1273–1276.

Gewirtz AS, Kottke-Marchant K, Miller ML. The preoperative bleeding time test: assessing its clinical usefulness. Cleve Clin J Med. 1995; 62: 379–382.

Gesetz über genetische Untersuchungen bei Menschen (Gendiagnostikgesetz – GenDG). Ausfertigungsdatum 31.07.2009.

Hammerstingl C. Monitoring therapeutic anticoagulation with low molecular weight heparins: is it useful or misleading? Cardiovasc Hematol Agents Med Chem. 2008; 6: 282–286.

Hartert H. Blutgerinnungsstudien mit der Thrombelastographie, einem neuen Untersuchungsverfahren. Klin Wochenschr. 1948; 26: 577–583.

Hayward CP. Diagnostic evaluation of platelet function disorders. Blood Rev. 2011; 25: 169–173.

Hayward CP, Moffat KA, Liu Y. Laboratory investigations for bleeding disorders. Semin Thromb Hemost. 2012; 38: 742–752.

Hayward CP, Moffat KA, Graf L. Technological advances in diagnostic testing for von Willebrand disease: new approaches and challenges. Int J Lab Hematol. 2014; 36: 334–340.

Hepner M, Karlaftis V. Antithrombin. Methods Mol Biol. 2013; 992: 355–364.

Hepner M, Karlaftis V. Protein C. Methods Mol Biol. 2013; 992: 365–372.

Hepner M, Karlaftis V. Protein S. Methods Mol Biol. 2013; 992: 373–381.

Israels SJ. Laboratory testing for platelet function disorders. Int J Lab Hematol. 2015; 37: 18–24.

Johnson NV, Khor B, Van Cott EM. Advances in laboratory testing for thrombophilia. Am J Hematol. 2012; 87(1): 108–112.

Kiefel V, Greinacher A. [Differential diagnosis and treatment of thrombocytopenia]. Internist. 2010; 51: 1397–1410.

Kiefel, Volker (Hrsg.). Transfusionsmedizin und Immunhämatologie. Grundlagen-Therapie-Methodik. 4., komplett aktualisierte und erweiterte Auflage. Springer Verlag. 2011.

Leung LL. Perioperative evaluation of bleeding diathesis. Hematology Am Soc Educ Program. 2006; 457–461.

Lippi G, Franchini M, Montagnana M, Salvagno GL, Poli G, Guidi GC. Quality and reliability of routine coagulation testing: can we trust that sample? Blood Coagul Fibrinolysis. 2006; 17: 513–519.

Lippi G, Salvagno GL, Montagnana M, Lima-Oliveira G, Guidi GC, Favaloro EJ. Quality standards for sample collection in coagulation testing. Semin Thromb Hemost. 2012; 38: 565–575.

Marlar RA, Gausman JN. Laboratory testing issues for protein C, protein S, and antithrombin. Int J Lab Hematol. 2014; 36: 289–295.

McCraw A, Hillarp A, Echenagucia M. Considerations in the laboratory assessment of haemostasis. Haemophilia. 2010; 16: 74–78.

Ng C, Motto DG, Di Paola J. Diagnostic approach to von Willebrand disease. Blood. 2015; 125: 2029–2037.

Paniccia R, Priora R, Liotta AA, Abbate R. Platelet function tests: a comparative review. Vasc Health Risk Manag. 2015; 11: 133–148.

Querschnitts-Leitlinien (BÄK) zur Therapie mit Blutkomponenten und Plasmaderivaten. Herausgegeben vom Vorstand der Bundesärztekammer auf Empfehlung des Wissenschaftlichen Beirats. 4., überarbeitete und aktualisierte Auflage. 2014.

Radulovic V, Svensson P, Hillarp A, Berntorp E. [Bleeding time determination is out of date. A nonreliable method which should not be used in routine care]. Lakartidningen. 2008; 105: 1278–1283.

Reitsma PH. Genetics in thrombophilia. An update. Hämostaseologie. 2015; 35: 47–51.

Roberts JC, Flood VH. Laboratory diagnosis of von Willebrand disease. Int J Lab Hematol. 2015; 37: 11–17.

Schimmer C, Hamouda K, Sommer SP, Özkur M, Hain J, Leyh R. The predictive value of multiple electrode platelet aggregometry (multiplate) in adult cardiac surgery. Thorac Cardiovasc Surg. 2013; 61: 733–743.

Stevens SM, Woller SC, Bauer KA, Kasthuri R, Cushman M, Streiff M, et al. Guidance for the evaluation and treatment of hereditary and acquired thrombophilia. J Thromb Thrombolysis. 2016; 41: 154–164.

Sucker C, Senft B, Scharf RE, Zotz RB. Determination of von Willebrand factor activity: evaluation of the HaemosIL assay in comparison with established procedures. Clin Appl Thromb Hemost. 2006; 12: 305–310.

Sucker C, Tharra K, Litmathe J, Scharf RE, Zotz RB. Rotation thromboelastography (ROTEM) parameters are influenced by age, gender, and oral contraception. Perfusion. 2011; 26: 334–340.

Sucker C, Lithmathe J, Feindt P, Zotz R. Platelet function analyzer (PFA-100) as a useful tool fort he prediction of transfusion requirements during aortic valve replacement. Thorac Cardiovasc Surg. 2011; 59: 233–236.

Sucker C, Zotz RB. Hemostasis Assessment and Evaluation. In: Carlo E. Marcucci, Patrick Schoettker (Editors): Perioperative Hemostasis. Coagulation for Anesthesiologists. Springer Verlag Berlin, Heidelberg. 2015.

Tomicic M, Vuk T, Gulan-Harcet J. Anticoagulant-induced pseudothrombocytopenia in blood donors. Transfus Med. 2015; 25: 47–48.

Whiting D, Di Nardo JA. TEG and ROTEM: technology and clinical applications. Am J Hematol. 2014; 89: 228–232.

Teil II: **Grundlagen: Blutungsneigung**

Perioperative Blutungen stellen eine wichtige Ursache der Morbidität und Mortalität im Rahmen operativer Eingriffe dar. Die Ursachen der vermehrten Blutungsneigung bei operativen Eingriffen sind heterogen; von den häufigen chirurgischen Blutungen sind die nichtchirurgischen Blutungen abzugrenzen; nichtchirurgische Blutungen können durch angeborene oder erworbene Gerinnungsdefekte bedingt sein. Es wird angenommen, dass es bei etwa 10 % der durchgeführten Eingriffe zu einer vermehrten Blutungsneigung kommt; dies ist natürlich maßgeblich abhängig von Art und Umfang des durchgeführten Eingriffes. Besonders schwerwiegend ist die Massivblutung, die durch den Blutverlust (Verlust des zirkulierenden Blutvolumens innerhalb von 24 Stunden oder den Verlust von 50 % des Blutvolumens innerhalb von drei Stunden oder einen anhaltenden Blutverlust über 150 ml/Minute) oder durch den sich aus der Blutung ergebenden hohen Transfusionsbedarf bzw. der Notwendigkeit einer Massivtransfusion (Transfusion von ≥ 4 Erythrozytenkonzentraten (EK) in 24 Stunden oder ≥ 10 EK in 24 Stunden oder > 2 EK in 15 Minuten) definiert werden kann. Statistisch kommt es in etwa 1 % der Eingriffe zu massiven perioperativen Blutungen, von denen etwa 25 % durch Gerinnungsdefekte erklärbar sind.

Gerinnungsdefekte können mit einer vermehrten Blutungsneigung (hämorrhagischen Diathese) oder einer erhöhten Blutungsgefährdung im Rahmen von Traumata sowie operativen und zahnärztlichen Eingriffen einhergehen. Prinzipiell sind die insgesamt seltenen genetisch bedingten hereditären angeborenen Gerinnungsstörungen von den häufigen erworbenen Gerinnungsstörungen abzugrenzen, die im Rahmen verschiedener Grunderkrankungen auftreten oder durch Medikamente hervorgerufen werden können. Nachfolgend wird auf wichtige Gerinnungsdefekte, deren Klinik, Diagnostik und Therapie kurz eingegangen; hierbei wird auf angeborene und erworbene Gerinnungsstörungen fokussiert. Bzgl. Gerinnungsstörungen durch Antikoagulanzien wird auf Abschnitt 6 (Pharmaka zur Prophylaxe und Therapie venöser thrombotischer Ereignisse) verwiesen.

3.1 Defekte der primären Hämostase

Bei Störungen der primären Hämostase, die mit einem erhöhten Blutungsrisiko einhergehen, kann es sich um Defekte der Gefäßwand (vaskuläre hämorrhagische Diathese), Verminderung (Thrombozytopenie) und/oder Funktionsstörungen der Thrombozyten (Thrombozytopathie) sowie eine Beeinträchtigung der Interaktion von Gefäßwand und Thrombozyten, insbesondere beim von-Willebrand-Syndrom, handeln.

3.1.1 Vaskuläre hämorrhagische Diathesen

Unter der Bezeichnung *vaskuläre hämorrhagische Diathesen* werden Erkrankungen subsumiert, bei denen es durch eine abnorme Durchlässigkeit oder eine erhöhte Fragilität von Blutgefäßen zu einer vermehrten Blutungsneigung kommt. Bei isolierten vaskulären hämorrhagischen Diathesen ist die Gerinnungsanalytik im Labor unauffällig, so dass diese Erkrankungen nicht durch Gerinnungstests diagnostiziert oder ausgeschlossen werden können.

Klinisch relevant unter den insgesamt sehr seltenen **angeborenen** *vaskulären hämorrhagischen Diathesen* ist der autosomal-dominant vererbte *Morbus Osler* (hereditäre Teleangiektasie), bei dem es zu einer pathologischen Erweiterung und vermehrten Fragilität von Blutgefäßen kommt. Bei den Patienten zeigen sich erweiterte Gefäße der Haut (Teleangiektasien), zumeist im Gesichts- und Mundbereich. Leitsymptom ist ein rezidivierendes, häufig schwerwiegendes Nasenbluten aus erweiterten Gefäßen im Nasenraum; gastrointestinale Blutungen können ebenfalls auftreten. Zudem kann es zu Blutungen aus pulmonalen, hepatischen und zerebralen Gefäßmalformationen kommen. Die Angaben zur Häufigkeit der Erkrankung sind heterogen, es wird eine Prävalenz von etwa 1 : 50.000 angenommen. Erbliche Bindegewebserkrankungen, wie das *Marfan-Syndrom* und das seltene *Ehlers-Danlos-Syndrom* (EDS), welches durch eine Hyperelastizität mit konsekutiv gesteigerter Gefäßfragilität und erhöhter Blutungsneigung gekennzeichnet ist, stellen eine seltene genetische Ursache einer gesteigerten Blutungsneigung dar. Es wird eine Prävalenz von etwa 1 : 10.000 angenommen.

Erworbene vaskuläre hämorrhagische Diathesen sind weitaus häufiger als die zuvor genannten genetisch bedingten Formen. Sehr oft tritt die sogenannte *Purpura senilis* auf, bei der es durch gesteigerte Gefäßfragilibität und Hautatrophie zu teilweise ausgeprägten Hauteinblutungen bei älteren Menschen kommt. Hierbei sind von den Einblutungen überwiegend die lichtexponierten Hautareale (Hände und Unterarme, Unterschenkel, Dekolleté) betroffen. Sonstige Blutungszeichen liegen bei isolierter Purpura senilis nicht vor, die Gerinnungsdiagnostik ist unauffällig, es besteht per se kein erhöhtes Risiko für sonstige Blutungsmanifestationen, insbesondere kein

DOI 10.1515/9783110418446-006

erhöhtes perioperatives Blutungsrisiko. Klinisch identisch kann sich eine vermehrte Blutungsneigung bei einer Hautatrophie nach langdauernder Steroidtherapie präsentieren. Abzugrenzen von Blutungen bei einer vermehrten Hautatrophie ist die Blutungsneigung bei *entzündlichen Gefäßerkrankungen (Vaskulitiden)*. Es handelt sich um eine heterogene Gruppe von Krankheitsbildern, die entweder eigenständig oder als Begleitphänomen unterschiedlicher Erkrankungen (z. B. postinfektiöse Vaskulitis) auftreten können. Es kommt zu einer vermehrten Gefäßpermeabilität, was zu vorwiegend punktförmigen (petechialen) Blutungen führt; das generalisierte Auftreten von Petechien wird als Purpura bezeichnet. Bekannt ist die *Purpura Schoenlein-Henoch* (Vasculitis allergica), die zumeist im Kindesalter im Anschluss an einen Atemwegsinfekt oder durch andere Auslöser auftritt; in seltenen Fällen sind jedoch auch Erwachsene betroffen. Pathophysiologisch handelt es sich um eine Immunkomplexvaskulitis. Die Erkrankung, die in der Regel selbstlimitierend ist, kann sich neben generalisierten Petechien der Haut (Purpura) beispielsweise auch durch gastrointestinale Beteiligung (abdominelle Koliken, Darmblutungen u. a.), Nierenbeteiligung (Hämaturie, Proteinurie, Niereninsuffizienz) und zerebrale Beteiligung (Purpura cerebri) manifestieren.

Im perioperativen Setting stellt sich die Frage, inwieweit Patienten mit vaskulären hämorrhagischen Diathesen ein erhöhtes perioperatives Blutungsrisiko aufweisen. Da die Ursachen kutaner Blutungssymptome, wie oben aufgeführt, vielfältig sind, ist zunächst eine weitere differenzialdiagnostische Einordnung erforderlich. Patienten mit isolierter kutaner Blutungsneigung auf dem Boden einer Hautatrophie (Purpura senilis) weisen per se in der Regel kein erhöhtes perioperatives Blutungsrisiko auf, insofern kein zusätzlicher Gerinnungsdefekt vorliegt. Bei Patienten mit Morbus Osler kann bei Eingriffen in betroffenen Gefäßprovinzen eine starke lokale vaskuläre Blutungsneigung auftreten. Zur Prophylaxe und Therapie von Schleimhautblutungen bei Patienten mit vaskulärer hämorrhagischer Diathese kann durch Einsatz von Antifibrinolytika häufig eine deutliche Reduktion der Blutungsneigung erzielt werden. Da kutane Blutungen auch durch Gerinnungsdefekte bedingt sein können, sollte eine auffällige Neigung zu kutanen Blutungen vor operativen Eingriffen abgeklärt und ein Gerinnungsdefekt ausgeschlossen werden.

Kurzgefasst
Patienten mit vaskulär bedingter Blutungsneigung müssen nicht per se eine gesteigerte Blutungsneigung bei operativen Eingriffen aufweisen. Im Falle der häufigen durch eine Atrophie bedingten Hautblutungen (sog. Purpura senilis) besteht keine systemisch gesteigerte Blutungsneigung, insofern kein zusätzlicher Gerinnungsdefekt vorliegt. Hingegen kann bei anderen Formen der vaskulären Blutungsneigung, beispielsweise bei Patienten mit hereditären Teleangiektasien (Morbus Osler), eine deutlich verstärkte lokale perioperative Blutungsneigung bestehen. Eine auffällig gesteigerte Neigung zu Hautblutungen sollte weiter abgeklärt werden, um eine zugrundeliegende Gerinnungsstörung auszuschließen. Isolierte periphere Hautblutungen in Licht-exponierten oder atrophen Hautarealen sind in der Regel nicht mit einem systemisch gesteigerten Blutungsrisiko assoziiert.

Eine Verminderung der Blutplättchen unter den Normbereich, zumeist unter etwa 150.000/µl, wird als *Thrombozytopenie* bezeichnet. Bei unbeeinträchtigter Funktion der Thrombozyten besteht hierbei oberhalb einer Thrombozytenzahl von 50.000/µl keine relevante Blutungsneigung. Spontane Blutungsmanifestationen treten in der Regel erst bei Thrombozytenzahlen unter 10.000–20.000/µl auf; als Prädikatoren für das Auftreten von Blutungen bei einer Thrombozytopenie sind neben der Thrombozytenzahl auch andere Risikofaktoren (z. B. Infektionen, Fieber über 38 °C, zusätzliche plasmatische Gerinnungsstörung, rasche Dynamik des Thrombozytenabfalls, Einnahme von Pharmaka, die die Plättchenfunktion beeinträchtigen [z. B. Acetylsalicylsäure, Plättchenfunktionshemmer, Serotonin-Reuptake-Hemmer]) identifiziert worden, die bei der Indikationsstellung zur Plättchentransfusion berücksichtigt werden müssen. Typische Blutungszeichen bei einer Thrombozytopenie sind Petechien, die zunächst an den abhängigen Partien der Haut und der Mund- und Rachenschleimhaut auftreten, sowie Schleimhautblutungen. Das Blutungsrisiko bei Interventionen und operativen Eingriffen ist in Abhängigkeit von der Ausprägung der Thrombozytopenie gesteigert.

Die Diagnose einer Thrombozytopenie ist durch eine Bestimmung der Thrombozytenzahlen im Blutbild leicht möglich. Auszuschließen ist eine *Pseudothrombozytopenie*, die ein im Hinblick auf das Blutungsrisiko klinisch irrelevantes Laborartefakt darstellt, welches bei etwa 0,1 % aller Blutproben beobachtet wird und ca. 10–20 % aller Thrombozytopenien ausmacht. Bei der Pseudothrombozytopenie kommt es bei der Blutentnahme im EDTA-Röhrchen zur Bildung von Thrombozytenaggregaten, was eine Thrombozytopenie vortäuscht; bei Blutentnahme in einem anderen Entnahmemedium, etwa Citrat- oder Heparinblut, finden sich dann normale Plättchenzahlen. Das Phänomen kann idiopathisch auftreten oder aber im Rahmen von Tumorerkrankungen, hämatologischen System- oder Autoimmunerkrankungen. Bei der Pseudothrombozytopenie liegt also keine „echte Thrombozytopenie" vor, so dass sich kein erhöhtes Blutungsrisiko, insbesondere auch kein erhöhtes perioperatives Blutungsrisiko, für den betroffenen Patienten ergibt. Bei gesicherter Pseudothrombozytopenie ist somit keine spezifische medikamentöse Blutungsprophylaxe im Rahmen von Eingriffen erforderlich. Perioperative Blutbildkontrollen sollten bei bekannter Pseudothrombozytopenie nicht aus EDTA-Blut, sondern aus alternativ antikoagulierten Entnahmeröhrchen erfolgen, um die „wahre" Thrombozytenzahl ermitteln zu können.

Die Ursachen der „echten" Thrombozytopenie sind äußerst vielfältig; pathophysiologisch sind eine verminderte Produktion von Thrombozyten, ein vermehrter Abbau der Thrombozyten, eine Anreicherung von Thrombozyten („Pooling") in der Milz beim Hyperspleniesyndrom sowie ein gesteigerter Verbrauch von Thrombozyten bedeutsam. Hierfür finden sich zahlreiche zugrundeliegende Ursachen, wobei sich die verschiedenen Pathomechanismen teilweise überlagern können (Tab. 3.1). Grundsätz-

Tab. 3.1: Ursachen der Thrombozytopenie (* die primäre Immunthrombozytopenie ist neben einem vermehrten Abbau von Thrombozyten durch eine inadäquate Steigerung der Thrombopoese bedingt).

Ursache	Krankheitsbilder
verminderte Thrombopoese	hämatologische Erkrankungen (aplastische Anämie, myelodysplastische Syndrome, Leukämien, Lymphome etc.) Knochenmetastasierung solider Tumoren Infektionen (z. B. HIV-Infektion, Hepatitis C etc.) toxische/radiogene/medikamentöse Schädigung des Knochenmarkes kongenitale Thombozytopenien (z. B. Fanconi-Anämie)
vermehrter Thrombozytenabbau	primäre und sekundäre Immunthrombozytopenien* (idiopathisch [früher: idiopathisch-thrombozytopenische Purpura], sekundär bei infektiösen und rheumatischen Erkrankungen etc.) medikamentös induzierte Thrombozytopenie (z. B. Heparin-induzierte Thrombozytopenie [HIT]) etc.) Thrombozytopenien bei schweren Infektionen, Sepsis, Verbrauchskoagulopathie (DIC) thrombotische Mikroangiopathien (thrombotisch-thrombozytopenische Purpura [TTP], hämolytisch-urämisches Syndrom [HUS]) schwangerschaftsassoziierte Thrombozytopenien (z. B. bei HELLP-Syndrom)
„Pooling der Thrombozyten" in der Milz	Splenomegalie, Hyperspleniesyndrom (portale Hypertension bei Leberzirrhose, Milzvenen-/Pfortaderthrombose etc.)

lich sind angeborene bzw. hereditäre Thrombozytopenien eine ausgesprochene Rarität, ganz überwiegend handelt es sich bei den Thrombozytopenien um erworbene Krankheitsbilder.

Die Therapiebedürftigkeit der Thrombozytopenie im Rahmen operativer Eingriffe und Interventionen richtet sich neben dem Ausmaß der Thrombozytopenie insbesondere nach dem erwarteten Blutungsrisiko bzw. einer bestehenden Blutungsneigung. Bei normaler Plättchenfunktion resultiert erst bei Thrombozytenzahlen unter 10.000–20.000/µl eine vermehrte spontane Blutungsneigung, bei einer Thrombozytenzahl von ≥ 50.000/µl besteht auch bei den meisten operativen Eingriffen keine vermehrte Blutungsneigung. Die aktuellen Empfehlungen zu Transfusionstriggern zur Blutungsprophylaxe bei operativen Eingriffen und chirurgischen Interventionen sowie bei manifesten Blutungen werden nachfolgend tabellarisch dargestellt (Tab. 3.2). Schwierig ist die Indikationsstellung zur Thrombozytentransfusion, wenn zusätzlich zur Thrombozytopenie auch eine gestörte Thrombozytenfunktion vorliegt. Im klinischen Alltag handelt es sich hierbei meistens um Patienten, die eine medikamentöse Plättchenfunktionshemmung erhalten. Kann das Abklingen dieser Medikation vor dem Eingriff nicht abgewartet werden, ist eine Gabe von Thrombozytenkonzentraten zu diskutieren. Hierbei ist jedoch das Risiko eines thrombotischen Ereignisses bei

Tab. 3.2: Transfusionstrigger für Thrombozytenkonzentrate bei operativen Eingriffen, Prozeduren und Blutungen.

Prophylaxe vor Eingriff/Intervention	Transfusionstrigger
kleinere operative Eingriffe (z. B. zahnärztliche Eingriffe, gastrointestinale Endoskopie mit geplanter Biopsie)	20.000/µl
größere Eingriffe, Eingriffe mit hohem Blutungsrisiko	50.000/µl
Eingriffe mit sehr hohem Blutungsrisiko	70.000–100.000/µl
Epiduralanästhesie	80.000/µl
Spinalanästhesie	50.000/µl
Therapie bei Blutung	**Transfusionstrigger**
massive, bedrohliche, transfusionspflichtige Blutungen	100.000/µl

Behandlung der Plättchenfunktionsstörung gegen das Blutungsrisiko im Rahmen des Eingriffes abzuwägen.

Häufiges Krankheitsbild, welches mit einer Thrombozytopenie einhergeht, ist die sogenannte *Immunthrombozytopenie* (ITP), früher als idiopathisch-thrombozytopenische Purpura bezeichnet. Es handelt sich um eine Autoimmunerkrankung, bei der Antikörper gegen Thrombozytenmerkmale gebildet werden, was zu einer Verkürzung der Zirkulationsdauer der Thrombozyten führt. Nach neueren Erkenntnissen ist bei der Immunthrombozytopenie auch die Nachbildung der Thrombozyten nicht adäquat gesteigert. Liegt gleichzeitig eine autoimmunhämolytische Anämie (AIHA) vor, so wird von einem *Evans-Syndrom* gesprochen.

Die Ätiologie der Immunthrombozytopenie ist heterogen, neben idiopathischen Formen kommen sekundäre Immunthrombozytopenien, beispielsweise im Rahmen entzündlicher bzw. infektiöser Erkrankungen, vor. Der klinische Verlauf ist im Kindesalter meistens selbstlimitierend, während im Erwachsenenalter häufig eine Chronifizierung des Krankheitsbildes eintritt. Es kann zu einer chronischen Thrombozytopenie kommen oder es können wiederholte thrombozytopenische Episoden auftreten. Klinisch ist die Immunthrombozytopenie primär durch petechiale Haut- und Schleimhautblutungen gekennzeichnet; Epistaxis und Hypermenorrhoe sowie perioperative und traumatische Blutungen können auftreten. Häufig ist die Blutungsneigung geringer, als aufgrund der häufig ausgeprägten Thrombozytopenie anzunehmen wäre. Dies kann dadurch erklärt werden, dass bei der Immunthrombozytopenie aufgrund des raschen Abbaus der Thrombozyten vorwiegend junge (retikulierte) Thrombozyten mit hoher hämostatischer Kompetenz zirkulieren. Eine medikamentöse Therapie der Immunthrombozytopenie ist nicht immer erforderlich, da die Blutungsneigung häufig gering ist und die Erkrankung oft spontan remittiert. Prinzipiell stellen immunsuppressive Maßnahmen (Kortikosteroide, Zytostatika, Antikörper gegen B-Lymphozyten [anti-CD20, Rituximab]), Gabe von anti-D sowie

Blockade des Abbaus der Thrombozyten durch intravenöse Verabreichung von 7S-Immunglobulinen (IVIG) mögliche therapeutische Optionen dar. Die früher häufiger durchgeführte Splenektomie ist heute nur noch selten erforderlich. Eine innovative Therapieoption stellt die Steigerung der Thrombozytopoese durch Verabreichung von Thrombopoietin-Rezeptoragonisten (TPO-Agonisten), insbesondere Romiplostim und Eltrombopag, dar. Die Transfusion von Thrombozytenkonzentraten führt bei einer Immunthrombozytopenie häufig nicht zu einem adäquaten Thrombozytenanstieg, da auch die transfundierten Thrombozyten beschleunigt eliminiert werden. Eine Thrombozytentransfusion sollte daher bei einer Immunthrombozytopenie nur in begründeten Ausnahme- oder Notfällen erfolgen.

Bei geplanter Intervention oder operativen Eingriffen bei Patienten mit Immunthrombozytopenie sollte durch entsprechende Maßnahmen versucht werden, die Thrombozytenzahlen auf die geforderten Mindestwerte (Tab. 3.2) anzuheben. Wird ein rascher Anstieg der Thrombozytenzahlen bei manifester Blutungsneigung oder vor zeitnah erforderlichen Eingriffen notwendig, sollte primär eine intravenöse Applikation von 7S-Immunglobulinen (IVIG), beispielsweise in einer Dosierung von 1 g je Kilogramm Körpergewicht, an zwei aufeinanderfolgenden Tagen erfolgen; die Verabreichung von IVIG sollte, insbesondere bei blutenden Patienten, mit einer Kortikosteroidtherapie kombiniert werden. Die Gabe von Thrombozytenkonzentraten sollte nur bei schwerwiegenden Blutungen erwogen werden; hierbei kann die Zirkulationsdauer der Thrombozyten durch eine parallele Gabe von IVIG und Kortikosteroiden ggf. erhöht werden.

Nichtimmunologisch bedingte Thrombozytopenien können zahlreiche verschiedene Ursachen haben. Liegt der Thrombozytopenie ein erhöhter Verlust, insbesondere im Rahmen einer Blutung (siehe Verlust- und Verdünnungskoagulopathie), oder eine verminderte Thrombozytenbildung im Knochenmark zugrunde, stellt die Thrombozytentransfusion – neben einer Therapie der zugrundeliegenden Erkrankung – die therapeutische Maßnahme der Wahl dar. Prinzipiell stehen hierfür *Pool-Thrombozytenkonzentrate*, bei denen Thrombozyten aus mehreren Vollblutspenden zusammengeführt werden, und *Apherese-Thrombozytenkonzentrate*, die durch Thrombozytapherese von einzelnen gesunden Spendern gewonnen werden, zur Verfügung (s. Abschnitt Medikamente zur Therapie einer Blutungsneigung).

Neben den oben genannten Maßnahmen können zur Prophylaxe und Therapie von Blutungen bei Thrombozytopenie auch Antifibrinolytika, derzeit verfügbar sind die ε-Aminocarbonsäuren *Tranexamsäure* und *4-(Aminomethyl)benzoesäure* (PAMBA), eingesetzt werden (s. Abschnitt Medikamente zur Therapie einer Blutungsneigung). Diese wirken sich insbesondere günstig bei Schleimhautblutungen aus. Neben einer oralen oder intravenösen Applikation kommt auch die Applikation von Tranexamsäure als 5 %ige Lösung, insbesondere als Mundspüllösung bei zahnärztlichen oder oralchirurgischen Eingriffen, in Betracht.

Bei einer relevanten Thrombozytopenie sollte auf Pharmaka, die die Plättchen-funktion beeinträchtigen können (z. B. aspirinhaltige Analgetika, nichtsteroidale Antirheumatika usw.), insbesondere perioperativ, verzichtet werden.

Kurzgefasst
Eine Thrombozytopenie kann mit einer vermehrten Blutungsneigung bzw. einem erhöhten Blutungsrisiko im Rahmen operativer Eingriffe assoziiert sein. Wird eine Thrombozytopenie im EDTA-Blut nachgewiesen, so sollte – gerade bei fehlender Blutungsneigung – zunächst eine in Hinblick auf das Blutungsrisiko irrelevante Pseudothrombozytopenie durch eine Untersuchung der Plättchenzahlen in einem geeigneten alternativen Entnahmeröhrchen (z. B. speziellem Thrombozyten-röhrchen, Citratblut) ausgeschlossen werden.
   Die Differenzialdiagnose der „echten" Thrombozytopenie ist ausgesprochen komplex, allerdings ist die Klärung der Ursache von großer Bedeutung für die adäquate Therapie der Thrombozytopenie bzw. die Blutungsprophylaxe vor Eingriffen. Pathophysiologische Mechanismen einer „echten" Thrombozytopenie beinhalten eine verminderte Synthese im Knochenmark, einen vermehrten Thrombozytenverbrauch oder ein vermehrtes „Pooling" der Thrombozyten bei Splenomegalie.
   Das Ausmaß der Blutungsneigung bzw. der Blutungsgefährdung bei operativen Eingriffen ist abhängig von der Ausprägung der Thrombozytopenie, bei zusätzlicher Störung der Plättchenfunktion kann die Blutungsneigung ausgeprägter sein, als alleine durch die Thrombozytenzahl zu erwarten.
   Maßnahmen zur Prophylaxe und Therapie von Blutungen sind abhängig von der Ausprägung und Ursache der Thrombozytopenie. Standard ist die Transfusion von Thrombozytenkonzentraten, um die Thrombozytenzahlen in einen unkritischen Bereich anzuheben; die jeweiligen „Transfusionstrigger" unterscheiden sich je nach klinischer Situation und Art des operativen Eingriffes. Zu betonen ist, dass durch eine Thrombozytentransfusion nicht in allen Fällen ein adäquater Thrombozytenanstieg erzielt werden kann. Neben sonstigen Ursachen von Refraktär-zuständen (s. Abschnitt „Medikamente zur Therapie einer Blutungsneigung") ist insbesondere bei vermehrtem Thrombozytenumsatz (z. B. bei der Immunthrombozytopenie) oder bei einer Splenomegalie mit „Pooling" der Thrombozyten mit einem verminderten und/oder verkürztem Ansprechen auf eine Plättchentransfusion zu rechnen. Gerade bei der Immunthrombozytopenie, früher als idiopathisch-thrombozytopenische Purpura (ITP) bezeichnet, kommen daher andere therapeutische Strategien (Gabe von Immunglobulinen, Steroiden u. a.) zum Einsatz, um die Plättchenzahlen vor einem operativen Eingriff anzuheben.

3.1.3 Thrombozytenfunktionsstörung (Thrombozytopathie)

Thrombozytenfunktionsstörungen sind häufige Ursachen einer vermehrten Blutungs-neigung. Grundsätzlich kommen neben Störungen der Aktivierbarkeit der Thrombozyten Störungen bestimmter Plättchenfunktionen bzw. Plättchenkompartimente, etwa der Thrombozytenrezeptoren oder der Thrombozytengranula, vor. Hierbei können sich verschiedene Defekte der Thrombozyten komplex überlagern, was eine genaue Klassifikation häufig unmöglich macht.
   Unter den Thrombozytopathien stellen die seltenen *angeborenen Störungen* der Thrombozytenfunktion ein heterogenes Spektrum von Erkrankungen dar, die

eigenständig oder in Kombination mit anderen Symptomen als Syndrom vorliegen. Unter den angeborenen Thrombozytenfunktionsstörungen stellen die *Thrombasthenie Glanzmann*, gekennzeichnet durch eine Verminderung, eine Dysfunktion oder ein Fehlen des thrombozytären Aggregationsrezeptors Glykoprotein IIb/IIIa, und das *Bernard-Soulier-Syndrom*, gekennzeichnet durch einen Defekt des thrombozytären von-Willebrand-Faktor-Rezeptors, Glykoprotein Ib-V-IX, die bekanntesten eigenständigen Krankheitsbilder dar. Andere angeborene Thrombozytopathien sind etwa „aspirinähnliche Defekte" und Defekte der thrombozytären α- und/oder δ-Speichergranula (Storage-Pool-Defekte [SPD]). Die Diagnostik der entsprechenden Defekte ist komplex, oft gelingt keine eindeutige Zuordnung. Angeborene Thrombozytenfunktionsstörungen können sich bereits in der Kindheit mit einer Blutungsneigung manifestieren, wobei unter den spontanen Blutungszeichen Epistaxis (Nasenbluten), Hämatome und Schleimhautblutungen dominieren; bei Mädchen zeigt sich bei Eintritt der Regelblutung häufig eine Hypermenorrhoe.

Weitaus häufiger als die oben genannten angeborenen Formen sind **erworbene Thrombozytenfunktionsstörungen**. Diese können im Rahmen verschiedener Begleiterkrankungen, etwa bei fortgeschrittener Niereninsuffizienz (urämische Thrombozytopathie) oder fortgeschrittenen Lebererkrankungen, insbesondere Leberzirrhose (hepatische Thrombozytopathie), sowie bei hämatologischen Systemerkrankungen auftreten und zu einer erworbenen Blutungsneigung führen. Mit Abstand häufigste Ursache von Thrombozytenfunktionsstörungen sind jedoch Medikamente und sonstige Agenzien, die als erwünschten Effekt (Thrombozytenfunktionshemmer) oder als Nebenwirkung zu einer Beeinträchtigung der Plättchenfunktion führen. Daher ist bei einer Blutungsanamnese unbedingt darauf zu achten, ob dem jeweiligen Patienten Pharmaka verabreicht werden, die zu einer gestörten Plättchenfunktion führen können. Eine Übersicht (ohne Anspruch auf Vollständigkeit) über die wichtigsten Pharmaka, die eine Störung der Thrombozytenfunktion hervorrufen können, ist nachfolgend tabellarisch dargestellt (Tab. 3.3).

Im Gegensatz zur Diagnose einer Thrombozytopenie, die aus dem Blutbild zu stellen ist, ist die Diagnostik zum Nachweis einer Thrombozytenfunktionsstörung bzw. einer Thrombozytopathie komplex und nicht Bestandteil einer üblichen perioperativen Gerinnungsdiagnostik. Da eine Thrombozytenfunktionsstörung unabhängig von der vorliegenden Thrombozytenzahl bestehen kann, ist diese nicht durch die Bestimmung des Blutbildes auszuschließen. Somit kommt der präoperativen Anamnese, insbesondere im Hinblick auf „kritische" Begleiterkrankungen und Begleitmedikation, ein großer Stellenwert zu, um Hinweise auf das mögliche Vorliegen einer Thrombozytenfunktionsstörung zu erhalten. Zur weiterführenden Diagnostik im Hinblick auf eine Thrombozytenfunktionsstörung werden zumeist der Platelet-Function-Analyzer (PFA) sowie die Aggregometrie eingesetzt. Weiterführende Untersuchungen sind beispielsweise die Analyse der Freisetzungsreaktion aus Thrombozytengranula sowie die Durchflusszytometrie („Flow Cytometry"), mit der z. B. Thrombozytenrezeptoren und Thrombozytengranula quantifiziert und funktionell charakterisiert werden können.

Tab. 3.3: Ausgewählte Medikamente und sonstige Agenzien als Ursache einer Thrombozytenfunktionsstörung (erweitert und modifiziert nach Leitlinie – Thrombozytopathien vom 30.10.2012).

Medikamentengruppe	Vertreter
Thrombozytenfunktionshemmer	Acetylsalicylsäure Thienopyridine (Clopidogrel, Prasugrel) Cyclopentyltriazolopyrimidine (Ticagrelor) Dipyridamol Glykoprotein-IIb-IIIa-Rezeptorantagonisten (Abciximab, Tirofiban, Eptifibatid)
Analgetika/Antiphlogistika	Acetylsalicylsäure-haltige Analgetika nichtsteroidale Antirheumatika (Diclofenac, Ibuprofen, Naproxen, Piroxicam, Phenylbutazon u. a.)
Antibiotika	β-Lactam-Antibiotika (Penicilline, Cyclosporine) Nitrofurantoin
Antidepressiva	selektive Serotinin-Reuptake-Hemmer (SSRI; Fluvoxamin, Fluoxetin, Paroxetin, Citalopram, Sertralin, Escitalopram)
Antiepileptika	Valproinsäure
Chemotherapeutika	Asparaginase Cisplatin, Cyclophosphamid Carmustin/Melphalan, Vincristin Carmustin, Daunorubicin
Naturprodukte	Gingko-Präparate Ginseng Knoblauch Ingwer Vitamin C/Ascorbinsäure

Diese Untersuchungen werden nur in wenigen Einrichtungen durchgeführt und zählen nicht zum Spektrum der perioperativen Diagnostik.

Die Prophylaxe und Therapie von Blutungen bei Thrombozytenfunktionsstörungen richten sich nach der Ursache der Plättchenfunktionsstörungen. Bei den **angeborenen Plättchenfunktionsstörungen** kann eine Verabreichung von Thrombozytenkonzentraten erforderlich sein. Hierbei muss berücksichtigt werden, dass es bei manchen Defekten (insbesondere Thrombasthenie Glanzmann und Bernard-Soulier-Syndrom) durch die Transfusionen zu einer Immunisierung gegen Plättchenmerkmale kommen kann, was dann das Ansprechen auf die Transfusion stark abschwächt, so dass ein Thrombozytenanstieg auf die Transfusion ausbleiben kann (Transfusionsrefraktärität). Somit sollten Thrombozytentransfusionen bei o. g. Erkrankungen zurückhaltend eingesetzt werden. Bei Patienten mit Thrombasthenie Glanzmann, bei denen eine entsprechende Immunisierung mit Nachweis von Antikörpern gegen Plättchenmerkmale vorliegt, kann rekombinanter aktivierter Faktor VII (rFVIIa, NovoSeven®) zur Prophylaxe und Therapie verabreicht werden. Beim Bernard-Soulier-Syndrom sowie bei Defekten der Speichergranula („*Storage-Pool-Defekte*") kann durch die Applikation von Desmopressin die Blutungszeit verkürzt werden. Unspezifisch können zur Prophylaxe und Therapie von Schleimhautblutungen auch Antifibrinolytika eingesetzt werden. Auf Pharmaka, die die Plättchenfunktion beeinträchtigen (Tab. 3.3), ist nach Möglichkeit zu verzichten.

Bei den **erworbenen Plättchenfunktionsstörungen** ist eine kausale Therapie von einer Blutungsbehandlung zu unterscheiden. Ein kausaler Therapieansatz ergibt sich durch die Therapie der der Plättchenfunktionsstörung zugrundeliegenden Erkrankung, etwa einer (intensivierten) Dialyse bei urämischer Thrombozytopathie, oder durch das Absetzen kritischer Medikamente oder sonstiger Agenzien, die die Plättchenfunktion beeinträchtigen. Ferner kann bei milden angeborenen oder erworbenen Plättchenfunktionsstörungen auch ein Therapieversuch mit Desmopressin (DDAVP) erfolgen (s. Abschnitt „Medikamentöse Therapie bei Blutungsneigung"). „Ultima Ratio" ist die Transfusion von Thrombozytenkonzentraten, wobei berücksichtigt werden muss, dass die Effektivität in Abhängigkeit von der zugrundeliegenden Ursache der Thrombozytopathie eingeschränkt sein kann. Zudem besteht das Risiko, dass bei medikamentös induzierten oder durch Toxine bedingten Thrombozytenfunktionsstörungen auch die transfundierten Thrombozyten in ihrer Funktion beeinträchtigt werden, so dass die Wirksamkeit der Plättchentransfusion dann abgeschwächt sein kann.

Kurzgefasst

Plättchenfunktionsstörungen können zu einer gesteigerten Blutungsneigung bzw. zu einem erhöhten Blutungsrisiko bei operativen Eingriffen führen. Problematisch ist grundsätzlich, dass Plättchenfunktionsstörungen durch die übliche präoperative Routinediagnostik nicht erfasst werden. Somit ist die Blutungsanamnese entscheidend, um Hinweise für das Vorliegen einer Plättchenfunktionsstörung zu erhalten (Blutungsanamnese, Medikamentenanamnese, prädisponierende Begleiterkrankungen [z. B. Leber- und Nierenerkrankungen]). Zum Nachweis einer Plättchenfunktionsstörung werden insbesondere die Untersuchung mit dem „Platelet-Function-Analyzer" (PFA) sowie die Aggregometrie eingesetzt; zur weiteren Charakterisierung einer Plättchenfunktionsstörung stehen dann im Speziallabor zahlreiche weitere Untersuchungen zur Verfügung.

Angeborene Plättchenfunktionsstörungen sind ausgesprochen selten, erworbene Plättchenfunktionsstörungen hingegen häufig; wichtigste Ursachen sind eine medikamentös bedingte Störung der Plättchenfunktion sowie Plättchenfunktionsstörungen bei prädisponierender Grunderkrankung (insbesondere fortgeschrittene Niereninsuffizienz [urämische Thrombozytopathie], fortgeschrittene Lebererkrankung [hepatische Thrombozytopathie], hämatologische Erkrankungen). Zur Prophylaxe und Therapie milder Plättchenfunktionsstörungen kann Desmopressin eingesetzt werden, die zusätzliche Gabe von Antifibrinolytika ist insbesondere zur Prophylaxe und Therapie von Schleimhautblutungen häufig sinnvoll. „Ultima Ratio" zur Prophylaxe und Therapie von Blutungen bei Thrombozytenfunktionsstörungen ist die Gabe von Thrombozytenkonzentraten.

3.1.4 Von-Willebrand-Syndrom

Das von-Willebrand-Syndrom stellt die häufigste angeborene Gerinnungsstörung, die mit einer Blutungsneigung assoziiert ist, dar. Die Zahl der Betroffenen alleine in Deutschland wird mit bis zu 600.000 angegeben, wobei die Schwere des Defektes und die resultierende Blutungsneigung sehr unterschiedlich sind. Die Vererbung des angeborenen von-Willebrand-Syndroms ist nicht geschlechtsgebunden und je nach Typ der Erkrankung entweder autosomal-dominant oder autosomal-rezessiv. Bedingt ist die Erkrankung durch eine Verminderung (Typ 1), eine Dysfunktion (Typ 2) oder ein Fehlen (Typ 3) des plasmatischen von-Willebrand-Faktors. Durch eine Beeinträchtigung der Thrombozytenadhäsion und der Thrombozytenaggregation kommt es zu einer Störung der primären Hämostase. Da ferner die „Schutzfunktion" des von-Willebrand-Faktors, der physiologischerweise den Gerinnungsfaktor VIII vor einer Proteolyse schützt, beeinträchtigt wird, kommt es in Abhängigkeit von der Verminderung des von-Willebrand-Faktors oder bei gestörter Bindungsfähigkeit des von-Willebrand-Faktors für Faktor VIII (sogenanntes von-Willebrand-Syndrom Typ 2N) zu einer Verminderung der Faktor VIII-Aktivität, was dann auch zu einer gestörten Fibrinbildung führen kann. Je nach Subtyp und Ausprägung des Defektes ist die Blutungsneigung sehr variabel; beim seltenen Typ 3 liegt stets eine schwere Blutungsgefährdung vor. Die wichtigsten Typen des hereditären von-Willebrand-Syndroms sind nachfolgend tabellarisch aufgeführt (Tab. 3.4).

Tab. 3.4: Typen des von-Willebrand-Syndroms.

Typ	Subtyp	Definition
Typ 1	–	Verminderung des von-Willebrand-Faktors
Typ 2	2 A	Dysfunktion des von-Willebrand-Faktors mit Verlust/Verminderung der großen Multimere des von-Willebrand-Faktors
	2 B	Dysfunktion des von-Willebrand-Faktors mit Verlust/Verminderung der großen Multimere des von-Willebrand-Faktors, gesteigerte Bindung des von-Willebrand-Faktors an Thrombozyten
	2 M	Dysfunktion des von-Willebrand-Faktors ohne Verlust der großen Multimere
	2 N	Selektive Beeinträchtigung der Faktor VIII-Bindung durch den von-Willebrand-Faktor
Typ 3	–	Fehlen des von-Willebrand-Faktors

Abzugrenzen von der genetisch bedingten Form ist das erworbene von-Willebrand-Syndrom, welches als Begleitphänomen unterschiedlicher Krankheitsbilder auftreten kann und pathophysiologisch äußerst heterogen ist. Assoziierte Krankheitsbilder sind insbesondere myeloproliferative Erkrankungen wie die essenzielle Thrombozythämie, monoklonale Gammopathien wie das multiple Myelom (früher: Plasmozytom) und die monoklonale Gammopathie unklarer Signifikanz (MGUS) sowie kardiale Vitien mit erhöhten Scherkräften, wie etwa die Aortenklappenstenose. Wichtige Ursachen des erworbenen von-Willebrand-Syndroms und zugrundliegende Pathomechanismen sind nachfolgend tabellarisch aufgeführt (Tab. 3.5).

Tab. 3.5: Ätiologie und Pathophysiologie wichtiger Formen des erworbenen von-Willebrand-Syndroms.

Ätiologie	Pathophysiologie
myeloproliferative Erkrankungen (insbesondere essenzielle Thrombozythämie)	vermehrter Abbau des von-Willebrand-Faktors durch thrombozytäre Proteasen (Calpaine)
lymphoproliferative Erkrankungen, monoklonale Gammopathie unklarer Signifikanz (MGUS), multiples Myelom	gestörte Funktion des von-Willebrand-Faktors bedingt durch Immunglobuline (Paraproteine)
kardiale Vitien mit erhöhten Scherkräften (z. B. Aortenstenose)	Verlust der hochmolekularen Multimere des von-Willebrand-Faktors durch mechanische Scherkräfte
solide Tumoren	Adsorption des von-Willebrand-Faktors an maligne Zellen
Hypothyreose	verminderte Synthese des von-Willebrand-Faktors

Das Blutungsrisiko bei Patienten mit erworbenem von-Willebrand-Syndrom ist nicht einheitlich und sehr von Art und Schweregrad des Defektes abhängig. Beispielsweise ist auch bei Patienten mit einer Hypothyreose eine Verminderung des von-Willebrand-Faktors beschrieben, die jedoch in der Regel so gering ausgeprägt ist, dass es hierdurch nicht zu einer relevanten Blutungsneigung bzw. einer relevanten Steigerung des Blutungsrisikos kommt. In manchen Fällen kann auch eine erhebliche Diskrepanz zwischen dem Vorliegen von Veränderungen des von-Willebrand-Faktors und resultierender Blutungsneigung bestehen. Beispielsweise ist bei Patienten mit hämodynamisch relevanter Aortenklappenstenose sehr häufig eine Veränderung des plasmatischen von-Willebrand-Faktors, insbesondere ein Verlust der hochmolekularen Multimere, nachweisbar; allerdings weisen die betroffenen Patienten nicht regelhaft eine vermehrte Blutungsneigung, auch nicht bei operativen Eingriffen, auf. Somit kommt es bei erworbenen Veränderungen des von-Willebrand-Faktors nicht immer zu einer vermehrten Blutungsneigung bzw. zu einem erhöhten Blutungsrisiko.

Klinisch sind sowohl das angeborene als auch das erworbene von-Willebrand-Syndrom durch Haut- und Schleimhautblutungen (Nasenbluten, Hypermenorrhoe) gekennzeichnet. Gelenkblutungen, die das pathognomonische Blutungssymptom bei der Bluterkrankheit (Hämophilie) darstellen, sind beim von-Willebrand-Syndrom hingegen eine Rarität und werden lediglich beim von-Willebrand-Syndrom Typ 3, charakterisiert durch Fehlen des von-Willebrand-Faktors, beobachtet. Patienten mit von-Willebrand-Syndrom weisen ein gesteigertes Blutungsrisiko bei operativen Eingriffen und Interventionen auf.

Durch die üblicherweise durchgeführte „Routine-Gerinnungsdiagnostik (Prothrombinzeit n. Quick, aPTT) wird das von-Willebrand-Syndrom nicht sicher erfasst. Lediglich in 30 % der Fälle eines von-Willebrand-Syndroms ist die Faktor VIII-Aktivität so deutlich reduziert, dass eine Verlängerung der aPTT auffällt. Aufgrund der Häufigkeit der Erkrankung ist das von-Willebrand-Syndrom bei klinischem Verdacht somit stets zu berücksichtigen und ggf. weiter abzuklären, auch dann, wenn Prothrombinzeit n. Quick und aPTT unauffällig sind. Typische Befunde beim von-Willebrand-Syndrom sind die Verminderung der Aktivität und Konzentration des plasmatischen von-Willebrand-Faktors. Da es hierdurch zu einer Störung der primären Hämostase kommt, sind die Verschlusszeiten im Platelet-Function-Analyzer (PFA) zumeist verlängert. Die diagnostische Sensitivität des Platelet-Function-Analyzers (PFA) beim von-Willebrand-Syndrom wurde mit 80–90 % angegeben. Wie bereits oben erwähnt, ist eine aPTT-Verlängerung aufgrund einer Verminderung der Faktor VIII-Aktivität nur in ca. 30 % der Fälle eines von-Willebrand-Syndroms nachweisbar. Zahlreiche weitere Untersuchungen, wie die Bestimmung der Faktor VIII-Bindungskapazität des von-Willebrand-Faktors, die strukturelle Analyse des von-Willebrand-Faktors durch elektrophoretische Auftrennung in der Multimeranalyse sowie genetische Untersuchungen dienen der weiteren Klassifikation des von-Willebrand-Faktors und werden an dieser Stelle nicht weiter ausgeführt.

Die Therapie des **genetisch bedingten von-Willebrand-Syndroms** ist abhängig von Art und Schwere der Erkrankung sowie der klinisch bestehenden Blutungsneigung bzw. dem angenommenen Blutungsrisiko im Rahmen von operativen Eingriffen und Interventionen. Während in manchen Fällen keine medikamentöse Blutungsprophylaxe vor dem Eingriff durchgeführt wird und lediglich bei Auftreten einer vermehrten Blutungsneigung eine medikamentöse Intervention erfolgt, wird bei Patienten mit relevantem von-Willebrand-Syndrom vor einem Eingriff eine Applikation des Vasopressin-Analogons Desmopressin (DDAVP) oder eines von-Willebrand-Faktor-haltigen Faktorenkonzentrates zur Blutungsprophylaxe eingesetzt. Eine Übersicht zeigt Tab. 3.6.

Die Therapie beim **erworbenen von-Willebrand-Syndrom** ist komplex und abhängig von Art und Schwere des Defektes sowie zugrundliegender Erkrankung. Hierbei führt eine erfolgreiche Therapie der zugrundeliegenden Erkrankung häufig zu einer Rückbildung der erworbenen Gerinnungsstörung. Zu nennen sind hierbei insbesondere die adäquate Therapie einer zugrundeliegenden hämatologischen Systemerkrankung mit dem Ziel der Zytoreduktion (myeloproliferative Erkrankungen) oder der Reduktion des Paraproteins (lymphoproliferative Erkrankungen), die Therapie eines soliden Tumors, der Ausgleich einer Hypothyreose sowie die Korrektur eines kardialen Vitiums mit erhöhten Scherkräften. Eine medikamentöse Prophylaxe

Tab. 3.6: Therapeutische Optionen beim genetisch determinierten von-Willebrand-Syndrom.

Typ	Subtyp	Therapie
1	–	Desmopressin (DDAVP) Schwere Fälle: vWF-haltiges Faktorenkonzentrat
2	2A	Desmopressin (DDAVP)* oder vWF-haltiges Faktorenkonzentrat
	2B	vWF-haltiges Faktorenkonzentrat Cave: Desmopressin (DDAVP) kontraindiziert!
	2M	Desmopressin (DDAVP)* oder vWF-haltiges Faktorenkonzentrat
	2N	Desmopressin (DDAVP)* oder vWF-haltiges Faktorenkonzentrat
3	–	vWF-haltiges Faktorenkonzentrat

und Therapie von Blutungen unabhängig von der Therapie der zugrundeliegenden Erkrankung können beim erworbenen von-Willebrand-Syndrom problematisch sein, da häufig kein adäquates Ansprechen auf die Standardbehandlung mit Desmopressin (DDAVP) oder von-Willebrand-Faktor-haltigen Faktorenkonzentraten erzielt wird. Therapeutische Optionen können beispielsweise immunsuppressive Therapien (Kortikosteroide, Cyclophosphamid) oder intravenöse Applikation von Immunglobulinen (IVIG) sein. Aufgrund der Seltenheit und Komplexität der Therapie eines erworbenen von-Willebrand-Syndroms sind entsprechende Patienten vor operativen Eingriffen und Interventionen in einem Gerinnungszentrum vorzustellen, damit das Blutungsrisiko eingeschätzt und eine optimale Strategie zur Minimierung des perioperativen Blutungsrisikos festgelegt werden kann.

Kurzgefasst

Das angeborene bzw. genetisch determinierte von-Willebrand-Syndrom stellt die häufigste angeborene Hämostasestörung, die mit einem vermehrten Blutungsrisiko assoziiert ist, dar. Es handelt sich um ein heterogenes Krankheitsbild, welches durch eine Verminderung und/oder Dysfunktion des von-Willebrand-Faktors gekennzeichnet ist. Problematisch ist, dass diese häufige Gerinnungsstörung durch die üblicherweise durchgeführte präoperative Routine-Gerinnungsdiagnostik nicht erfasst wird. Bei auffälliger Blutungsanamnese ist daher das Vorliegen eines von-Willebrand-Syndroms differenzialdiagnostisch zu berücksichtigen und ggf. weiter abzuklären.

Zur Prophylaxe und Therapie von Blutungen beim angeborenen von-Willebrand-Syndrom werden je nach Subtyp und Schweregrad insbesondere Desmopressin und von-Willebrand-Faktor-haltige Faktorenkonzentrate eingesetzt; zusätzlich können zur Prophylaxe und Therapie von Schleimhautblutungen auch Antifibrinolytika verwendet werden.

Das erworbene von-Willebrand-Syndrom ist ein heterogenes Krankheitsbild, welches im Rahmen verschiedener Grunderkrankungen auftritt und durch erworbene Defekte des von-Willebrand-Faktors charaktisiert ist. Das Blutungsrisiko ist variabel. Die beim angeborenen von-Willebrand-

Syndrom eingesetzten Therapiemaßnahmen sind beim erworbenen von-Willebrand-Syndrom ggf. nur eingeschränkt oder nicht wirksam, so dass hier spezielle Strategien zur Prophylaxe und Therapie von Blutungen eingesetzt werden.

3.2 Defekte der plasmatischen Hämostase

Angeborene Defekte der plasmatischen Gerinnung werden als „Koagulopathien im engeren Sinne" bezeichnet. Im Gegensatz zu den häufigen erworbenen Störungen der plasmatischen Gerinnung, die nachfolgend dargestellt werden, ist bei den angeborenen plasmatischen Gerinnungsstörungen zumeist nur ein einziger Gerinnungsfaktor betroffen. Kombinierte Defekte mehrerer Gerinnungsfaktoren, etwa ein kombinierter Kofaktorenmangel (gleichzeitiger Faktor V- und Faktor VIII-Mangel), oder ein angeborener Mangel Vitamin K-abhängig gebildeter Gerinnungsfaktoren (gleichzeitiger Mangel der Faktoren II, VII, IX und X) sind sehr selten.

3.2.1 Hämophilie

Bei der Hämophilie („Bluterkrankheit") handelt es sich um eine Verminderung oder gestörte Funktion der plasmatischen Gerinnungsfaktoren VIII (Hämophilie A) oder IX (Hämophilie B). Aufgrund des X-chromosomalen Erbgangs sind fast ausnahmslos Männer betroffen; die Erkrankung wird von Müttern, sogenannten Konduktorinnen, auf männliche Nachkommen übertragen. Hämophile weisen in Abhängigkeit vom Schweregrad eine vermehrte Blutungsneigung auf, wobei insbesondere das Auftreten von Gelenkblutungen typisch ist. Bei milden Formen der Hämophilie kommt es lediglich in Risikosituationen wie bei operativen und zahnärztlichen Eingriffen zu einer vermehrten Blutungsneigung. Auch Konduktorinnen für die Bluterkrankheit weisen häufig eine verminderte Faktor VIII- oder IX-Aktivität auf; in Abhängigkeit von der residualen Faktorenaktivität können auch diese dann eine gesteigerte Blutungsneigung (z. B. Hypermenorrhoe) und ein erhöhtes perioperatives Blutungsrisiko zeigen.

In der Routinediagnostik ist bei den Hämophilien eine Verlängerung der aPTT bei normalem Quickwert nachweisbar. Die definitive Diagnose gründet sich auf die Bestimmung der Faktor VIII- und Faktor IX-Aktivität, wobei je nach vorliegender Restaktivität dieser Gerinnungsfaktoren der Schweregrad der Hämophilie festgelegt wird (Tab. 3.7). Bei Konduktorinnen ist die residuale Faktor VIII- und Faktor IX-Aktivität variabel. Hier kann das perioperative Blutungsrisiko zwar durch Bestimmung der residualen Faktorenaktivität abgeschätzt werden, jedoch ist ein definitiver Nachweis bzw. Ausschluss einer Konduktorinnenschaft für Hämophilie nur durch eine molekulargenetische Untersuchung möglich.

Tab. 3.7: Schweregrade der Hämophilien und Medikation zur Prophylaxe und Therapie von Blutungen.

	Faktor VIII-/ Faktor IX-Aktivität	Blutungsneigung	Prophylaxe und Therapie von Blutungen
schwere Hämophilie	< 1 %	Spontanblutungen	Faktor VIII-/IX-Konzentrat
mittelschwere Hämophilie	1–4 %	gesteigerte Blutungsneigung bei operativen Eingriffen, Interventionen und Traumata	
milde Hämophilie	5–24 %		Desmopressin (DDAVP) oder Faktor VIII-Konzentrat bei Hämophilie A, Faktor IX-Konzentrat bei Hämophilie B
Subhämophilie	25–50 %		Desmopressin (DDAVP) bei Subhämophilie A, Faktor IX-Konzentrat bei Subhämophilie B

Grundsätzlich werden zur Prophylaxe und Therapie von Blutungsereignissen bei Hämophilen (und Konduktorinnen für Hämophilie) Desmopressin (DDAVP) sowie plasmatische oder gentechnisch hergestellte (rekombinante) Gerinnungsfaktorenkonzentrate eingesetzt. Werden Patienten bei schweren Hämophilien dauerhaft mit Faktorenkonzentraten behandelt, so wird von einer *Prophylaxe* gesprochen. Nach Möglichkeit wird diese durch die betroffenen Patienten selbst in Form einer Heimselbstbehandlung durchgeführt; hierauf wird im Rahmen dieses Buches jedoch nicht weiter eingegangen. Hingegen erfolgt bei milden Formen der Hämophilie nur eine Bedarfsbehandlung, wenn Blutungen auftreten oder ein erhöhtes Blutungsrisiko im Rahmen von Eingriffen und Interventionen besteht (*On-Demand-Behandlung*).

Bei Patienten mit einer Hämophilie liegt ein erhöhtes Blutungsrisiko im Rahmen von Eingriffen und Interventionen vor. Bei Patienten mit Subhämophilie A oder milder Hämophilie A kann durch die Gabe von Desmopressin (DDAVP) etwa eine Verdreifachung der Ausgangs-Faktor VIII-Aktivität erzielt werden, so dass hiermit eine adäquate perioperative Blutungsprophylaxe erfolgen kann. Da Faktor IX nicht vermehrt freigesetzt wird, kann Desmopressin (DDAVP) bei Hämophilie B nicht zur Prophylaxe und Therapie von Blutungen eingesetzt werden. Grundsätzlich ist eine Abschwächung des Effektes (*Tachyphylaxie*) von Desmopressin (DDAVP) bei wiederholter Verabreichung in kurzen Zeitintervallen zu beachten. Anstelle von Desmopressin (DDAVP) werden bei mittelschwerer und schwerer Hämophilie A oder Hämophilie B plasmatische oder rekombinante Faktor VIII- bzw. Faktor IX-Konzentrate zur Prophylaxe und Therapie von Blutungen eingesetzt. Bei erwachsenen Hämophilen werden für Operationen mit kleinen Wundflächen bzw. gering eingestuftem Blutungsrisiko einschließlich Zahnextraktionen zumeist Initialdosen von etwa 25–40 IE Faktorenkonzentrat je

Kilogramm Körpergewicht verabreicht, während bei großen Eingriffen bzw. hohem Blutungsrisiko höhere Initialdosen von 50–80 IE Faktorenkonzentrat je Kilogramm Körpergewicht eingesetzt werden. Postoperativ ist in Abhängigkeit von der Art des Eingriffes, des klinischen Verlaufes (Blutungsneigung, Wundheilung) die Faktor VIII- bzw. IX-Substitution über einen ausreichend langen Zeitraum fortzuführen, ggf. kann die Substitutionsdosis im Verlauf reduziert werden. Aufgrund der individuellen Unterschiede im Vorgehen wird hierauf nicht weiter eingegangen. Zweckmäßig ist die Erstellung eines *Substitutionsplanes* durch ein Gerinnungszentrum, wenn bei einem Patienten mit Hämophilie ein Eingriff geplant wird.

Bei Blutungskomplikationen bei Hämophilen wird ebenfalls eine Anhebung der Faktorenaktivität, in der Regel durch Gabe eines Faktorenkonzentrates, erforderlich. Bei lebensbedrohlichen Blutungen werden hierfür initial Faktorenkonzentrate in einer Dosierung von 50–80 IE je Kilogramm Körpergewicht verabreicht, bei kleineren Gelenk- und Muskelblutungen sind in der Regel Dosierungen von 20–40 IE je Kilogramm Körpergewicht ausreichend.

Als Komplikation einer Faktorensubstitution können Patienten mit schwerer Hämophilie unter der Substitutionsbehandlung mit Faktorenkonzentraten Antikörper (Inhibitoren) gegen Faktor VIII bzw. Faktor IX bilden. Hier kann durch Erzeugen einer Immuntoleranz eine Hemmkörperelimination herbeigeführt werden; das Vorgehen hierfür ist komplex und erfolgt ausschließlich über spezialisierte Zentren. Bei akuten Blutungen bei Hämophilie-Patienten mit Inhibitoren kann bei niedrigen Titern der Inhibitoren („Low-Responder") versucht werden, durch hochdosierte Faktor VIII- bzw. Faktor IX-Gaben den Inhibitor zu „überspielen". Bei Unwirksamkeit bzw. bei Patienten mit hohen Inhibitor-Titern („High-Responder") werden sogenannte Bypass-Präparate, die eine Hämostase unabhängig von der Faktor VIII- oder Faktor IX-Wirkung entfalten können, insbesondere mit aktiviertem Prothrombinkomplex („factor eight bypassing activity" [FEIBA]) oder rekombinantem aktiviertem Gerinnungsfaktor VII (rFVIIa), eingesetzt. Hämophilie-Patienten mit Inhibitoren können ein starkes Blutungsrisiko aufweisen, wobei die Blutungen bei „High-Responder" nicht auf die Gabe von Faktor VIII- bzw. Faktor IX-Konzentraten ansprechen. Diese Patienten bedürfen einer intensivierten Therapie, die ausschließlich in spezialisierten Gerinnungszentren erfolgen sollte.

Die seltene *erworbene Hemmkörperhämophilie* (Häufigkeit ca. 1 : 1.000.000 pro Jahr) ist pathophysiologisch durch das Auftreten von Autoantikörpern gegen Gerinnungsfaktoren bei primär Gerinnungsgesunden gekennzeichnet. Klinisch relevante Inhibitoren sind zumeist gegen Gerinnungsfaktor VIII gerichtet, allerdings kommen auch Inhibitoren gegen andere Gerinnungsfaktoren vor. In etwa 50 % der Fälle treten die Inhibitoren ohne fassbare Ursache auf (idiopathische Hemmkörperhämophilie), ansonsten finden sich häufig Assoziationen mit Erkrankungen des rheumatischen Formenkreises, Autoimmunerkrankungen, Tumorerkrankungen, bestimmten Medikamenten und vorausgegangener Schwangerschaft (postpartale Hemmkörperhämophilie).

Durch die Autoantikörper kommt es bei zuvor Gerinnungsgesunden zu einer ausgeprägten Störung der plasmatischen Gerinnung mit plötzlichem Auftreten von schwerwiegenden spontanen Blutungssymptomen und beträchtlicher Letalität. Die Verdachtsdiagnose ergibt sich bei einer spontan aufgetretenen Blutungsneigung, insbesondere sehr ausgeprägter Hämatomneigung, und Nachweis einer (neu aufgetretenen) Verlängerung der aPTT; in der weiterführenden Diagnostik zeigt sich dann eine stark verminderte Faktor VIII-Aktivität und es können die pathognomonischen Antikörper gegen Gerinnungsfaktor VIII nachgewiesen werden. Abzugrenzen ist das Auftreten von Alloantikörpern gegen Gerinnungsfaktor VIII als Immunreaktion gegen verabreichte Gerinnungsfaktorkonzentrate bei Patienten mit genetisch bedingter Hämophilie.

Die Behandlung der erworbenen Hemmkörperhämophilie ist komplex, aufwändig und ausgesprochen teuer. Zu unterscheiden sind die sogenannte *Eliminationstherapie*, die auf eine Beseitigung bzw. Verminderung des ursächlichen Faktor VIII-Inhibitors abzielt, und die *Blutstillungstherapie*. Chirurgische Eingriffe sollten aufgrund des hohen Blutungsrisikos bzw. der extrem aufwändigen und teuren medikamentösen Therapie strikt vermieden werden, es sei denn, es handelt sich um Notfalleingriffe. Die komplexe Behandlung wird an dieser Stelle nicht weiter ausgeführt, diesbezüglich wird auf Spezialliteratur verwiesen.

Bei akut erforderlichen operativen Eingriffen muss bei betroffenen Patienten eine medikamentöse Blutungsprophylaxe durchgeführt werden. Hierbei ist zu berücksichtigen, dass aufgrund der hohen Antikörpertiter eine Substitution von Faktor VIII-Konzentraten zumeist nicht ausreicht, um eine adäquate Hämostase zu erzielen. Um eine effektive Hämostase herbeizuführen, werden sogenannte „Bypassing-Präparate" eingesetzt, die unabhängig von der Wirkung von Faktor VIII eine effektive Gerinnung ermöglichen: Am häufigsten kommt hierbei rekombinanter aktivierter Faktor VII (rFVIIa, NovoSeven®) zum Einsatz, es werden initial 90 μg/kg Körpergewicht alle zwei bis drei Stunden verabreicht und im Verlauf je nach Blutungsneigung bzw. Blutungsgefährdung die Dosierintervalle verlängert. Alternativ kann aktivierter Prothrombinkomplex („factor-eight-bypassing-activity, FEIBA®) in einer Dosierung von 50–100 IE/kg Körpergewicht alle sechs bis zwölf Stunden eingesetzt werden. In jedem Fall sollten Patienten mit einer Hemmkörperhämophilie durch ein spezialisiertes Gerinnungszentrum betreut werden.

3.2.2 Faktor VII-Mangel

Der genetisch determinierte Faktor VII-Mangel ist in seiner schweren Ausprägung ein seltener Gerinnungsdefekt (Häufigkeit ca. 1 : 500.000), der mit einer gesteigerten Blutungsneigung einhergeht. Die Blutungsneigung ist hierbei sehr variabel und es besteht keine klare Korrelation zwischen der vorliegenden Faktor VII-Restaktivität und dem Ausmaß der Blutungsneigung bzw. dem Blutungsrisiko im Rahmen von

Eingriffen. So gibt es Patienten, die bei einer recht hohen Faktor VII-Aktivität von etwa 50 % bereits eine vermehrte Blutungsneigung aufweisen, während manche Patienten mit schwerem Faktor VII-Mangel keine Blutungsneigung zeigen. Eine relevante perioperative Blutungneigung wird zumeist erst bei einer Faktor VII-Aktivität von unter 30 % beobachtet. In der Routinediagnostik fallen Patienten mit Faktor VII-Mangel häufig durch eine isolierte Verminderung des Quickwertes (bei normaler aPTT) auf, der Faktorenmangel wird dann durch Einzelfaktorenanalyse nachgewiesen und quantifiziert.

Zur Prophylaxe und Therapie von Blutungen bei Patienten mit Faktor VII-Mangel stehen plasmatische und rekombinante Faktor VII-Konzentrate zur Verfügung. Bei der Substitution kann davon ausgegangen werden, dass eine Einheit Faktor VII-Konzentrat je Kilogramm Körpergewicht zu einem Anstieg der Faktor VII-Aktivität um ca. 1–2 % führt. Bei größeren Eingriffen bzw. schweren Blutungen wird eine Faktor VII-Aktivität von über 50 % in der Regel angestrebt. Die Substitutionsdauer ist individuell unterschiedlich, wird meistens aber über sieben bis zehn Tage nach einem großen Eingriff bzw. bis zur Wundheilung fortgeführt. Bei kleineren chirurgischen Eingriffen oder minderschweren Blutungen ist eine Faktor VII-Aktivität von ca. 30 % meistens ausreichend, über die Dauer der Substitution ist dann individuell zu entscheiden. Berücksichtigt werden muss bei der Faktor VII-Substitution die kurze Halbwertszeit dieses Gerinnungsfaktors, die nur etwa drei bis fünf Stunden beträgt; somit ist in der Regel eine mehrmalige tägliche Substitution erforderlich. Bei Einsatz von rekombinantem aktiviertem Faktor VII (rFVIIa) wird üblicherweise eine Substitution mit Bolusgaben von 15–30 µg je Kilogramm Körpergewicht initial sechsstündlich durchgeführt.

3.2.3 Faktor XIII-Mangel

Beim angeborenen Faktor XIII-Mangel handelt es sich um einen sehr seltenen Gerinnungsdefekt (Häufigkeit ca. 1 : 1.000.000), der mit einer vermehrten Blutungsneigung und Wundheilungsstörungen einhergeht; häufiger sind erworbene Faktor XIII-Mängel, beispielsweise postoperativ. Zu beachten ist, dass dieser Gerinnungsdefekt nicht durch die übliche prä- bzw. perioperative Routinediagnostik erkennbar ist, da sowohl Prothrombinzeit n. Quick (Quickwert) als auch die aktivierte partielle Thromboplastinzeit (aPTT) bei Vorliegen eines Faktor XIII-Mangels nicht pathologisch verändert sind. Bei Verdacht auf Faktor XIII-Mangel ist daher gezielt eine Bestimmung der Faktor XIII-Aktivität durchzuführen. Bei schwer betroffenen Neugeborenen können bereits im Rahmen der Entbindung ausgeprägte Nabelschnurblutungen auftreten. Beim milden Faktor XIII-Mangel sind die Betroffenen in der Regel asymptomatisch. Bei operativen Eingriffen wird eine Faktor XIII-Aktivität von über 50 % als ausreichend für eine effiziente Hämostase angesehen; diese Faktorenaktivität sollte bis zur Wundheilung gehalten werden. Zur Substitution stehen Faktor XIII-

Faktorenkonzentrate zur Verfügung, wobei eine Einheit Faktor XIII-Konzentrat je Kilogramm Körpergewicht die Faktor XIII-Aktivität um ca. 1–2 % ansteigen lässt. Aufgrund der langen Halbwertszeit von 100–120 Stunden sind die Substitutionsintervalle bei angeborenem Faktor XIII-Mangel weitaus länger als bei anderen Faktorenmangelzuständen.

Wesentlich häufiger als ein angeborener Faktor XIII-Mangel ist ein erworbener Faktor XIII-Mangel, der zumeist durch vermehrten Verlust bzw. Verbrauch im Rahmen großer operativer Eingriffe (Verlust- und Verbrauchskoagulopathie), aber auch im Rahmen fortgeschrittener Lebererkrankungen (Leberzirrhose) und hämatologischer Erkrankungen auftreten kann. Bei Substitution des erworbenen Faktor XIII-Mangels ist zu berücksichtigen, dass hier aufgrund des erhöhten Faktor XIII-Umsatzes die Substitutionsfrequenz weitaus höher sein kann als bei angeborenen Faktor XIII-Mangelzuständen.

3.2.4 A-, Hypo-, Dysfibrinogenämie

Als angeborene Anomalien von Fibrinogen sind die sehr seltene *Afibrinogenämie*, die durch ein (fast vollständiges) Fehlen von Fibrinogen gekennzeichnet ist, die *Hypofibrinogenämie*, die als heterogene Störung durch eine Verminderung des funktionell intakten Fibrinogens in unterschiedlicher Ausprägung charakterisiert ist, sowie die *Dysfibrinogenämie*, unter der zahlreiche funktionelle Defekte des *Fibrinogenmoleküls* zusammengefasst werden, zu unterscheiden. Patienten können asymptomatisch sein oder eine variable Blutungsneigung aufweisen. Bei schweren Fibrinogenmangelzuständen können Nabelschnurblutungen, gastrointestinale und zerebrale Blutungen auftreten; bei den Dysfibrinogenämien kann eine vermehrte Blutungsneigung bestehen (hämorrhagische Dysfibrinogenämie) oder aber bei manchen Defekten ein gesteigertes Thromboserisiko vorliegen (thrombotische Dysfibrinogenämie).

Erworbene Fibrinogenmangelzustände treten in zahlreichen Situationen auf, wobei insbesondere der Fibrinogenmangel im Rahmen einer Verdünnungs-, Verlust- oder Verbrauchskoagulopathie von großer Bedeutung ist. Hypo- und Dysfibrinogenämien können ferner bei Lebererkrankungen, insbesondere der Leberzirrhose, vorkommen. Abzugrenzen ist ein sekundärer Fibrinogenmangel bei vermehrter Fibrinolyse (Hyperfibrinolyse).

In der Regel wird ein verminderter Fibrinogenspiegel erst bei deutlicher Ausprägung (unter 100 mg/dl) durch eine Verminderung des Quickwertes und eine Verlängerung der aPTT erfasst. Besteht der Verdacht auf eine Fibrinogenstörung, erfolgt als initialer diagnostischer Schritt in der Regel eine Bestimmung des funktionellen Fibrinogens (Fibrinogen n. Clauss; Fibrinogen QD [„Quick-derived"]; bei einer relevanten Verminderung von Fibrinogen ist meist eine Verlängerung der Thrombin- oder der Reptilasezeit nachweisbar. Weiterführende diagnostische Maßnahmen zur Differenzialdiagnostik sind die Bestimmung der Fibrinogenkonzentration sowie die genetische

Diagnostik zur weiteren Klassifikation; diese Untersuchungen sind im Rahmen der perioperativen Diagnostik ohne Bedeutung.

Zur Substitutionstherapie bei Fibrinogenmangelzuständen stehen Fibrinogen-konzentrate zur Verfügung. Fibrinogenspiegel von 100 mg/dl sind für elektive Operationen in der Regel ausreichend, für große Operationen bzw. große Wundflächen oder schwere Blutungen können höhere Fibrinogenspiegel von 150 mg/dl erforderlich sein. Im Rahmen operativer Eingriffe sowie bei Blutungen ist somit bei A-, Hypo- und Dysfibrinogenämien eine Anhebung von Fibrinogen auf mindestens 100 mg/dl erforderlich; die mittlere Dosierung des Fibrinogenkonzentrates für Erwachsene beträgt initial 3–5 g, die weitere Substitution muss sich dann nach klinischem Verlauf und Fibrinogenspiegelmessungen richten.

3.2.5 Seltene Defekte: Faktor II-, V-, X- und XI-Mangel

Sehr seltene Gerinnungsdefekte mit einer geschätzten Häufigkeit von maximal 1:500.000 sind der angeborene Faktor II-(Prothrombin-)Mangel sowie der Faktor V-, Faktor X- und Faktor XI-Mangel. Spontanblutungen infolge der genannten Faktoren-mängel treten ausgesprochen selten auf, so dass ggf. nur auf mögliche Blutungen im Rahmen von Traumata sowie Eingriffen zu achten ist. Gemeinsam ist den genannten Faktorenmängeln, dass zur Prophylaxe und Therapie von von Blutungen in Deutschland derzeit keine Einzelfaktorenkonzentrate zur Substitution des jeweiligen Gerinnungsfaktors zur Verfügung stehen. Im Falle eines Faktor II- oder Faktor X-Mangels wäre ggf. die Gabe eines Prothrombinkomplexpräparates (PPSB) möglich, welches die genannten Faktoren enthält; ansonsten müsste zur Substitution der genannten Faktoren ggf. eine Transfusion von Plasma zur therapeutischen Anwendung erfolgen. Aufgrund der Rarität dieser angeborenen Faktorenmangelzustände wird an dieser Stelle nicht weiter auf sie eingegangen.

3.2.6 Irrelevanter Defekt für die Blutungsneigung: Faktor XII-Mangel

Der genetisch determinierte Faktor XII-Mangel ist ein häufiger Gerinnungsdefekt, der meist bei der Abklärung einer aPTT-Verlängerung diagnostiziert wird. Typischerweise kommt es auch bei einer Faktor XII-Aktivität von unter 1% nicht zu einer vermehrten Blutungsneigung. Auch die frühere Annahme, dass bei Patienten mit Faktor XII-Mangel ein erhöhtes Risiko für thrombotische Ereignisse besteht, lässt sich aufgrund der Datenlage nicht aufrechterhalten. Der Faktor XII-Mangel darf daher im chirurgischen Patientengut als klinisch irrelevant gelten. In der Praxis macht dieser Defekt häufig dadurch Probleme, dass die zuweilen stark verlängerte aPTT ein gesteigertes Blutungsrisiko suggeriert, aber hier gar keine vermehrte Blutungsneigung vorliegt.

Kurzgefasst

Angeborene plasmatische Gerinnungsdefekte sind durch Verminderung, Fehlen oder Dysfunktion plasmatischer Gerinnungsfaktoren gekennzeichnet. Es kann eine vermehrte Blutungsneigung durch Störung der Fibrinbildung oder der Fibrinstabilisierung (Faktor XIII-Mangel) vorliegen. Am bedeutendsten unter den plasmatischen Defekten sind die Hämophilien A („Faktor VIII-Mangel") und B („Faktor IX-Mangel"). Die resultierende Blutungsneigung und das Blutungsmuster bei plasmatischen Gerinnungsdefekten sind abhängig von der Art des betroffenen Gerinnungsfaktors, von der Art des Defektes sowie der residuellen Faktorenaktivität; allerdings ist das Ausmaß der Blutungsgefährdung bei vielen plasmatischen Gerinnungsdefekten interindividuell sehr variabel und daher die Blutungsgefährdung häufig schwer vorhersagbar. Der Faktor XII-Mangel geht nicht mit einer gesteigerten Blutungsneigung einher und ist daher ohne Relevanz für operative Eingriffe.

Basis der Diagnostik der angeborenen plasmatischen Gerinnungsstörungen ist die Bestimmung der Prothrombinzeit nach Quick („Quickwert") sowie der aPTT, angeschlossen werden dann Einzelfaktorenanalysen zur Charakterisierung und Quantifizierung des jeweiligen Defektes.

Zur Prophylaxe und Therapie von Blutungen stehen für viele plasmatische Gerinnungsdefekte Faktorenkonzentrate zur Verfügung, für seltene Defekte, für die keine Faktorenkonzentrate verfügbar sind, müssen ggf. Frischplasmen appliziert werden, um den betroffenen Gerinnungsfaktor zu ersetzen.

3.3 Komplexe erworbene Gerinnungsdefekte

Weitaus häufiger als angeborene plasmatische Gerinnungsstörungen sind erworbene plasmatische Gerinnungsstörungen; hierbei sind im Gegensatz zu den angeborenen plasmatischen Gerinnungsstörungen zumeist mehrere Gerinnungsfaktoren vermindert, so dass komplexe Störungen resultieren. Wichtige erworbene plasmatische Gerinnungsstörungen werden nachfolgend beschrieben.

3.3.1 Verbrauchskoagulopathie

Bei der Verbrauchskoagulopathie handelt es sich um eine schwerwiegende erworbene komplexe Gerinnungsstörung. Ursächlich ist eine unphysiologische Aktivierung der Blutgerinnung, die zunächst zu einer systemischen Steigerung der Gerinnbarkeit des Blutes mit der Entstehung von (Mikro)thromben und hierdurch bedingter Beeinträchtigung von Organfunktionen führt („disseminierte intravasale Gerinnung" [DIC]). Durch den unphysiologischen starken Gerinnungsprozess kommt es zu einem Verbrauch von Thrombozyten, Gerinnungsfaktoren und Gerinnungsinhibitoren; letztendlich kommt es zu einem erworbenen Fibrinmangel (Defibrinierung) sowie einer Thrombozytopenie. Hieraus resultiert dann eine gesteigerte Blutungsneigung in Form von spontanen Blutungen ohne adäquate Ursache (z. B. Haut- und Scheimhautblutungen, Blutungen der inneren Organe) sowie verstärkten und verlängerten Nachblutungen nach Eingriffen. Die Ätiologie der Verbrauchskoagulopathie ist heterogen, diese Gerinnungsstörung tritt nicht als eigenständiges Krankheitsbild, sondern als Begleitphänomen bei verschiedenen Grunderkrankungen bzw. in verschiedenen klinischen Situationen auf. Neben den klinisch relevanten akuten Formen der Verbrauchskoagulopathie kann es im Rahmen zahlreicher Krankheitsbilder zu chronischen Verbrauchskoagulopathien kommen (Übersicht siehe Tab. 3.8).

Tab. 3.8: Mögliche Ursachen einer Verbrauchskoagulopathie.

akute Verbrauchskoagulopathie	chronische Verbrauchskoagulopathie

– schwere Infektionen, Sepsis
– schwere Traumata
  (z. B. Polytrauma, Schädel-Hirn-Trauma)
– chirurgische Eingriffe an „kritischen Organen"
  (Lunge, Leber, Prostata, Pankreas)
– Organnekrosen „kritischer Organe"
  (z. B. Pankreas, Leber)
– toxische Wirkungen (z. B. Intoxikationen,
  Schlangenbisse)
– immunologische Reaktionen
  (z. B Transfusionsreaktionen,
  Transplantat-Abstoßung)
– Schwangerschafts- bzw. Geburts-
  komplikationen (z. B. Fruchtwasserembolie,
  septischer Abort, (Prä)eklampsie)
	– schwere Lebererkrankungen
	  (insbesondere Leberzirrhose)
	– maligne Erkrankungen (solide Tumoren,
	  hämatologische Systemerkrankungen)
	– Gefäßanomalien (z. B. Aneurysmata,
	  Angiodysplasien, angeborene Gefäß-
	  missbildungen [Kasabach-Merritt-Syndrom])

Zur Diagnose einer Verbrauchskoagulopathie muss eine geeignete auslösende Grunderkrankung bzw. Situation neben bestimmten Laborkriterien vorliegen. Die Schwere der Verbrauchskoagulopathie lässt sich durch eine Bestimmung des „DIC-Scores" der International Society of Thrombosis and Haemostasis (ISTH) abschätzen, in dessen Bestimmung Quickwert, Fibrinogenspiegel, Thrombozytenzahl und D-Dimere eingehen; bei 5 Punkten oder mehr in diesem Score-System ist von einer manifesten Verbrauchskoagulopathie auszugehen (Tab. 3.9).

Entscheidende Maßnahme zur Behandlung der DIC bzw. Verbrauchskoagulopathie ist die Therapie der auslösenden Ursache. Hierbei kann es sich um die Fokus-Sanierung bzw. die antibiotische Behandlung einer Infektion, die Stillung einer Blutung sowie die adäquate Therapie einer sonstigen Ursache, etwa einer geburtshilflichen Komplikation oder Intoxikation, handeln. Parallel ist eine intensivmedizinische Behandlung zur Vermeidung oder Therapie eines Multiorganversagens erforderlich. Prinzipiell ist eine Substitution geeigneter Blutkomponenten bei einer Verbrauchskoagulopathie möglich, insbesondere eine Applikation von Frischplasmen (FFP) und Thrombozytenkonzentraten. Eine Substitutionsbehandlung sollte bei einer Verbrauchskoagulopathie allerdings zurückhaltend durchgeführt werden, da der Prozess der Verbrauchskoagulopathie durch die Applikation von Gerinnungsfaktoren und Thrombozyten unterhalten bzw. sogar „angeheizt" werden kann. Die Gabe von Frischplasmen (FFP) und Thrombozytenkonzentraten sollte sich daher auf Patienten mit einer relevanten Blutungsneigung bzw. bedrohlichen Blutungen oder einer hohen Blutungsgefährdung beschränken.

Tab. 3.9: Kriterien zur Ermittlung des DIC-Scores: Der Score ergibt sich durch Summation der Einzelpunktwerte. (* Quickwerte/INR-Werte können je nach verwendetem Messsystem abweichen; ** D-Dimer-Werte können je nach verwendetem Messsystem abweichen).

	0	1	2
Thrombozyten	> 100.000/µl	50.000–100.000/µl	< 50.000/µl
Quickwert* (INR)	> 70 % (1,25)	40–70 % (1,25–1,7)	< 40 % (> 1,7)
Fibrinogen	> 100 mg/dl	> 100 mg/dl	< 100 mg/dl
D-Dimere	normal (> 500 ng/ml**)	leicht erhöht (500–2.000 ng/ml**)	stark erhöht (> 2.000 ng/ml**)

3.3.2 Verlust- und Verdünnungskoagulopathie

Die *Verlustkoagulopathie* resultiert aus einem Verlust von Gerinnungsfaktoren (und auch Thrombozyten) im Rahmen ausgeprägter Blutungen. Die resultierende gesteigerte Blutungsneigung wird durch Begleiteffekte des Blutverlustes wie Azidose, Hypothermie, Hypokalzämie sowie Ausbildung einer Anämie weiter verstärkt. Werden im Rahmen einer Verlustkoagulopathie für den Volumenersatz kristalloide und kolloidale Lösungen zum Volumenausgleich verabreicht, ohne adäquat Gerinnungskomponenten zuzuführen, so kann eine *Verdünnungskoagulopathie* hinzutreten, bei der es durch eine unphysiologische Verdünnung des Blutes zu einer Verstärkung der Blutungsneigung kommt.

Die Therapie einer Verlust- und Verdünnungskoagulopathie besteht in einer bedarfsgerechten Transfusion von Frischplasmen und Thrombozytenkonzentraten, in manchen Fällen wird eine zusätzliche Applikation von Fibrinogenkonzentraten und/ oder Prothrombinkomplexpräparaten (PPSB) erforderlich. Bei der Gabe von Frischplasmen (FFP) führt die Applikation von 1 ml je Kilogramm Körpergewicht zu einem Anstieg des Quickwertes um etwa 1 %; somit ist die Substitution mit Frischplasmen mit einer hohen Volumenbelastung verbunden, was unbedingt zu berücksichtigen ist. Bei akuten Blutungen oder Blutungsgefährdung im Rahmen einer Verlust- oder Verdünnungskoagulopathie wird auch Fibrinogen substituiert, um den Fibrinogenspiegel auf über 100–150 mg/dl anzuheben; die Dosierung kann aus erwünschtem Anstieg (g/l) und zirkulierendem Plasmavolumen (etwa 40 ml je Kilogramm Körpergewicht beim Erwachsenen) berechnet werden. Die Transfusion von Thrombozytenkonzentraten sollte hierbei bei einer Thrombozytenzahl von unter 100.000/µl bei akuten Blutungen durchgeführt werden.

3.3.3 Gerinnungsstörungen bei fortgeschrittener Lebererkrankung

Bei Patienten mit fortgeschrittenen Lebererkrankungen, insbesondere mit Leberzirrhose, treten komplexe Gerinnungsstörungen auf, die zu einer ausgeprägten Steigerung des Blutungsrisikos führen können. Dementsprechend sind Patienten mit fortgeschrittenen Lebererkrankungen besonders gefährdet für perioperative Blutungen.

Bei der hepatischen Gerinnungsstörung können verschiedene Teilaspekte unterschieden werden:

– *plasmatische Gerinnungsstörung*: Da die Gerinnungsfaktoren ganz überwiegend
  in der Leber gebildet werden, führt eine Lebersynthesestörung im Rahmen einer fortgeschrittenen Lebererkrankung zu einer Verminderung der Aktivitäten
  zahlreicher Gerinnungsfaktoren sowie einer Verminderung von Antithrombin. Im
  späten Stadium einer Lebererkrankung sind die Faktor VIII-Aktivität und die von-
  Willebrand-Parameter erhöht, alle anderen Gerinnungsfaktoren sind vermindert.
  Die plasmatische Gerinnungsstörung zeigt sich durch eine Verminderung des
  Quickwertes und eine Verlängerung der aPTT.
  Durch die Synthesestörung kann sich auch eine Hypofibrinogenämie entwickeln,
  ferner werden Fehlbildungen von Fibrinogen (Dysfibrinogenämien) beobachtet;
  neben der Verminderung von Fibrinogen kommt es dann zu einer Verlängerung
  der Thrombin- und/oder Reptilasezeit.
  Nicht selten ist bei fortgeschrittenen Lebererkrankungen eine Aktivierung der
  Gerinnung im Sinne einer chronischen Verbrauchskoagulopathie („disseminierte
  intravasale Gerinnung" [DIC]) nachweisbar; es zeigt sich dann eine Erhöhung der
  Aktivierungsmarker der Gerinnung, etwa der D-Dimere.
– *thrombozytäre Gerinnungsstörung*: Im Rahmen einer Lebererkrankung kommt es
  im Verlauf häufig zu einer deutlichen Thrombozytopenie; die Pathogenese ist
  multifaktoriell, wobei inbesondere der Anreicherung („Pooling") der Thrombozyten in der bei portaler Hypertension vorliegenden Splenomegalie eine große
  Bedeutung beizumessen ist. Des Weiteren kann die Bildung der Thrombozyten aufgrund einer verminderten Thrombopoietin-Bildung beeinträchtigt sein.
  Bei infektiösen Lebererkrankungen, insbesondere der chronischen Hepatitis C,
  kann auch eine sekundäre Immunthrombozytopenie mit vermehrtem Abbau der
  Thrombozyten vorliegen. Schließlich kann es im Rahmen einer fortgeschrittenen
  Lebererkrankung zu einer komplexen Störung der Thrombozytenfunktion kommen (hepatische Thrombozytopathie), was zur Steigerung des Blutungsrisikos
  beitragen kann.

Bei Patienten mit hepatischer Gerinnungsstörung wird bei Fehlen einer schwerwiegenden Blutungsneigung keine Therapie durchgeführt. Operative Eingriffe bei
Patienten mit fortgeschrittenen Lebererkrankungen gehen mit einer hohen Kompli-
kationsrate, insbesondere auch einer hohen Blutungsgefährdung, einher. Zur Prophylaxe und Therapie von Blutungen erfolgt dann eine Gabe von Frischplasmen

und Thrombozytenkonzentraten zum Ausgleich der plasmatischen und thrombozytären Gerinnungsstörung. Eine zusätzliche Gabe von Prothrombinkomplexpräparaten (PPSB) kann sinnvoll sein. Da zudem häufig ein Vitamin K-Mangel vorliegt, der die hepatische Gerinnungsstörung verschlechtert, kann auch eine Vitamin K-Substitution versucht werden, um die plasmatische Gerinnungsstörung zu verbessern. Insgesamt sollten Thrombozytenzahlen von über 50.000/µl, ein Quickwert von über 50 % (INR < 1,5) und ein Fibrinogenspiegel von über 100–150 mg/dl für einen operativen Eingriff angestrebt werden.

3.3.4 Vitamin K-Mangel

Der ernährungsbedingte Vitamin K-Mangel ist in Industrieländern selten; mögliche Ursachen sind Resorptionsstörungen bei Erkrankungen des Intestinaltraktes (z. B. chronisch-entzündliche Darmerkrankungen [Colitis ulcerosa, Morbus Crohn], gluten-sensitive Enteropathie [Zöliakie] u. a.) oder schwere Malnutrition, etwa im Rahmen einer Alkoholkrankheit. Ferner können Medikamente, wie beispielweise Antibiotika, durch eine Beeinträchtigung der endogenen Vitamin K-Bildung zu einem Vitamin K-Mangel führen. Bei Vitamin K-Mangel können bestimmte Gerinnungsfaktoren (Faktoren II, VII, IX und X) sowie Gerinnungsinhibitoren (Protein C, Protein S) nicht funktionstüchtig gebildet werden, was zu einer Beeinträchtigung der Fibrinbildung und hierdurch ggf. zu einem erhöhten Blutungsrisiko führt. Diesen Mechanismus macht man sich auch bei der Antikoagulation mit Vitamin K-Antagonisten (VKA) zunutze, die eine Gerinnungsstörung entsprechend einem Vitamin K-Mangel hervorrufen, was in diesem Fall zur Verhinderung thrombotischer und thromboembolischer Ereignisse eingesetzt wird.

Bei gleichzeitiger Verminderung des Quickwertes und aPTT-Verlängerung ist differenzialdiagnostisch an einen Vitamin K-Mangel zu denken; dieser Konstellation liegt beim Vitamin K-Mangel eine Verminderung der Vitamin K-abhängig gebildeten Gerinnungsfaktoren II, VII, IX und X zugrunde.

Zur Therapie eines Vitamin K-Mangels kann eine orale oder – insbesondere bei gestörter Vitamin K-Resorption – parenterale Vitamin K-Substitution erfolgen. Zur raschen Aufhebung der Gerinnungsstörung bei Vitamin K-Mangel oder zur Antagonisierung des Effektes von Vitamin K-Antagonisten (VKA) können Prothrombinkomplexpräparate (PPSB) verabreicht werden, die die Vitamin K-abhängig gebildeten Gerinnungsfaktoren und Gerinnungsinhibitoren enthalten; hierbei sind präparate-spezifische Unterschiede der Konzentration der entsprechenden Gerinnungskomponenten zu beachten. Bei einer Gerinnungsstörung durch Vitamin K-Mangel führt die Gabe von einer Einheit PPSB je Kilogramm Körpergewicht zu einem Anstieg des Quickwertes um etwa 1–2 %.

3.3.5 Gerinnungsdefekte bei systemischer Amyloidose

Bei der Amyloidose handelt es sich um ein seltenes heterogenes Krankheitsbild, welches durch eine Ablagerung abnorm gefalteter Proteine in verschiedenen Organen gekennzeichnet ist. Diese Amyloidablagerungen können nicht eliminiert werden und führen zu Funktionsstörungen der betroffenen Organe, beispielsweise Herz, Leber, Niere und Gastrointestinaltrakt. Bei der Amyloidose kann es zu komplexen plasmatischen Gerinnungsstörungen kommen, bei denen häufig mehrere Gerinnungsfaktoren vermindert sind; zudem kann auch eine Beeinträchtigung der Plättchenfunktion auftreten. Durch eine Beteiligung der Gefäße mit erhöhter Gefäßfragilität kann das Blutungsrisiko bei Patienten mit Amyloidose weiter ansteigen. Da eine kausale Behandlung nur eingeschränkt möglich ist, stellt im Falle von Blutungen die Gabe von Frischplasmen und ggf. Thrombozytenkonzentraten die therapeutische Maßnahme der Wahl dar.

Zusammmengefasst

Zahlreiche angeborene und erworbene Gerinnungsdefekte können mit einer gesteigerten Blutungsneigung einhergehen und für perioperative Blutungen disponieren. Grundsätzlich sind Störungen der primären Hämostase, die die Thrombozytenadhäsion und Thrombozytenaggregation beeinträchtigen, und plasmatische Gerinnungsstörungen, die zu einer verminderten Fibrinbildung und Fibrinstabilisierung führen, zu unterscheiden.

Das von-Willebrand-Syndrom stellt die mit Abstand häufigste angeborene Gerinnungsstörung dar, die mit einer vermehrten Blutungsneigung einhergeht; es kommt zu einer Beeinträchtigung der primären Hämostase (Thrombozytenadhäsion, Thrombozytenaggregation) sowie zu einer Beeinträchtigung der Fibrinbildung durch Verminderung der Faktor VIII-Aktivität. Unter den plasmatischen Gerinnungsstörungen haben die Hämophilien A und B (Faktor VIII- bzw. Faktor IX-Mangel) und der Faktor VII-Mangel eine besondere Bedeutung; bei diesen Störungen kommt es durch eine Beeinträchtigung der Fibrinbildung zu einer vermehrten Blutungsneigung. Angeborene Thrombozytopenien und Thrombozytenfunktionsstörungen (Thrombozytopathien) sind eine Rarität.

Erworbene Gerinnungsstörungen treten weitaus häufiger als angeborene Störungen der Blutgerinnung auf. Erworbene plasmatische Gerinnungsstörungen sind zumeist durch die Verminderung mehrerer Gerinnungsfaktoren gekennzeichnet (z. B. Verlust-, Verdünnungs-, Verbrauchskoagulopathie, Vitamin K-Mangel); nur in seltenen Fällen ist hier ein einzelner Gerinnungsfaktor betroffen, wenn Inhibitoren gegen Gerinnungsfaktoren vorliegen (Hemmkörper-Hämophilie). Erworbene Thrombozytopenien können entweder als eigenständiges Krankheitsbild (primäre Immunthrombozytopenie) oder im Rahmen zahlreicher Erkrankungen entstehen (z. B. bei hämatologischen Erkrankungen, Lebererkrankungen, im Rahmen einer Verlust-, Verdünnungs- oder Verbrauchskoagulopathie). Erworbene Thrombozytenfunktionsstörungen sind ebenfalls häufig und zumeist durch Medikamente ausgelöst; auch im Rahmen einer Vielzahl von Erkrankungen können Thrombozytenfunktionsstörungen auftreten (z. B. hepatische oder urämische Thrombozytopathie).

Durch eine adäquate Therapie der jeweiligen angeborenen oder erworbenen Gerinnungsstörung sind in der Regel eine effektive Prophylaxe und Therapie im Rahmen von Eingriffen möglich.

Literatur zum Abschnitt „Blutungsneigung"

Alamelu J, Liesner R. Modern management of severe platelet function disorders. Br J Haematol. 2010; 149: 813–823.

Alberio L. My patient is thrombocytopenic! Is (s)he? Why? And what shall I do? A practical approach to thrombocytopenia. Hamostaseologie. 2013; 33: 83–94.

Aledort L, Ljung R, Mann K, Pipe S. Factor VIII therapy for hemophilia A: current and future issues. Expert Rev Hematol. 2014; 7: 373–85.

Al-Nouri ZL, George JN. Drug-induced thrombocytopenia: an updated systematic review, 2012. Drug Saf. 2012; 35: 693–694.

Asselta R, Peyvandi F. Factor V deficiency. Semin Thromb Hemost. 2009; 35: 382–389.

Audemard-Verger A, Pillebout E, Guillevin L, Thervet E, Terrier B. IgA vasculitis (Henoc-Shönlein purpura) in adults: diagnostic and therapeutic aspects. Autoimmun Rev. 2015; 14: 579–585.

Balduini CL, Pecci A, Noris P. Diagnosis and management of inherited thrombocytopenias. Semin Thromb Hemost. 2013; 39: 161–171.

Barthels M (Hrsg.) Das Gerinnungskompendium. Schnellorientierung, Befundinterpretation, klinische Konsequenzen. 2. Auflage. Thieme Verlag. 2012.

Baumann Kreuziger LM, Morton CT, Reding MT. Is prophylaxis required for delivery in women with factor VII deficiency? Haemophilia. 2013; 19: 827–832.

Biswas A, Ivaskevicius V, Thomas A, Oldenburg J. Coagulation factor XIII deficiency. Diagnosis, prevalence and management of inherited and acquired forms. Hämostaseologie. 2014; 34: 160–166.

Bornikova L, Peyvandi F, Allen G, Bernstein J, Manco-Johnson MJ. Fibrinogen replacement therapy for congenital fibrinogen deficiency. J Thromb Haemost. 2011; 9: 1687–1704.

Brenner B, Kuperman AA, Watzka M, Oldenburg J. Vitamin K-dependent coagulation factors deficiency. Semin Thromb Hemost. 2009; 35: 439–446.

Buga-Corbu I, Arion C. Up to date concepts about Von Willebrand disease and the diagnose of this hemostatic disorder. J Med Life. 2014; 7: 327–334.

Carcao M, Srivastava A. Factor VIII/factor IX prophylaxis for severe hemophilia. Semin Hematol. 2016; 53: 3–9.

Carr ME, Tortella BJ. Emerging and future therapies for hemophilia. J Blood Med. 2015; 6: 245–255.

De Jager T, Pericleous L, Kokot-Kierepa M, Naderi M, Karimi M. The burden and management of FXIII deficiency. Haemophilia. 2014; 20: 733–740.

De Jong A, Eikenboom J. Developments in the diagnostic procedures for von Willebrand disease. J Thromb Haemost 2016; 14: 449–460.

De Moerloose P, Casini A, Neerman-Arbez M. Congenital fibrinogen disorders: an update. Semin Thromb Hemost. 2013; 39: 585–595.

Duga S, Salomon O. Congenital factor XI deficiency: an update. Semin Thromb Hemost. 2013; 39: 621–631.

Federici AB, Budde U, Castaman G, Rand JH, Tiede A. Current diagnostic and therapeutic approaches to patients with acquired von Willebrand syndrome: a 2013 update. Semin Thromb Hemost. 2013; 39: 191–201.

Franchini M. Thrombotic microangiopathies: an update. Hematology. 2006; 11: 139–146.

Franchini M, Mannucci PM. Past, present and future of hemophilia: a narrative review. Orphanet J Rare Dis. 2012; 7: 24.

Franchini M, Mannucci PM. Acquired haemophilia A: a 2013 update. Thromb Haemost. 2013; 110: 1114–1120.

Franchini M. Current management of hemophilia B: recommendations, complications and emerging issues. Expert Rev Hematol. 2014; 7: 573–581.

Frith D, Brohi K. The pathophysiology of trauma-induced coagulopathy. Curr Opin Crit Care. 2012; 18: 631–636.

Gando S, Iba T, Eguchi Y, Ohtomo Y, Okamoto K, Koseki K, et al. Japanese Association for Acute Medicine Disseminated Intravascular Coagulation (JAAM DIC) Study Group. A multicenter, prospective validation of disseminated intravascular coagulation diagnostic criteria for critically ill patients: comparing current criteria. Crit Care Med. 2006; 34: 625–631.

Gangireddy VG, Kanneganti PC, Sridhar S, Talla S, Coleman T. Management of thrombocytopenia in advanced liver disease. Can J Gastroenterol Hepatol. 2014; 28: 558–564.

Greinacher A, Kiefel V, Klüter H, Kroll H, Pötzsch B, Riess H. Empfehlungen zur Thrombozytentransfusion der Thrombozyten-Arbeitsgruppe der DGTI, GTH und DGHO. Transfus Med Hemother. 2006; 33: 528–543.

Greinacher A. Clinical practice. Heparin-induced thrombocytopenia. N Engl J Med. 2015; 373: 252–261.

Gresele P. Subcommittee on Platelet Physiology of the International Society on Thrombosis and Hemostasis. Diagnosis of inherited platelet function disorders: guidance from the SSC of the ISTH. J Thromb Haemost. 2015; 13: 314–322.

Grottke O, Frietsch T, Maas M, Lier H, Rossaint R. Umgang mit Massivblutungen und assoziierten perioperativen Gerinnungsstörungen. Anästhes Intensivmed. 2013; 54: 147–157.

Guth MC, Kaufner L, Kleber C, von Heymann C. [Therapy of trauma-induced coagulopathy – what is the evidence?]. Anasthesiol Intensivmed Notfallmed Schmerzther. 2012; 47: 528–539.

Hiller E, Riess H. Hämorrhagische Diathese und Thrombose. Grundlagen, Klinik, Therapie. Ein praxisbezogener Leitfaden für Ärzte und Studierende. 3. Auflage. Wissenschaftliche Verlagsgesellschaft Stuttgart. 2002.

Hoffman M. Coagulation in Liver Disease. Semin Thromb Hemost. 2015; 41: 447–454.

James P, Salomon O, Mikovic D, Peyvandi F. Rare bleeding disorders – bleeding assessment tools, laboratory aspects and phenotype and therapy of FXI deficiency. Haemophilia. 2014; 20(4): 71–75.

Janbain M, Leissinger CA, Kruse-Jarres R. Acquired hemophilia A: emerging treatment options. J Blood Med. 2015; 6:143–150.

Kam T, Alexander M. Drug-induced immune thrombocytopenia. J Pharm Pract. 2014; 27:430–439.

Kappler S, Ronan-Bentle S, Graham A. Thrombotic microangiopathies (TTP, HUS, HELLP). Emerg Med Clin North Am. 2014; 32: 649–671.

Kaya G, Saurat JH. Dermatoporosis: a chronic cutaneous insufficiency/fragility syndrome. Clinicopathological deatures, mechanisms, prevention and potential treatments. Dermatology. 2007; 215: 284–294.

Kempton CL, Meeks SL. Toward optimal therapy for inhibitors in hemophilia. Hematology Am Soc Hematol Educ Program. 2014; 2014: 364–371.

Kessler CM, Knöbl P. Acquired haemophilia: an overview for clinical practice. Eur J Haematol. 2015; 95(81): 36–44.

Kiefel V, Greinacher A. [Differential diagnosis and treatment of thrombocytopenia]. Internist (Berl). 2010; 51: 1397–1410.

Kim J, Hug R, Jaffer AK. Perioperative approach to anticoagulants and hematologic disorders. Anesthesiol Clin. 2016; 34: 101–125.

Kohlschein P, Bänsch D, Dreißiger K, Schuff-Werner P. Exclusion of thrombocytopenia as a contraindication for invasice radiofrequency ablation in a patient with paroxysmal atrial fibrillation by usind magnesium anticoagulation instead of EDTA: another case of anticoagulant-induced pseudo-thrombocytopenia. Heart Surg Forum. 2015; 18: 90–92.

Konkle BA, Josephson NC, Nakaya Fletcher S. Hemophilia B. 2000 [updated 2014]. In: Pagon RA, Adam MP, Ardinger HH, Wallace SE, Amemiya A, Bean LJH, et al., editors. GeneReviews® [Internet]. Seattle (WA): University of Washington, Seattle. 1993–2016.

Konkle BA, Josephson NC, Nakaya Fletcher S. Hemophilia A. 2000 [updated 2014]. In: Pagon RA, Adam MP, Ardinger HH, Wallace SE, Amemiya A, Bean LJH, et al., editors. GeneReviews® [Internet]. Seattle (WA): University of Washington, Seattle. 1993–2016.

Krueger T, Westenfeld R, Schurgers L, Brandenburg V. Coagulation meets calcification: the vitamin K system. Int J Artif Organs. 2009; 32: 67–74.

Kumar R, Kahr WH. Congenital thrombocytopenia: clinical manifestations, laboratory abnormalities, and molecular defects of a heterogeneous group of conditions. Hematol Oncol Clin North Am. 2013; 27: 465–494.

Lancellotti S, De Cristofaro R. Congenital prothrombin deficiency. Semin Thromb Hemost. 2009; 35: 367–381.

Lancellotti S, Basso M, De Cristofaro R. Congenital prothrombin deficiency: an update. Semin Thromb Hemost. 2013; 39: 596–606.

Lapecorella M, Mariani G. International Registry on Congenital Factor VII Deficiency. Factor VII deficiency: defining the clinical picture and optimizing therapeutic options. Haemophilia. 2008; 14: 1170–1175.

Leissinger CA. Advances in the clinical management of inhibitors in hemophilia A and B. Semin Hematol. 2016; 53: 20–27.

Levi M. Diagnosis and treatment of disseminated intravascular coagulation. Int J Lab Hematol. 2014; 36: 228–236.

Liebman HA. Thrombocytopenia in cancer patients. Thromb Res. 2014; 133(2): 63–69.

Li W, Morrone K, Kambhampati S, Will B, Steidl U, Verma A. Thrombocytopenia in MDS: epidemiology, mechanisms, clinical consequences and novel therapeutic strategies. Leukemia. 2016; 30: 536–544.

Mackavey CL, Hanks R. Hemostasis, coagulation abnormalities, and liver disease. Crit Care Nurs Clin North Am. 2013; 25: 435–446.

Maher GM. Immune thrombocytopenia. S D Med. 2014; 67: 415–417.

Malfait F, De Paepe A. Bleeding in heritable conncective tissue disorders: mechanisms, diagnosis and management. Blood Rev. 2009; 23: 191–197.

Mariani G, Bernardi F. Factor VII Deficiency. Semin Thromb Hemost. 2009; 35: 400–406.

Matzdorff A, Giagounidis A, Greinacher A, Hiller E, Kiefel V, Müller-Beißenhirtz H, et al. Diagnostik und Therapie der Immunthrombozytopenie. Empfehlungen einer gemeinsamen Expertengruppe der DGHO, DGTI und GTH. Onkologie. 2010; 33(3): 2–20.

McCrae KR, Samuels P, Schreiber AD. Pregnancy-associated thrombocytopenia: pathogenesis and management. Blood. 1992; 80: 2697–2714.

McDaniel LM, Etchill EW, Raval JS, Neal MD. State of the art: massive transfusion. Transfus Med. 2014; 24: 138–144.

McQuilten ZK, Crighton G, Engelbrecht S, Gotmaker R, Brunskill SJ, Murphy MF, et al. Transfusion interventions in critical bleeding requiring massive transfusion: a systematic review. Transfus Med Rev. 2015; 29: 127–137.

Menegatti M, Peyvandi F. Factor X deficiency. Semin Thromb Hemost. 2009; 35: 407–415.

Nazeef M, Sheehan JP. New developments in the management of moderate-to-severe hemophilia B. J Blood Med. 2016; 7: 27–38.

Neufeld EJ, Négrier C, Arkhammar P, Benchikh el Fegoun S, Simonsen MD, Rosholm A, et al. Safety update on the use of recombinant activated factor VII in approved indications. Blood Rev. 2015; 29(1): 34–41.

Noel P, Cashen S, Patel B. Trauma-induced coagulopathy: from biology to therapy. Semin Hematol. 2013; 50: 259–269.

Norman JE, Westbury SK, Jones ML, Mumford AD. How should we test for nonsevere heritable platelet function disorders? Int J Lab Hematol. 2014; 36: 326–333

Odame JE, Chan AK, Wu JK, Breakey VR. Factor XIII deficiency management: a review of the literature. Blood Coagul Fibrinolysis. 2014; 25: 199–205.

Okamoto K, Tamura T, Sawatsubashi Y. Sepsis and disseminated intravascular coagulation. J Intensive Care. 2016; 4: 23.

Pecci A. Diagnosis and treatment of inherited thrombocytopenias. Clin Genet. 2016; 89: 141–153.

Pötzsch B, Ivaskevicius V. Haemostasis management of massive bleeding. Hamostaseologie. 2011; 31: 15–20.

Potze W, Porte RJ, Lisman T. Management of coagulation abnormalities in liver disease. Expert Rev Gastroenterol Hepatol. 2015; 9: 103–114.

Rao AK. Inherited platelet function disorders: overview and disorders of granules, secretion, and signal transduction. Hematol Oncol Clin North Am. 2013; 27: 585–611.

Renné T, Gailani D. Role of Factor XII in hemostasis and thrombosis: clinical implications. Expert Rev Cardiovasc Ther. 2007; 5: 733–741.

Renné T, Schmaier AH, Nickel KF, Blombäck M, Maas C. In vivo roles of factor XII. Blood. 2012; 120: 4296–4303.

Roberts JC, Flood VH. Laboratory diagnosis of von Willebrand disease. Int J Lab Hematol. 2015; 37(1): 11–17.

Roberts LN, Bernal W. Management of Bleeding and Thrombosis in Critically Ill Patients with Liver Disease. Semin Thromb Hemost. 2015; 41: 520–526.

Rote Liste 2015. Arzneimittelverzeichnis für Deutschland, 55. Ausgabe. Rote Liste Service GmbH, Frankfurt/Main.

Sadick H, Sadick M, Götte K, Naim R, Riedel F, Bran G, et al. Hereditary hemorrhagic telangiectasia: an update on clinical manifestations and diagnostic measures. Wien Klin Wochenschr. 2006; 118: 72–80.

Sborov DW, Rodgers GM. How I manage patients with acquired haemophilia A. Br J Haematol. 2013; 161: 157–165.

Scharf RE, Rahman MM, Seidel H. The impact and management of acquired platelet dysfunction. Hamostaseologie. 2011; 31: 28–40.

Schlimp CJ, Schöchl H. The role of fibrinogen in trauma-induced coagulopathy. Hämostaseologie. 2014; 34: 29–39.

Shabnam I. Ethylendiamintetraacetic acid (EDTA) – dependent pseudothrombocytopenia: a case report. J Clin Diagn Res. 2014; 8: 3–4.

Shen YM, Frenkel EP. Acquired platelet dysfunction. Hematol Oncol Clin North Am. 2007; 21: 647–661.

Stone ME, Mazzeffi M, Derham J, Korshin A. Current management of von Willebrand disease and von Willebrand syndrome. Curr Opin Anaesthesiol. 2014; 27: 353–358.

Streif W, Knöfler R, Eberl W. Leitlinie-Thrombozytopathien. AWMF-Register Nr. 086-003, Klasse: S2K. 30.10.2012.

Streif W, Eberl W, Kböfler R. Leitlinie-Thrombozytopathie Therapie. AWMF-Register Nr. 086-004, Klasse: S2K. 28.04.2014

Stuhrmann M, El-Harith HA. Hereditary hemorrhagic telangiectasia. Genetics, pathogenesis, clinical manifestation and management. Saudi Med J. 2007; 28: 11–21.

Sucker C, Stockschläder M, Zotz RB, Scharf RE. Das erworbene von-Willebrand-Syndrom. Dtsch Med Wschr. 2004; 129: 1581–1585.

Sucker C, Hetzel GR, Grabensee B, Stockschlaeder M, Scharf RE. Amyloidosis and bleeding: pathophysiology, diagnosis, and therapy. Am J Kidney Dis. 2006; 47: 947–955.

Sucker C, Miechiels JJ, Zotz RB. Causes, etiology and diagnosis of acquired von Willebrand disease: a prospective diagnostic workup to establish the most effective therapeutic strategies. Acta Haematol. 2009: 121: 177–182.

Sucker C, Zotz RB. Hemostasis Assessment and Evaluation. In: Carlo E. Marcucci, Patrick Schoettker (Editors): Perioperative Hemostasis. Coagulation for Anesthesiologists. Springer Verlag Berlin, Heidelberg. 2015.

Taylor FB, Kinasewitz GT. The diagnosis and management of disseminated intravascular coagulation. Curr Hematol Rep. 2002; 1: 34–40.

Thalji N, Camire RM. Parahemophilia: new insights into factor v deficiency. Semin Thromb Hemost. 2013; 39: 607–612.

Toh CH, Alhamdi Y. Current consideration and management of disseminated intravascular coagulation. Hematology Am Soc Hematol Educ Program. 2013; 2013: 286–291.

Tripodi A. Hemostasis abnormalities in cirrhosis. Curr Opin Hematol. 2015; 22: 406–412.

Querschnitts-Leitlinien (BÄK) zur Therapie mit Blutkomponenten und Plasmaderivaten. Herausgegeben vom Vorstand der Bundesärztekammer auf Empfehlung des Wissenschaftlichen Beirats. 4., überarbeitete und aktualisierte Auflage. 2014.

Valla DC, Rautou PE. The coagulation system in patients with end-stage liver disease. Liver Int. 2015 ; 35(1): 139–144.

Venugopal A. Disseminated intravascular coagulation. Indian J Anaesth. 2014; 58: 603–608.

Vymazal T. Massive hemorrhage management-a best evidence topic report. Ther Clin Risk Manag. 2015; 11: 1107–1111.

Winikoff R, Lee C. Hemophilia carrier status and counseling the symptomatic and asymptomatic adolescent. J Pediatr Adolesc Gynecol. 2010; 23(6): 43–47.

Wada H, Gabazza EC, Asakura H, Koike K, Okamoto K, Maruyama I, et al. Comparison of diagnostic criteria for disseminated intravascular coagulation (DIC): diagnostic criteria of the International Society of Thrombosis and Hemostasis and of the Japanese Ministry of Health and Welfare for overt DIC. Am J Hematol. 2003; 74: 17–22.

Wada H, Matsumoto T, Hatada T. Diagnostic criteria and laboratory tests for disseminated intravascular coagulation. Expert Rev Hematol. 2012; 5: 643–652.

Wada H, Matsumoto T, Yamashita Y. Diagnosis and treatment of disseminated intravascular coagulation (DIC) according to four DIC guidelines. J Intensive Care. 2014; 2: 15.

Yang YH, Yu HH, Chiang BL. The diagnosis and classification of Henoch-Schönlein purpura: an updated review. Autoimmun Rev. 2014; 13: 355–358.

4.1 Antifibrinolytika

Antifibrinolytika reduzieren die Blutungsneigung durch eine Hemmung der Fibrinolyse. Derzeit werden als Antifibrinolytika zumeist die synthetischen Lysinanaloga bzw. ε-Aminocarbonsäuren *Tranexamsäure* und *4-(Aminomethyl)benzoesäure* (PAMBA) eingesetzt. Dem früher zur Prophylaxe von hyperfibrinolytischen Blutungen weitaus häufiger eingesetzten Proteaseinhibitor *Aprotinin* wurde aufgrund einer negativen Nutzen-Risiko-Bewertung in Deutschland 2007 die Zulassung entzogen; 2013 erfolgte dann unter Auflagen eine erneute Zulassung für den Einsatz im Rahmen aortokoronarer Bypass-Operationen.

4.1.1 Lysinanaloga (ε-Aminocarbonsäuren)

Synthetische Lysinanaloga hemmen die Bindung von Plasminogen an Fibrin und sind damit antifibrinolytisch wirksam. Derzeit stehen aus dieser Substanzgruppe in Deutschland die beiden ε-Aminocarbonsäuren *Tranexamsäure (Trans-4-[Aminomethyl-]Cyclohexan-1-Carbonsäure)* und *4-(Aminomethyl)benzoesäure* (PAMBA) als Antifibrinolytika zur Verfügung, wobei die antifibrinolytische Wirkung von *Tranexamsäure* etwa zehnmal stärker ist als die von *PAMBA*.

Tranexamsäure ist in Tablettenform sowie als Injektionslösung für die systemische Anwendung verfügbar. Bei oraler Applikation beträgt die Bioverfügbarkeit ca. 30–50 %. Die Elimination erfolgt ganz überwiegend renal durch glomeruläre Filtration in unveränderter Form, die Eliminationshalbwertszeit liegt bei etwa drei Stunden. Perioperativ wird Tranexamsäure durch langsame intravenöse Applikation verabreicht. Die Standarddosierung bei hyperfibrinolytischen Blutungen beträgt 1 g (absolut), bei Bedarf dreimal täglich (alle 6–8 Stunden), oder 15 mg/kg Körpergewicht. In Leitlinien werden auch höhere Dosierungen von 20–25 mg/kg Körpergewicht bei schweren perioperativen Blutungen empfohlen (s. Tab. 4.1). Auch die topische Anwendung von einer 5 %igen Lösung von Tranexamsäure ist beschrieben und hat sich beispielsweise bei zahnärztlichen und oralchirurgischen Eingriffen bewährt. Da es bei

Tab. 4.1: Applikation und Dosierung von Antifibrinolytika.

Antifibrinolytikum	Applikation und Dosierung
Tranexamsäure	per os: 2 bis 4 × (500 bis) 1000 mg/d intravenös: 2 bis 4 × 500–1000 mg/d topisch: 5 %ige Spüllösung
4-(Aminomethyl)benzoesäure (PAMBA)	per os: 2 bis 4 × 250 mg/d

DOI 10.1515/9783110418446-007

einer Niereninsuffizienz zu einer Kumulation kommen kann, sollte die Dosierung bei Niereninsuffizienz in Abhängigkeit vom Serumkreatinin reduziert werden; bei schwerer Niereninsuffizienz ist der Einsatz von Tranexamsäure kontraindiziert.

PAMBA ist lediglich in Tablettenform verfügbar (Dosierung: 2 bis 4 × tgl. 250 mg), was den perioperativen Einsatz limitiert (s. Tab. 4.1).

Sowohl *Tranexamsäure* als auch *PAMBA* können zur Prophylaxe und Therapie von Schleimhautblutungen eingesetzt werden; in der konservativen Medizin können diese Antifibrinolytika beispielsweise zur Reduktion des Blutverlustes bei Patientinnen mit Hypermenorrhoe verwendet werden. Bei zahlreichen operativen Eingriffen, insbesondere der Herzchirurgie, Orthopädie, Traumatologie sowie Gynäkologie und Geburtshilfe, hat sich der Einsatz von Antifibrinolytika bewährt, um eine Hyperfibrinolyse mit starkem Abfall von Fibrinogen und Gerinnungsfaktor XIII (fibrinstabilisierender Faktor) zu therapieren, den perioperativen Blutverlust zu reduzieren und somit den Transfusionsbedarf zu senken. Antifibrinolytika kommt somit ein fester Stellenwert in der operativen Medizin zu und sie werden heute vielfach zur Reduktion perioperativer Blutungen eingesetzt.

Mögliche Einsatzgebiete sind hierbei Prävention und/oder Therapie von:
– Blutungen aufgrund einer lokalisierten oder generalisierten (systemischen) Hyperfibrinolyse, die beispielsweise im operativen Fachgebiet bei Blutungen nach Eingriffen an aktivatorreichen Organen (z. B. Eingriffen an den Harnwegen und an der Prostata) auftreten können; zu beachten hierbei ist allerdings, dass bei einer Hämaturie durch den Einsatz von Antifibrinolytika die Bildung von Blutgerinnseln mit konsekutiver Ureterobstruktion verursacht werden kann,
– Blutungen in der Traumatologie, insbesondere bei Patienten mit Polytrauma,
– Blutungen bei gynäkologischen Eingriffen und im Rahmen der Geburtshilfe,
– Blutungen bei großen orthopädischen Eingriffen,
– Operationen im Thorax- und Bauchbereich sowie größeren chirurgischen Eingriffen, etwa kardiovaskulären Eingriffen (insbesondere auch in der Bypass-Chirurgie),
– Blutungen bei zahnärztlichen, oralchirurgischen und HNO-ärztlichen Eingriffen,
– Blutungen unter antifibrinolytischer Therapie (z. B. mit Streptokinase).

Lysinanaloga sind im Allgemeinen gut verträglich. Gelegentlich treten lokale oder auch systemische allergische Reaktionen auf. Ferner kann es zu gastrointestinalen Symptomen wie Durchfall, Übelkeit und Erbrechen kommen. Beschrieben ist außerdem das Auftreten von Krampfanfällen sowie von Sehstörungen, zumeist Störungen des Farbsehens. Bei prädisponierten Patienten können die Lysinanloga zu einer Steigerung des Thrombose- und Embolierisikos führen; allerdings ist die Rate thrombotischer venöser oder arterieller Ereignisse unter Anwendung von Lysinanaloga mit weniger als 0,1 % gering. Mortalität und Häufigkeit von Schlaganfällen und Herzinfarkten waren in Metaanalysen unter Einsatz von Antifibrinolytika nicht signifikant gesteigert. Dennoch sollte bei Patienten mit erhöhtem Thromboserisiko bzw. nach abgelaufenen thrombotischen Ereignissen die Anwendung dieser Antifibrinolytika nur unter strenger Nutzen-Risiko-Abwägung erfolgen. Lysinanaloga sind plazentagängig und somit in der Schwangerschaft – abgesehen von vitalen Indikationen in der Spätschwangerschaft – kontraindiziert, in der Stillzeit sollte die Indikation streng gestellt werden.

Ein Labormonitoring beim Einsatz von Lysinanaloga ist nicht grundsätzlich erforderlich. Betont werden muss, dass der Nachweis einer Hyperfibrinolyse bzw. auch der Nachweis des Effektes von Antifibrinolytika durch „klassische" Routinelaborparameter nicht möglich ist. Problematisch ist auch, dass die Resultate der Laboruntersuchungen gerade in Akutsituationen in der Regel nicht zeitnah zur Verfügung stehen, so dass diese dann wenig hilfreich zur Beurteilung der Gerinnungssituation sind. Die als patientennahe („Point of Care" [POC]) Untersuchung verfügbare Rotationsthromb(o)elastographie (ROTEM) ist hingegen in der Lage, systemische Hyperfibrinolysen rasch zu erfassen; soweit verfügbar, kann diese Methode daher als möglicher Standard zur Erfassung von Hyperfibrinolysen und zur Beurteilung des Effektes einer antifibrinolytischen Medikation angesehen werden.

4.1.2 Aprotinin

Aprotinin ist ein globuläres Polypeptid, welches aus bovinem Lungengewebe gewonnen wird. Es handelt sich um einen kompetitiven Inhibitor verschiedener Serinproteasen, wobei für den prohämostatischen Effekt insbesondere die Hemmung von Plasmin und die dadurch verursachte Fibrinolysehemmung von Bedeutung sind.

Aprotinin wurde häufig in der Herzchirurgie eingesetzt, wobei sich in Studien eine signifikante Reduktion von Blutungsereignissen und Mortalität herausstellte; bei koronaren Bypassoperationen wurde gezeigt, dass es bei Gabe von Aprotinin zu einer ca. 30–40 %igen Reduktion des Transfusionsbedarfs kommt. Auch die Erfahrung beim Einsatz von Aprotinin bei orthopädischen Eingriffen mit hohem Risiko war günstig, es konnte ebenfalls eine signifikante Reduktion des Blutverlustes erzielt werden.

Trotz der Reduktion des Blutverlustes und der Mortalität im Rahmen operativer Einsätze wurde und wird der Einsatz von Aprotinin aufgrund der Therapiesicherheit kontrovers diskutiert. So kann es beim Einsatz vom Aprotinin zu schweren allergischen bzw. anaphylaktischen Reaktionen kommen. Es fanden sich ferner Hinweise für ein gesteigertes Risiko von akutem Nierenversagen, Myokardinfarkt und Herzinsuffizienz sowie Schlaganfällen beim Einsatz von Aprotinin. Weitere Hinweise auf signifikante Nebenwirkungen (kardiovaskuläre und renale Toxizität) und einer erhöhten Sterblichkeit beim Einsatz von Aprotinin führten – wie bereits eingangs dieses Kapitels erwähnt – im Jahr 2007 zum Entzug der Zulassung in Deutschland. Im Jahr 2013 wurde Aprotinin dann unter Auflagen wieder für die Anwendung bei aortokoronaren Bypass-Operationen zugelassen.

Aufgrund der anhaltenden kontroversen Diskussion des Einsatzes von Aprotinin wird an dieser Stelle bewusst keine weitere Empfehlung ausgesprochen. Die aktuelle Entwicklung und künftige Empfehlungen der Fachgesellschaften sind abzuwarten.

Kurzgefasst
Mit Antifibrinolytika kann der Blutverlust bei vielen Eingriffen reduziert und somit der Transfusionsbedarf gesenkt werden. Überwiegend werden Lysinanaloga, insbesondere Tranexamsäure, eingesetzt. Der Einsatz des ebenfalls antifibrinolytisch wirksamen Proteaseinhibitors Aprotinin wird aufgrund des Nebenwirkungspotenzials kontrovers diskutiert, die Zulassung ist derzeit auf die Prophylaxe im Rahmen aortokoronarer Bypass-Operationen beschränkt.

4.2 Desmopressin

Desmopressin (1-**D**esamino-8-**D**-**A**rginin-**V**asopressin [DDAVP]) ist ein von Vasopressin bzw. antidiuretischem Hormon (ADH) abgeleitetes synthetisches Oligopeptid. Durch Wirkung auf den Vasopressin-Rezeptor V2R bewirkt Desmopressin eine Freisetzung von von-Willebrand-Faktor und Faktor VIII aus endothelialen (Weibel-Palade-Bodies) sowie thrombozytären (α-Granula) Speicherorganellen. Durch die Applikation von Desmopressin kommt es bei gutem Ansprechen zu einem ungefähr dreifachen Anstieg des von-Willebrand-Faktors und der Faktor VIII-Aktivität. Weitere prohämostatische Effekte, etwa Stimulation von Thrombozyten mit Steigerung der Thrombozytenadhäsion und -aggregation, sowie die Induktion einer vermehrten Expression von „Tissue Factor" (früher: Gewebsthromboplastin) tragen zu einer Verkürzung der Blutungszeit nach Gabe von Desmopressin bei.

Vor über 30 Jahren wurde erstmals über den positiven Effekt von Desmopressin auf die Blutungsneigung bei Patienten mit von-Willebrand-Syndrom und Hämophilie A berichtet; bei mildem von-Willebrand-Syndrom und milder Hämophilie A hat sich die Applikation von Desmopressin inzwischen seit Jahrzehnten bewährt und stellt heute in diesen Indikationen den Standard zur perioperativen Blutungsprophylaxe dar. Zu berücksichtigen ist hierbei, dass nicht alle Patienten mit von-Willebrand-Syndrom auf die Applikation von Desmopressin ansprechen, weshalb vor definitivem therapeutischem Einsatz ggf. die Wirksamkeit durch eine Testinfusion („Desmopressin-Test") überprüft werden sollte. Beim von-Willebrand-Syndrom Typ 2B kann Desmopressin paradoxerweise zu einer Verstärkung der Blutungsneigung führen, weshalb bei diesem Subtyp des von-Willebrand-Syndroms Desmopressin nicht eingesetzt werden sollte. Beim Einsatz von Desmopressin bei Patienten mit Subhämophilie, milder Hämophilie A oder bei Konduktorinnen für Hämophilie A ist zu berücksichtigen, dass die Faktor VIII-Aktivität mit Desmopressin nur auf etwa das Dreifache des Ausgangswertes angehoben werden kann. Hieraus ergibt sich, dass bei mittelschweren und schweren Hämophilien der durch Desmopressin induzierte Anstieg zu gering ist, um eine ausreichende perioperative Hämostase zu gewährleisten. In diesen Fällen sind dann Faktor VIII-haltige Faktorenkonzentrate einzusetzen. Neben der Zulassung für die Blutungsprophylaxe bei von-Willebrand-Syndrom und milder Hämophilie A besteht in Deutschland eine Zulassung für Desmopressin bei milden angeborenen oder medikamentös induzierten Plättchenfunktionsstörungen. Über die zugelassenen Indikationen hinaus wurden in den letzten Jahrzehnten zahlreiche Studien zum klinischen Einsatz von Desmopressin durchgeführt; hierbei wurde der Nutzen von Desmopressin zur Blutungsprophylaxe auch in anderen klinischen Situationen bzw. anderen Formen von Gerinnungsstörungen belegt. Eine Übersicht über zugelassene und mögliche Indikationen zum perioperativen Einsatz von Desmopressin ist nachfolgend tabellarisch dargestellt (Tab. 4.2). Zu berücksichtigen ist, dass bei den nichtzugelassenen Indikationen das Ansprechen bei den genannten möglichen Indikationen variabel ausfällt.

Bei Patienten ohne nachgewiesenen entsprechenden Gerinnungsdefekt sollte Desmopressin nicht bzw. nicht unkritisch zur Prophylaxe und Therapie von Blutungen eingesetzt werden, da hier ein Nutzen bisher nicht gesichert ist. Dennoch empfehlen aktuelle Leitlinien den Einsatz von Desmopressin in Therapiekonzepten bei vermehrter Blutungsneigung, etwa im Rahmen der Versorgung polytraumatisierter Patienten.

Prinzipiell ist eine Kombination von Desmopressin mit anderen Pharmaka, insbesondere mit Antifibrinolytika, möglich und praktikabel, um die perioperative Blutungsneigung zu minimieren.

Die perioperative Applikation von Desmopressin zur Prophylaxe perioperativer Blutungen erfolgt typischerweise als Kurzinfusion über 30 Minuten in einer Dosie-

Tab. 4.2: Mögliche Indikationen zum perioperativen Einsatz von Desmopressin.

Gerinnungsstörung		Zugelassene Indikationen	Sonstige mögliche Indikationen
Störungen der primären Hämostase	von-Willebrand-Syndrom	hereditäres mildes von-Willebrand-Syndrom (bei Ansprechen)	erworbenes von-Willebrand-Syndrom (bei Ansprechen)
	Plättchenfunktionsstörungen	Plättchenfunktionsstörungen (angeboren oder medikamentös induziert)	sonstige erworbene Plättchenfunktionsstörungen (z. B. urämische oder hepatische Thrombozytopathie)
Störungen der plasmatischen Hämostase		milde Hämophilie A (Restaktivität < 5 %) und (Sub)hämophilie A	Faktor XI-Mangel Afibrinogenämie
komplexe erworbene Störungen		–	Blutungsneigung bei Urämie oder Leberzirrrhose

rung von 0,3–0,4 µg/kg Körpergewicht in isotonischer Kochsalzlösung (Tab.4.3). Da der maximale Effekt rasch mit einer Latenz von nur 30–60 Minuten eintritt, wird eine Applikation in der Regel ca. eine Stunde vor dem geplanten Eingriff durchgeführt; eine Stunde nach der Applikation werden dann auch die maximalen Plasmaspiegel erreicht, die bei o. g. Dosierung bei etwa 600 pg/ml liegen. Die Dauer des hämostatischen Effektes ist abhängig von der Plasmahalbwertszeit des von-Willebrand-Faktors und des Gerinnungsfaktors VIII. Typischerweise hält der Effekt über etwa acht bis zwölf Stunden an, schwächt sich aber nach einem Maximum nach Applikation im Verlauf zunehmend ab. Die Applikation kann ggf. bei Bedarf in Intervallen von 12–24 Stunden wiederholt werden, wobei es bei wiederholter Applikation zu einer Abschwächung des Effektes (Tachyphylaxie) kommen kann. In gleicher Dosierung kann Desmopressin auch zur Therapie von perioperativen Blutungen bei o. g. Indikationen eingesetzt werden. Prinzipiell ist ebenfalls eine Applikation als Nasenspray möglich, was aufgrund der schwer einschätzbaren Wirkung bei variabler Resorption aus Sicht des Autors perioperativ nicht empfehlenswert ist. Da der prohämostatische Effekt von Desmopressin im Einzelfall schwer abzuschätzen ist, ist vor definitivem therapeutischem Einsatz zur Prophylaxe und Therapie von Blutungen ggf. eine Testapplikation unter geeignetem Labormonitoring (sogenannter „Desmopressin-Test") sinnvoll, um den Effekt zu überprüfen und eine ausreichende Wirksamkeit sicherzustellen. Insbesondere kann bei Patienten mit von-Willebrand-Syndrom das Ansprechen variabel sein.

Tab. 4.3: Applikation und Dosierung von Desmopressin.

Applikationsart	Dosierung
Infusion	Kurzinfusion über ca. 30 min in einer Dosierung von 0,3 µg/kg Körpergewicht
Applikation als Nasenspray (Octostim® 1,5 mg/ml Nasenspray)	zwei Sprühstöße (à 0,1 ml), entsprechend einer Dosierung von 2 × 150 µg (insgesamt 300 µg) (bei Gewicht unter 50 kg: ein Sprühstoß (à 0,1 ml), entsprechend einer Dosierung von 150 µg

Nebenwirkungen von Desmopressin ergeben sich mehrheitlich durch die strukturelle Verwandtschaft mit dem antidiuretischen Hormon (ADH). Besonders bedeutsam ist die vermehrte Wasserretention nach Gabe von Desmopressin, wodurch es zu Elektrolytverschiebungen (insbesondere Hyponatriämie) und in schweren Fällen zu einem Hirnödem mit Krampfanfällen, Bewusstseinseinschränkungen und Bewusstlosigkeit kommen kann. Es ist daher im Rahmen der Applikation eine Kontrolle der Elektrolyte, insbesondere bei gefährdeten Patienten, sinnvoll, um eine „Wasserintoxikation" ggf. frühzeitig zu erkennen und entsprechend therapieren zu können. Zudem sollte die Flüssigkeitszufuhr in den 12–24 Stunden nach Applikation von Desmopressin reduziert werden, da durch übermäßige Flüssigkeitszufuhr bei gleichzeitiger Wasserretention das Risiko für eine „Wasserintoxikation" gesteigert wird. Aufgrund der gerade bei Säuglingen und Kleinkindern bis zum Lebensalter von etwa einem Jahr starken Effekte auf den Elektrolyt- und Wasserhaushalt sollte bei diesen eine Anwendung von Desmopressin zur Prophylaxe und Therapie von Blutungen möglichst unterbleiben. Patienten sind über die zurückgehende Diurese bei Einsatz von Desmopressin häufig beunruhigt und entsprechend aufzuklären.

Durch die Wasserretention kann es ferner zu Blutdruckschwankungen, insbesondere zu einem Blutdruckanstieg, kommen, was bei gefährdeten Patienten zu Symptomen, etwa zur Angina pectoris bei Patienten mit koronarer Herzkrankheit (KHK), führen kann. Durch eine periphere Vasodilatation kann häufig unter der Applikation ein „Flush" (Hautrötung) im Gesichtsbereich auftreten, was aber harmlos und reversibel ist.

Der Nachweis des Effektes von Desmopressin auf die Hämostase ist mittels Laboruntersuchungen möglich, wobei die geeignete Testung von der Indikation zur Desmopressin-Applikation abhängt. Das Ansprechen bei Patienten mit einer (Sub)hämophilie A kann durch Bestimmung der Faktor VIII-Aktivität geprüft werden, das Ansprechen bei von-Willebrand-Syndrom durch eine Bestimmung der von-Willebrand-Parameter (von-Willebrand-Faktor-Aktivität, von-Willebrand-Faktor-Antigen). Der prohämostatische Effekt kann bei der Behandlung von Störungen der primären Hämostase, etwa Thrombozytenfunktionsstörungen und von-Willebrand-Syndrom, häufig gut durch die Bestimmung der Verschlusszeiten im Platelet-Function-Analyzer (PFA) nachgewiesen werden, da es bei Ansprechen zu einer signifikanten Verkürzung bzw. einer Normalisierung der Verschlusszeiten kommt.

Kurzgefasst

Das Vasopressin-Analogon Desmopressin wird zur Prophylaxe und Therapie von Blutungen bei zahlreichen Indikationen eingesetzt. Eine Zulassung besteht für die milde Hämophilie A/Subhämophilie sowie für milde hereditäre und medikamentös induzierte Plättchenfunktionsstörungen. Auch bei zahlreichen anderen Gerinnungsdefekten, die mit einer gesteigerten Blutungsneigung einhergehen, wurde ein positiver Effekt von Desmopressin nachgewiesen. Ein unkritischer Einsatz bei Patienten ohne nachgewiesene Gerinnungsstörung sollte unterbleiben, allerdings wurde Desmopressin in polypragmatische Therapiekonzepte, etwa bei polytraumatisierten Patienten, mit eingebunden.

4.3 Protamin

Bei Protamin handelt es sich um ein stark basisches Peptidgemisch, das meistens in Form von Protaminhydrochlorid zur Antagonisierung von Heparinen eingesetzt wird. Weiteres ist im Abschnitt „niedermolekulare Heparine" beschrieben (siehe 6.1.1.6 Antagonisierung der Heparine).

4.4 Vitamin K

Vitamin K_1 (Phyllochinon) ist ein fettlösliches Vitamin. Da die Bildung mancher aktivierbarer Gerinnungsfaktoren (Faktoren II, VII, IX und X) aus inaktiven Vorstufen („proteins induced by Vitamin K absence" [PIVKA]) Vitamin K-abhängig abläuft, kann ein Vitamin K-Mangel zu einer plasmatischen Gerinnungsstörung führen. Eine entsprechende Beeinträchtigung des Vitamin K-Stoffwechsels ist auch die Grundlage einer Gerinnungshemmung mit Vitamin K-Antagonisten zu erkennen. Der Vitamin K-Mangel ist ebenfalls bei den erworbenen Gerinnungsstörungen beschrieben.

Die Gabe von Vitamin K_1 wird zur Prophylaxe und Therapie von Blutungen durch Vitamin K-Mangel bzw. unter Einnahme von Vitamin K-Antagonisten (VKA) eingesetzt, bei denen eine Blutung aufgrund einer Überdosierung des VKA vorliegt (INR-Wert zumeist über 5). Das genaue Vorgehen wird im Abschnitt „Vitamin K-Antagonisten" (VKA) beschrieben (siehe 6.2.1.3).

4.5 Idarucizumab (Praxbind®)

Idarucizumab ist ein seit kurzem verfügbarer monoklonaler Antikörper, der Dabigatran im Verhältnis 1:1 bindet und als Antidot zur Antagonisierung des Effektes des direkten oralen Antikoagulans (DOAK) Dabigatran dient. Die Anwendung wird später beschrieben (siehe 6.2.2.3).

4.6 Gerinnungsfaktorenkonzentrate

4.6.1 Grundlagen zu Gerinnungsfaktorenkonzentraten

Zur Prophylaxe und Therapie von Blutungen bei Patienten mit plasmatischen Gerinnungsstörungen stehen zahlreiche Gerinnungsfaktorenkonzentrate zur Verfügung. Hierbei ist prinzipiell zwischen gentechnisch hergestellten (rekombinanten) und aus Humanplasma gewonnenen plasmatischen Gerinnungsfaktorkonzentraten zu unterscheiden (Tab. 4.4). Zur Vermeidung einer potenziellen Infektionsübertragung bei plasmatischen Gerinnungsfaktoren dienen die Selektion geeigneter Spender, verschiedene Virusinaktivierungsverfahren sowie die Testung der individuellen Spender sowie des für die Faktorengewinnung hergestellten Poolplasmas durch entsprechende infektionsdiagnostische Untersuchungen. Trotz des äußerst geringen Infektionsrisikos kann eine Infektion durch die Verabreichung eines plasmatischen Gerinnungsfaktorenkonzentrates nicht mit letzter Sicherheit ausgeschlossen werden.

Grundsätzlich ist bei Patienten mit Gerinnungsstörungen eine Dauerbehandlung (*Prophylaxe*), die auf die Verhinderung von Blutungskomplikationen bei schweren Störungen mit hohem Blutungsrisiko abzielt, von einer Bedarfsbehandlung (*On-*

Tab. 4.4: Verfügbare Gerinnungsfaktorenkonzentrate gemäß Rote Liste, 2015.

	rekombinant	plasmatisch
Gerinnungsfaktor I (Fibrinogen)	–	Haemocomplettan (CSL Behring)
Gerinnungsfaktor VII	NovoSeven (Novo Nordisk)	Immuseven (Baxalta)
Gerinnungsfaktor VIII	Advate (Baxalta) Helixate NexGen (CSL Behring) Kogenate (Baxalta) NovoEight (Novo Nordisk) Nuwiq (Octapharma) Recombinate (Baxalta) Re Facto (Pfizer Pharma)	Beriate (CSL Behring) Faktor VIII SHD Intersero (Intersero) Fanhdi (Grifols) Haemoctin SDH (Biotest) Octanate (Octapharma) Optivate (Nordic Pharma)
Gerinnungsfaktor IX	BeneFIX (Pfizer Pharma)	AlphaNine (Grifols) Berinin (CSL Behring) Haemonine (Biotest) Immunine (Baxter) Mononine (CSL Behring) Octanine (Octapharma)
Gerinnungsfaktor XIII	–	Fibrogammin (CSL Behring)
von-Willebrand-Faktor	–	Wilfact (LFB Biomedicaments)
von-Willebrand-Fakto/ Gerinnungsfaktor VIII	–	Haemate P (CSL Behring) Immunate STIM plus (Baxalta) Voncento (CSL Behring) Wilate (Octapharma)
Prothrombinkomplex (Gerinnungsfaktoren II, VII, IX und X)	–	Beriplex (CSL Behring) Cofact (Biotest) Octaplex (Octapharma) Prothromplex NF 600 (Baxalta)

Demand-Behandlung) zu unterscheiden, die zur Prophylaxe von Blutungen im Rahmen blutungsgefährdender Situationen, insbesondere operativer Eingriffe und Interventionen, eingesetzt wird. Hiervon abzugrenzen ist der therapeutische Einsatz von Faktorenkonzentraten bei bereits bestehender manifester Blutung. Die eigentliche Hämophilie-Therapie, die in sogenannten „Hämophilie-Zentren" durchgeführt wird, ist nicht Gegenstand dieser Darstellung.

Faktorenkonzentrate werden von Ausnahmefällen abgesehen langsam intravenös als Bolus verabreicht; eine Dauerinfusion erfolgt in der Regel nicht. Die Aktivität wird grundsätzlich in internationalen Einheiten (IE) angegeben, wobei eine IE der Faktorenaktivität entspricht, die in 1 Milliliter Plasma einer Normalperson enthalten ist. Bezüglich der Dosierung kann davon ausgegangen werden, dass eine Einheit des Faktorenkonzentrates je Kilogramm Körpergewicht die Aktivität des entsprechenden Gerinnungsfaktors um 1–2 % anhebt. In Kenntnis der Ausgangsaktivität des jeweiligen Gerinnungsfaktors, des angestrebten Zielwertes sowie des Körpergewichtes des jeweiligen Patienten kann somit die erforderliche Einzeldosis errechnet werden.

Für die Dosierung von Gerinnungsfaktorkonzentraten sind der erwünschte Anstieg der Faktorenaktivität sowie das Körpergewicht des Patienten ausschlaggebend, die Dosierungsintervalle richten sich nach dem Therapieerfolg und der effektiven Halbwertszeit des entsprechenden Gerinnungsfaktors. Es kann davon ausgegangen werden, dass die Verabreichung von einer Einheit des entsprechenden Gerinnungsfaktors je Kilogramm Körpergewicht des Patienten zu einem Anstieg der Faktorenaktivität um ca. 1–2 % führt. Somit kann folgende Formel für die Dosierung herangezogen werden:

$$\text{Einzeldosis (IE)} = \left(\left(\begin{array}{c}\text{angestrebte}\\\text{Faktorenaktivität [\%]}\end{array}\right) - \left(\begin{array}{c}\text{aktuelle}\\\text{Faktorenaktivität [\%]}\end{array}\right)\right) \times \text{Körpergewicht (kg)}$$

Der erwünschte Anstieg der Faktorenaktivität bzw. die angestrebte Faktorenaktivität richtet sich nach der klinischen Situation und ist von Gerinnungsfaktor zu Gerinnungsfaktor unterschiedlich. Die Dosierungsintervalle der Faktorenkonzentrate richten sich nach der (effektiven) Halbwertszeit des jeweiligen Gerinnungsfaktors. Je kürzer die effektive Halbwertszeit, desto häufiger muss eine Substitution erfolgen, um eine ausreichende Faktorenaktivität aufrechtzuerhalten. Die Dauer der Substitutionstherapie richtet sich nach der Art des Eingriffs, dem eingriffsbedingten Blutungsrisiko sowie dem Verlauf des Eingriffes, insbesondere auf Blutungsneigung und Wundheilung.

Plasmatische und rekombinante Gerinnungsfaktorenkonzentrate unterliegen den Bestimmungen des Transfusionsgesetzes (TFG). Gemäß § 14 TFG besteht daher bei der Applikation von Gerinnungsfaktorenkonzentraten die Pflicht zur patienten- und produktbezogenen Chargendokumentation.

4.6.2 Fibrinogenkonzentrate

Indikationen für den Einsatz von Fibrinogenkonzentraten sind die Prophylaxe und Therapie von Blutungen bei angeborenem (A-, Hypo-, Dysfibrinogenämie) oder erworbenem Fibrinogenmangel, etwa im Rahmen einer Verlust-, Verdünnungs- oder Verbrauchskoagulopathie. Die benötigte Fibrinogendosis in Gramm ergibt sich durch den erwünschten Anstieg (g/l) und das Plasmavolumen (l), welches etwa 40 ml/kg Körpergewicht beträgt; somit liegt bei Erwachsenen die mittlere Initialdosis bei 3–5 Gramm. Bei der Substitution ist die Halbwertszeit von Fibrinogen, die etwa 100 Stunden beträgt, zu berücksichtigen; perioperativ kann bei vermehrtem Umsatz die Halbwertszeit deutlich verkürzt sein, so dass die Substitutionsfrequenz angehoben werden muss. Bei operativen Eingriffen sollte der Fibrinogenspiegel bei mindestens 100 mg/dl liegen, bei starken Blutungen bei mindestens 150 mg/dl. Bis zur Wundheilung sollte der Spiegel dann gehalten werden. Liegt eine Hyperfibrinolyse vor, so ist eine Fibrinogengabe nur dann indiziert, wenn auch nach Hemmung der Fibrinolyse weiter eine Hypofibrinogenämie mit Blutungsneigung oder stark erhöhtem Blutungsrisiko besteht.

4.6.3 Faktor VII-Konzentrate

Zur Prophylaxe und Therapie von Blutungen bei Patienten mit angeborenem Faktor VII-Mangel stehen plasmatische und rekombinante Faktorenkonzentrate zur Verfügung. Bei der Dosierung ist davon auszugehen, dass 1 IE Faktor VII-Konzentrat je Kilogramm Körpergewicht die Faktor VII-Aktivität um ca. 1–2 % anhebt. Die anzustrebenden Faktorenaktivitäten in verschiedenen klinischen Situationen sind entsprechend der Leitlinie nachfolgend tabellarisch angegeben (Tab. 4.5).

Tab. 4.5: Anzustrebende Faktor VII-Aktivität bei Faktor VII-Mangel in verschiedenen klinischen Situationen (modifiziert nach Leitlinie zur Therapie mit Blutkomponenten und Plasmaderivaten, 2014).

Klinische Situation	Schweregrad	angestrebte Faktorenaktivität*
Blutung	leicht	10–20 %
	schwer	25–40 %
operative Eingriffe	klein	20–30 %
	groß	über 50 %

Bei kleinen Eingriffen ist ggf. eine Einmalgabe vor dem Eingriff ausreichend, bei großen Eingriffen wird die Substitution postoperativ über acht bis zehn Tage oder bis zur Wundheilung fortgeführt.

Der in einer Dosis von 15–30 μg/kg Körpergewicht auch zur Substitution beim hereditären Faktor VII-Mangel zugelassene rekombinante aktivierte Faktor VII (rFVIIa, NovoSeven®) ist gleichfalls für weitere Indikationen zugelassen. Grundlage hierfür ist, dass die Verabreichung von rFVIIa in hohen Dosierungen (i. d. R. 90–120 μg/kg Körpergewicht, repetitive Bolusgabe) unter Umgehung verschiedener Gerinnungsfaktoren zu einer massiven Steigerung der Thrombin-Bildung („Thrombin Burst") führt was dann eine Fibrinbildung zur Folge hat. Zugelassen ist rFVIIa zur Prophylaxe und Therapie von Blutungen bei Patienten mit hereditärer Hämophilie und Inhibitoren sowie bei erworbener Hemmkörperhämophilie. Des Weiteren ist rFVIIa für die Prophylaxe von Blutungen bei Thrombasthenie Glanzmann zugelassen, wenn Antikörper gegen den thrombozytären Fibrinogenrezeptor (Glykoprotein IIb/IIIa) oder gegen HLA-Merkmale vorliegen und ein Refraktärzustand gegenüber Thrombozytenkonzentraten besteht.

Unabhängig von den genannten zugelassenen Indikationen wurde rFVIIa in hohen Dosierungen auch in zahlreichen anderen klinischen Situationen evaluiert und zeitweise als „universelles Hämostyptikum" angesehen. Eine unkritische Applikation sollte jedoch nicht erfolgen. Ein Überblick über zugelassene und mögliche bzw. geprüfte Indikationen von rFVIIa ist nachfolgend tabellarisch dargestellt (Tab. 4.6). Zu betonen ist, dass in den nicht zugelassenen Indikationen der Einsatz von rFVIIa im Einzelfall zu prüfen ist und insbesondere dann ggf. erwogen werden kann, wenn sonstige Therapiemaßnahmen ausgeschöpft sind. Während beim Faktor VII-Mangel niedrige Dosierungen von 15–30 µg/kg Körpergewicht eingesetzt werden, sind in den anderen zugelassenen und möglichen Indikationen in der Regel höhere Dosierungen, zumeist 90–120 µg/kg Körpergewicht, zu verabreichen.

Tab. 4.6: Zugelassene und ausgewählte mögliche sonstige Indikationen für den Einsatz von rekombinantem aktiviertem Faktor VIIa (rVIIa) zur Prophylaxe und Therapie von Blutungen (* adaptiert nach L. Heuer, D. Blumenberg. Anaesthesist 2002; 51: 388–399; ggf. repetitive Bolusgabe).

Klinische Situation	Zulassung	Dosierung*
Faktor VII-Mangel	ja	15–30 µg/kg Körpergewicht
Thrombasthenie Glanzmann mit antithrombozytären oder HLA-Antikörpern und Refraktärzustand gegenüber Thrombozytenkonzentrat	ja	90–120 µg/kg Körpergewicht
angeborene Hämophilie mit Inhibitoren	ja	90–120 µg/kg Körpergewicht oder einmalig 270 µg/kg Körpergewicht
erworbene Hemmkörperhämophilie	ja	90–120 µg/kg Körpergewicht
sonstige Thrombozytopathien (z. B. Bernard-Soulier-Syndrom oder Storage-Pool-Defekte)	nein	50–120 µg/kg Körpergewicht
Blutungen unter oralen Antikoagulanzien (direkten oralen Antikoagulanzien [DOAK], Vitamin K-Antagonisten [VKA])	nein	5–320 µg/kg Körpergewicht
Blutungen bei Leberfunktionsstörungen	nein	5–120 µg/kg Körpergewicht
gastrointestinale Blutungen	nein	90 µg/kg Körpergewicht
traumatische Blutungen	nein	40–120 µg/kg Körpergewicht
Blutungen bei Prostatektomie	nein	20–40 µg/kg Körpergewicht
Blutungen in der Kardiochirurgie	nein	30–90 µg/kg Körpergewicht

4.6.4 Faktor VIII- und Faktor IX-Konzentrate

Faktor VIII- und Faktor IX-Konzentrate dienen der Substition der entsprechenden Gerinnungsfaktoren bei Patienten mit Hämophilie A und Hämophilie B („Bluterkrankheit"). Es stehen verschiedene plasmatische und rekombinante Faktorenkonzentrate zur Verfügung. Ein rekombinantes Faktor IX-Konzentrat mit durch Albuminfusion verlängerter Halbwertszeit (Idelvion®, CSL Behring) wurde kürzlich zugelassen, weitere Faktorenkonzentrate mit verlängerter Halbwertszeit bzw. Wirkdauer befinden sich in Entwicklung. Auf die Differenzialtherapie mit verschiedenen Faktor VIII- und Faktor IX-Konzentraten wird hier nicht weiter eingegangen und auf weiterführende Literatur verwiesen.

Bei der *Dauerbehandlung (Prophylaxe)* von Hämophilie-Patienten werden im Mittel Dosierungen von 20–30 IE/kg Körpergewicht verabreicht; bei der Hämophilie A erfolgen die Applikationen in der Regel dreimal wöchentlich; Faktor IX-Konzentrate können aufgrund der längeren Halbwertszeit seltener, zumeist zweimal wöchentlich, appliziert werden. Im operativen Fachgebiet ist eine *Bedarfsbehandlung (On-Demand-Therapie)* mit Faktor VIII- oder Faktor IX-Konzentraten bei Hämophiliepatienten bei relevanten spontanen oder traumatischen Blutungen sowie zur Prophylaxe von Blutungen bei operativen Eingriffen indiziert. Hierbei ist davon auszugehen, dass die Applikation von 1 IE des Faktorenkonzentrates je Kilogramm Körpergewicht zu einem Anstieg der Faktorenaktivität des Patienten um 1–2 % führt. Für die verschiedenen klinischen Situationen liegen keine Dosisfindungsstudien vor, so dass die empfohlenen Dosierungen der Faktorenkonzentrate auf Konsensusempfehlungen basieren (Tab. 4.7).

Tab. 4.7: Dosierungsempfehlungen für Faktor VIII-, Faktor IX- und von-Willebrand-Faktor-haltige Faktorenkonzentrate in verschiedenen klinischen Situationen (modifiziert nach Leitlinie zur Therapie mit Blutkomponenten und Plasmaderivaten, 2014).

Klinische Situation	Schweregrad	mittlere Dosierung (Initialdosis)
Gelenk-/Muskelblutung	–	20–40 IE/kg Körpergewicht
Weichteilblutungen	klein	25–40 IE/kg Körpergewicht
	groß bzw. schwerwiegend	40–60 IE/kg Körpergewicht
operative Eingriffe	kleine Wundfläche, geringes Blutungsrisiko	25–40 IE/kg Körpergewicht
	große Wundfläche, hohes Blutungsrisiko	50–80 IE/kg Körpergewicht

Die Applikation der Faktorenkonzentrate ist bei größeren Eingriffen und Blutungen in der Regel repetitiv erforderlich, wobei bei den Dosierungsintervallen die Halbwertszeit der jeweiligen Gerinnungsfaktoren zu beachten ist. Die Substitution wird postoperativ weitergeführt, wobei die Dauer der On-Demand-Behandlung vom postoperativen Verlauf, insbesondere von Blutungsfreiheit und Wundheilung, abhängig zu machen ist. Hier können sich erhebliche interindividuelle Unterschiede ergeben.

4.6.5 Von-Willebrand-Faktor-haltige Konzentrate

Für die Substitution des von-Willebrand-Faktors stehen verschiedene plasmatische Präparate zur Verfügung, die entweder ausschließlich von-Willebrand-Faktor oder von-Willebrand-Faktor und Gerinnungsfaktor VIII enthalten; die verschiedenen von-Willebrand-Faktor-haltigen Konzentrate unterscheiden sich dann unter anderem durch das Verhältnis von von-Willebrand-Faktor und Faktor VIII.

Von-Willebrand-Faktor-haltige Konzentrate werden zur Prophylaxe und Therapie von Blutungen bei Patienten mit von-Willebrand-Syndrom eingesetzt. Indikationen sind das schwere von-Willebrand-Syndrom Typ 1, das von-Willebrand-Syndrom Typ 3 sowie Varianten des von-Willebrand-Syndroms Typ 2; bei Patienten mit mildem von-Willebrand-Syndrom kann ggf. eine Behandlung mit Desmopressin erfolgen.

Die Dosierung der Faktorenkonzentrate ist individuell unterschiedlich und von Art und Schweregrad sowie der jeweiligen klinischen Situation abhängig; hinsichtlich der Initialdosis kann sich an Tab. 4.7 orientiert werden.

4.6.6 Faktor XIII-Konzentrate

Faktor XIII-Konzentrate werden zur Prophylaxe und Therapie von Blutungen sowie bei Wundheilungsstörungen bei Patienten mit angeborenem oder erworbenem Faktor XIII-Mangel eingesetzt. Beim angeborenem Faktor XIII-Mangel ist perioperativ eine Faktor XIII-Aktivität von über 50 % anzustreben, die bis zur Wundheilung aufrechterhalten werden sollte. Hinsichtlich der Dosierung ist davon auszugehen, dass 1 IE Faktor XIII-Konzentrat je Kilogramm Körpergewicht die Faktor XIII-Aktivität um ca. 1–2 % anhebt. Da Faktor XIII eine lange Plasmahalbwertszeit von etwa 120 Stunden aufweist, ist die Substitutionsfrequenz ggf. deutlich geringer als bei der Substitution anderer Faktorenmangelzustände; allerdings kann gerade perioperativ der Faktor XIII-Umsatz stark gesteigert bzw. die Halbwertszeit massiv verkürzt sein, was dann eine häufigere Applikation des Faktorenkonzentrates erfordert. Erworbene Faktor XIII-Mangelzustände kommen im perioperativen Setting häufig vor; hier wird die Faktor XIII-Aktivität durch ggf. repetitive Gaben von 15–20 IE/kg Körpergewicht angehoben. Auch bei therapierefraktärer postoperativer Wundheilungsstörung bei nachgewiesenem erworbenem Faktor XIII-Mangel kann eine kurzfristige Faktor XIII-Substitution erfolgen.

4.6.7 Prothrombinkomplexpräparate (PPSB)

Prothrombinkomplexpräparate (PPSB) enthalten die Vitamin K-abhängig gebildeten Gerinnungsfaktoren II, VII, IX und X sowie die Inhibitoren Protein C und Protein S. Die Standardisierung der Präparate (IE) richtet sich nach der enthaltenen Faktor IX-Aktivität und gibt keinen Aufschluss über den Gehalt der sonstigen enthaltenden Gerinnungsfaktoren und Gerinnungsinhibitoren. Die verschiedenen verfügbaren Präparate unterscheiden sich erheblich in der Zusammensetzung bzw. im Verhältnis der verschiedenen Gerinnungsfaktoren und Gerinnungsinhibitoren. Hinsichtlich der Substitutionsdosis kann davon ausgegangen werden, dass 1 IE des Prothrombinkomplexpräparates (PPSB) den „Quickwert" um ca. 1 % anhebt, was durch einen Anstieg der enthaltenen Gerinnungsfaktoren um etwa 0,5–2 % bedingt ist.

Prothrombinkomplexpräparate (PPSB) können bei angeborenem Mangel von Faktoren des Prothrombinkomplexes zur Prophylaxe und Therapie von Blutungen eingesetzt werden; da für die Substitution bei Faktor VII- und Faktor IX-Mangel (Hämophilie B) Einzelfaktorenkonzentrate zur Verfügung stehen, mit denen eine spezifische Substitution möglich ist, sollte PPSB nicht zur Substitution bei diesen Gerinnungsstörungen eingesetzt werden.

Bei erworbenen Mangelzuständen von Faktoren des Prothrombinkomplexes kann ebenfalls PPSB eingesetzt werden. Hier sind mögliche Indikationen:

– Blutungen unter Überdosierung der oralen Antikoagulation mit Vitamin K-Antagonisten (VKA) oder rasche Aufhebung des antikoagulatorischen Effektes (z. B. bei erforderlichen Notfalleingriffen),
– Prophylaxe und Therapie von Blutungen bei schweren Lebererkrankungen (hier wird PPSB ggf. zusätzlich zur Basistherapie mit gefrorenem Frischplasma [GFP] eingesetzt),
– bedrohliche Blutungen bei Vitamin K-Mangel.

Des Weiteren kann entsprechend einer Expertenempfehlung PPSB auch zur Therapie von Blutungen unter direkten oralen Antikoagulanzien (DOAK) eingesetzt werden; dies wird weiter hinten genauer ausgeführt (siehe 6.2.2.3).

Je nach Schweregrad des jeweiligen Defektes und klinischer Situation werden hierbei in der Regel Initialdosen von 20–40 IE PPSB je kg Körpergewicht eingesetzt.

4.7 Gefrorenes Frischplasma (GFP)

In Deutschland stehen verschiedene Formen von Plasmen zur therapeutischen Anwendung zur Verfügung. Das zumeist eingesetzte gefrorene Frischplasma (GFP, FFP [„fresh-frozen plasma"]) wird aus Vollbluteinzelspenden durch Zentrifugation zur Abtrennung zellulärer Bestandteile oder mittels Plasmapherese gewonnen. Beim mittels Solvent-Detergent-Verfahren behandelten Plasma werden zunächst Einzelspenderplasmen zusammengeführt und dann der Solvent-Detergent-Behandlung unterzogen, um potenzielle virale Erreger zu eliminieren. Auch durch die Behandlung mit Methylenblau-Licht können Viren im Plasma effektiv inaktiviert werden. Lyophilisiertes Humanplasma ist ebenfalls inzwischen verfügbar, vor der Anwendung muss eine Rekonstitution erfolgen. Bei der Herstellung von Plasmen zur therapeutischen Anwendung sind die Bestimmungen des Transfusionsgesetzes (TFG) sowie der Richtlinien zur Gewinnung von Blut und Blutbestandteilen und zur Anwendung von Blutprodukten (Hämotherapie) einzuhalten.

Prinzipiell ist eine Gabe von *Plasma zur therapeutischen Anwendung* zur Prophylaxe und Therapie von Blutungen bei Patienten mit komplexen plasmatischen Gerinnungsstörungen mit kombinierten Faktorenmangelzuständen indiziert, um die Aktivitäten der Gerinnungsfaktoren anzuheben. Weitere Indikationen im perioperativen Kontext können die Prophylaxe und Therapie von Blutungen bei Faktor V-Mangel (CAVE: nicht mit Faktor V-Leiden-Mutation zu verwechseln!) und Faktor XI-Mangel sein, da für diese beiden seltenen Gerinnungsdefekte derzeit zur Substitution keine zugelassenen Faktorenkonzentrate zur Verfügung stehen. Andere Faktorenmangelzustände werden nicht mit Plasma zur therapeutischen Anwendung ausgeglichen, sondern entweder mit Einzelfaktorkonzentraten bei isolierten Faktorenmängeln oder Kombinationspräparaten, insbesondere Prothrombinkomplexpräparaten (PPSB) bei Vitamin K-Mangel oder Überdosierung von Vitamin K-Antagonisten. Grundsätzlich ist die Wirksamkeit von Frischplasmen (FFP) zur Behandlung plasmatischer Gerinnungsstörungen stark limitiert. Problematisch sind die variablen Halbwertszeiten der verschiedenen applizierten Gerinnungsfaktoren, wobei bei Faktoren mit kurzer Halbwertszeit (z. B. nur drei bis sechs Stunden bei Gerinnungsfaktor VII) Applikationen in sehr kurzen Abständen erforderlich sind, um adäquate Faktorenspiegel zu erzielen und zu halten. Die Transfusion von Frischplasmen (FFP) zum Erzielen ausreichender Faktorenspiegel ist zudem mit einer sehr hohen Volumenbelastung für den Patienten verbunden, so dass die Gefahr einer Volumenüberladung („Transfusion-Associated Circulatory Overload" [TACO]) mit kardialer Dekompensation bei gefährdeten Patienten droht.

Bezüglich der Effektivität des Einsatzes von Frischplasmen (FFP) zur Prophylaxe und Therapie von Gerinnungsstörungen gibt es nur wenige aussagekräftige Untersuchungen. Indikationen sind die Therapie der Verlust- und Verdünnungskoagulopathie nach akutem schwerem Blutverlust, wobei in der Labordiagnostik als kritische Grenze ein Abfall von Fibrinogen unter 100 mg/dl oder des Quickwertes unter 50 % und eine Verlängerung der aktivierten partiellen Thromboplastinzeit auf über 45 Sekunden anzusehen sind. Die Bestimmung dieser Parameter ist allerdings methodenabhängig und der praktische Einsatz schon dadurch limitiert, dass die Untersuchungsbefunde nicht unmittelbar zur Verfügung stehen. Bei hohem Blutverlust von über 100 ml/min oder dem Erfordernis von Massivtransfusionen kann davon ausgegangen werden, dass der Patient eine Verlustkoagulopathie entwickeln wird. Grundsätzlich ist bei einer Verlust- oder Verdünnungskoagulopathie im Falle von Blutungen eine hohe Dosis von Plasmen erforderlich (15–20 ml je Kilogramm Körpergewicht), um einen ausreichenden Anstieg der Faktorenaktivitäten zu erzielen. Geringe Plasmagaben, etwa von unter 600–800 ml beim Erwachsenen, sind nicht indiziert.

Bei Lebererkrankungen kommt es zu einer komplexen Hämostasestörung mit einer Verminderung zahlreicher Gerinnungsfaktoren und Inhibitoren. Zur Bewertung dieser komplexen Gerinnungsstörung im Rahmen einer Lebererkrankung kann der Quickwert herangezogen werden, für den eine Korrelation mit dem Auftreten perioperativer Blutungen in diesem Patientenkollektiv besteht. Wird zur Prophylaxe und Therapie von Blutungen Plasma zur therapeutischen Anwendung verabreicht, sollte hierdurch der Quickwert auf mindestens 50 % angehoben werden. Wie bei der Verlust- und Verdünnungskoagulopathie sind hierfür hohe Plasmadosen von mindestens 20 ml je Kilogramm Körpergewicht erforderlich. Die Applikationsintervalle von Plasma zur therapeutischen Anwendung bei Patienten mit Lebererkrankungen sind individuell sehr verschieden und von dem klinischen Verlauf, maßgeblich der Blutungsneigung, sowie von den Laboruntersuchungen im Verlauf abhängig zu machen.

Zum Einsatz von Frischplasmen (FFP) bei der Verbrauchskoagulopathie bzw. der disseminierten intravasalen Gerinnung (DIC) existieren keine aussagekräftigen Untersuchungen, die einen positiven Effekt auf die Überlebensrate belegen. Grundsätzlich sollte daher eine prophylaktische Verabreichung von Frischplasmen (FFP) in dieser Konstellation unterbleiben. Lediglich bei schwerer DIC mit ausgeprägter Blutungsneigung sollten Frischplasmen (FFF) appliziert werden, dann in einer hohen Dosierung von ca. 20 ml/kg Körpergewicht; Ziel ist es dann, hämostatisch wirksame Mindestspiegel zu erreichen. Es kann sich hierzu an der Bestimmung des Quickwertes orientiert werden, der bei mindestens 50 % liegen sollte.

Bei Patienten mit schwerem Faktor V- und Faktor XI-Mangel kann zur Prophylaxe und Therapie von Blutungen eine Gabe von Plasma zur therapeutischen Anwendung erforderlich werden, da für diese seltenen Faktorenmängel keine Einzelfaktorenkonzentrate zur Substitution zur Verfügung stehen. Allerdings sind diese Faktorenmängel sehr selten, weshalb ein Einsatz von Plasmen in dieser Indikation eine Rarität darstellt. Insgesamt sollte bei einer Gabe von Plasma die Faktorenaktivität von Faktor V bzw. Faktor XI auf mindestens 20 % angehoben und gehalten werden. Wiederum muss hier für einen Anstieg der Faktorenaktivität um 1 % etwa 1 ml Plasma je Kilogramm Körpergewicht appliziert werden. Die Dosierungsintervalle richten sich dann nach den entsprechenden biologischen Halbwertszeiten dieser Gerinnungsfaktoren (Faktor V: ca. zwölf Stunden; Faktor XI: ca. 60 Stunden; CAVE: deutliche Verkürzung bei hohem Umsatz).

Voraussetzung für eine bedarfsgerechte und effiziente Therapie mit Frischplasmen (FFP) ist eine begleitende Labordiagnostik zur Sicherung und Quantifizierung der zugrundeliegenden plasmatischen Gerinnungsstörung. Hierfür ist eine Bestimmung der Prothrombinzeit nach Quick (Quickwert) sowie der aktivierten partiellen Thromboplastinzeit (aPTT) gemeinhin ausreichend. Beim Einsatz von Frischplasmen

(FFP) zur Prophylaxe und Blutungen bei Faktor V- und Faktor XI-Mangel ist zum Monitoring eine Bestimmung der Faktor V- bzw. Faktor XI-Aktivität sinnvoll.

In der Regel werden Frischplasmen (FFP) AB0-identisch transfundiert. In Ausnahmefällen ist eine Transfusion aber auch AB0-kompatibel statthaft (Tab. 4.8). Anders als bei der Anwendung von Erythrozytenkonzentraten ist eine Verträglichkeitsprobe (Kreuzprobe) hierfür nicht erforderlich.

Tab. 4.8: AB0-Kompatibilität von Frischplasmen (FFP).

AB0-Blutgruppe des Patienten	Kompatible Frischplasmen (FFP)
A	A, AB
0	0, A, B, AB
B	B, AB
AB	AB

Plasmen zur therapeutischen Anwendung unterliegen den Bestimmungen des Transfusionsgesetzes (TFG). Gemäß § 14 TFG besteht bei der Verabreichung die Pflicht zur patienten- und produktbezogenen Chargendokumentation.

Als Kontraindikation hinsichtlich des Einsatzes von Plasmen zur therapeutischen Anwendung und sonstiger Plasmaprodukte ist der IgA-Mangel zu nennen. Betroffene Patienten können Antikörper gegen IgA aufweisen, was bei der Verabreichung von Plasma – welches IgA enthält – zu anaphylaktischen Reaktionen führen kann.

4.8 Thrombozytenkonzentrate

Verfügbar sind *Pool-Thrombozytenkonzentrate*, bei denen Thrombozyten aus mehreren Vollblutspenden zusammengeführt werden, und *Apherese-Thrombozytenkonzentrate*, die durch Thrombozytapherese von gesunden Spendern gewonnen werden. Ein Thrombozytenkonzentrat enthält in der Regel etwa $2–4 \times 10^9$ Thrombozyten. Die Thrombozyten befinden sich hierbei entweder in Spenderplasma oder in einer Additivlösung. Die Haltbarkeit entnommener Thrombozytenkonzentrate beträgt unter kontrollierten Bedingungen ($22 \pm 2\,°C$) 7–10 Tagen. Die Zirkulationsdauer von Thrombozyten bei gesunden Individuen liegt etwa zwischen sieben und zehn Tagen. Dementsprechend lassen sich auch transfundierte Thrombozyten bestenfalls über diesen Zeitraum nachweisen, bei erhöhtem Thrombozytenumsatz kann die Zirkulationsdauer der Thrombozyten jedoch deutlich kürzer sein. Thrombozytenkonzentrate werden ganz allgemein zur Prophylaxe und Therapie von Blutungsereignissen eingesetzt, die durch eine Verminderung (Thrombozytopenie) oder eine Funktionsstörung von Thrombozyten (Thrombozytopathie) bedingt sind. Hierbei ist die Transfusionsindikation grundsätzlich neben dem Ausmaß der Thrombozytopenie oder Thrombozytenfunktionsstörung abhängig von der Schwere der vorliegenden Blutungsneigung bzw. dem vermuteten Blutungsrisiko. Während der Nachweis der Thrombozytopenie aus dem Blutbild einfach erfolgen kann, ist die Einschätzung deutlich schwieriger, wenn (zusätzlich) eine Thrombozytenfunktionsstörung (Thrombozytopathie) vorliegt. Daher orientieren sich die derzeitigen Empfehlungen nahezu ausnahmslos an der Thrombozytenzahl.

Bei stabilen Patienten ohne relevante Blutungszeichen mit einer Thrombozytopenie wird zumeist eine Thrombozytentransfusion nur ab einer Thrombozytenzahl unter 10.000/µl durchgeführt, da dann mit einem deutlich erhöhten Risiko für spontane Blutungen zu rechnen ist. Bei Hinzukommen zusätzlicher Risikofaktoren für Blutungen (z. B. Infektionen, Fieber, zusätzlichen Gerinnungsstörungen, Hautblutungen) sollte eine Thrombozytentransfusion ggf. bereits bei Plättchenzahlen unter 20.000/µl erfolgen. Bei Auftreten von manifesten Blutungen sollte eine Thrombozytenzahl von mindestens 50.000/µl angestrebt werden.

Im Rahmen operativer Eingriffe besteht bei Vorliegen einer Thrombozytopenie ein erhöhtes Blutungsrisiko. Für einen größeren operativen Eingriff sollten die Thrombozytenzahlen auf über 50.000/µl angehoben werden. Bei operativen Eingriffen mit geringem Blutungsrisiko und insbesondere bei Eingriffen an den Extremitäten, bei denen durch Kompression ggf. eine Blutstillung erzielt werden kann, sind ggf. auch Thrombozytenzahlen von 20.000–50.000/µl, eine normale Thrombozytenfunktion vorausgesetzt, ausreichend. Eine Sonderstellung haben Eingriffe mit sehr hohem Blutungsrisiko, insbesondere neurochirurgische Eingriffe und Eingriffe am Augenhintergrund. Bei diesen sollte eine Thrombozytenzahl von 70.000–100.000/µl präoperativ gewährleistet sein. Bei kleinen zahnärztlichen Eingriffen kann eine Plättchenzahl von 20.000/µl bei Fehlen einer zusätzlichen Plättchenfunktionsstörung als ausreichend angesehen werden, während bei großen zahnärztlichen Eingriffen (insbesondere kieferorthopädischen Eingriffen) Plättchenzahlen von mindestens 50.000/µl anzustreben sind. Tritt perioperativ eine akute bedrohliche oder transfusionspflichtige Blutung bei Patienten mit Thrombozytopenie auf, so sollte die Thrombozytenzahl auf mindestens 100.000/µl angehoben werden.

Bei Patienten mit Immunthrombozytopenien (ITP), bei denen der Umsatz der Thrombozyten aufgrund von Antikörpern gegen thrombozytäre Merkmale gesteigert ist, stellt die Thrombozytentransfusion nicht die Therapie der Wahl dar, um Thrombozyten – beispielsweise vor operativen Eingriffen – anzuheben; hierzu werden andere therapeutische Maßnahmen eingesetzt. Die Transfusion von Thrombozyten sollte in dieser Patientengruppe nur zur Therapie bedrohlicher Blutungen herangezogen werden; aufgrund des hohen Umsatzes der Thrombozyten wird dann eine hohe Dosierung von Thrombozytenkonzentraten benötigt. Begleitend sollte im Fall einer notfallmäßigen Thrombozytengabe bei Patienten mit einer ITP auch eine Applikation von Immunglobulinen (IVIG) und/oder Kortikosteroiden erfolgen, um den Abbau der Thrombozyten zu blockieren. Auch bei sonstigen Thrombozytopenien, die durch einen gesteigerten Umsatz von Thrombozyten bedingt sind (z. B. Verbrauchskoagulopathie), sollte die Gabe von Thrombozytenkonzentraten zurückhaltend erfolgen und nur bei bedrohlichen Blutungen eingesetzt werden, wenn sonstige therapeutische Optionen keinen Erfolg zeigen.

Der Effekt von Pool- und Apherese-Thrombozytenkonzentraten auf den Anstieg der Thrombozytenzahl ist grundsätzlich nicht unterschiedlich, so dass beide Präparate für eine Thrombozytentransfusion gewählt werden können. Die Wirksamkeit der Thrombozytentransfusion wird einerseits klinisch durch den Stillstand einer eventuellen Blutung und andererseits labordiagnostisch anhand des Anstieges der Thrombozytenzahl (Inkrement) bewertet.

Nach Möglichkeit sollten Thrombozytenkonzentrate AB0-identisch transfundiert werden, Rhesus-negative Empfänger sollten bevorzugt Rhesus-negative Präparate erhalten. Zumeist wird durch die Gabe eines Thrombozytenkonzentrates, das etwa $2-3 \times 10^{11}$ Thrombozyten enthält, ein Anstieg der Thrombozytenzahlen (Inkrement) um etwa 30.000/µl erreicht, was bei der Dosierung der Thrombozytenkonzentrate zu berücksichtigen ist. Da Thrombozytenkonzentrate eine Verunreinigung durch Erythrozyten aufweisen, kann bei Rhesus-inkompatibler Transfusion eine Immunisierung Rhesus-negativer Empfänger bei Verabreichung von Thrombozytenkonzentraten Rhesus-positiver Spender erfolgen. Daher sollte auch eine entsprechende Rhesusinkompatibilität bei Thrombozytentransfusionen möglichst vermieden werden, insbesondere bei Mädchen und gebärfähigen Frauen. Bei einer Rhesus-inkompatiblen Transfusion auf Rhesus-negative Empfänger sollte eine Gabe von 150–300 µg Anti-D-Immunglobulinen erfolgen, um eine Immunisierung zu verhindern.

In manchen Fällen wird durch eine Thrombozytentransfusion kein ausreichender Thrombozytenanstieg erzielt. Als Gründe sind nichtimmunologische (z. B. Splenomegalie, Verbrauchskoagulopathie, akuter Blutverlust) sowie immunologische Ursachen zu unterscheiden. Ist der Empfänger durch vorausgegangene Transfusionen oder Schwangerschaften gegen Thrombozytenmerkmale immunisiert und hat Antikörper gegen HLA-(„Human Leucocyte Antigen"-) oder HPA- („Human Platelet Antigen"-)Merkmale ausgebildet, so kann es zu einem immunologisch bedingten Refraktärzustand kommen und die Plättchenzahlen steigen nach Transfusion nicht oder kaum an. In diesem Fall sollten in erster Linie die entsprechenden HLA- und HPA-Antigene gemieden und erst in zweiter Linie eine Anpassung gemäß AB0-Blutgruppe erfolgen; hierfür müssen ggf. HLA-Klasse-I- und HPA-kompatible Apherese-Konzentrate von ausgewählten Spendern gewonnen und transfundiert werden. In diesen Fällen sollte dann Rücksprache mit einer geeigneten transfusionsmedizinischen Einrichtung genommen werden. Betont werden muss, dass bei der Verabreichung von Thrombozytenkonzentraten eine patienten- und produktbezogene Chargendokumentationspflicht gemäß § 14 Transfusionsgesetz besteht.

Grundsätzlich sollte der Erfolg der Transfusion durch Bestimmung des Anstieges der Thrombozyten überprüft werden. In der Regel ist bei der Transfusion von einem Thrombozytenkonzentrat bei optimalem Transfusionserfolg mit einem Anstieg der Plättchenzahlen um etwa 30.000/µl zu rechnen. Eine genauere Bewertung der Transfusionseffektivität kann durch eine Bestimmung des sogenannten „Corrected Count Increment" (CCI) erfolgen, bei dem der Thrombozytenanstieg durch die Transfusion in Bezug zur Körperoberfläche des Patienten gesetzt wird:

$$CCI = \frac{\text{Thrombozytenanstieg (pro µl)} \times \text{Körperoberfläche (m}^2)}{\text{Transfundierte Thrombozyten } (\times 10^{11})}$$

Von einem *Refraktärzustand* ist dann auszugehen, wenn das CCI eine Stunde bzw. 20 Stunden nach Transfusion von Thrombozytenkonzentraten unter 7.500 bzw. unter 4.500 liegt; hierfür kommen nichtimmunologische und immunologische Ursachen in Betracht. Mögliche nichtimmunologische Ursachen sind insbesondere der fortgesetzte Verbrauch (z. B. bei Verbrauchskoagulopathie) oder Verlust von Thrombozyten bei persistierender Blutung sowie das „Pooling" der Thrombozyten bei Splenomegalie. Ursache eines immunologischen Refraktärzustandes sind Antikörper gegen thrombozytäre Plättchenantigene („Human Platelet Antigens" [HPA]) und/oder HLA-(„Human Leucocyte Antigens"-)Merkmale. Bei einem entsprechenden Verdacht sollte nach Rücksprache mit der betreuenden transfusionsmedizinischen Einrichtung eine Bestimmung entsprechender Antikörper (insbesondere HLA-Antikörper der Klasse I und HPA-Antikörper) veranlasst werden. Um bei immunisierten Patienten einen ausreichenden Transfusionserfolg zu erzielen, müssen die HPA- und HLA-Merkmale, gegen die die Antikörper gerichtet sind, gemieden werden. Hierzu wird dann eine entsprechende Auswahl von Apherese-Thrombozytenkonzentraten geeigneter Spender durch eine transfusionsmedizinische Einrichtung vorgenommen, wobei die Bereitstellung geeigneter Präparate je nach Immunisierungsgrad des Empfängers schwierig sein kann. Der immunologische Refraktärzustand setzt daher eine intensive Kommunikation zwischen Anwender und transfusionsmedizinischer Einrichtung voraus.

Als Blutprodukte unterliegen Thrombozytenkonzentrate der Pflicht zur patienten- und produktseitigen Chargendokumentation gemäß § 14 Transfusionsgesetz (TFG).

Literatur zum Abschnitt „Pharmaka bei Blutungsneigung

Barthels M (Hrsg.). Das Gerinnungskompendium. Schnellorientierung, Befundinterpretation, klinische Konsequenzen. 2. Auflage. Thieme Verlag. 2012.

Berntorp E. Recombinant FVIIa in the treatment of warfarin bleeding.Semin Thromb Hemost. 2000; 26: 433–435.

Bonik K, Rode M, Broder M. Therapie von Fibrinogenmangelzuständen. Hämostaseologie. 1996; 16: 194–199.

Bösel J, Steiner T. [Reversal of oral anticoagulation in intracranial hemorrhage]. Dtsch Med Wochenschr. 2010; 135: 2366–2369.

Brown JR, Birkmeyer NJ, O'Connor GT. Meta-analysis comparing the effectiveness and adverse outcomes of antifibrinolytic agents in cardiac surgery. Circulation. 2007; 115: 2801–2813.

Buecking B, Eschbach D, Bliemel C, Oberkircher L, Struewer J, Ruchholtz S, et al. Effectiveness of vitamin K in anticoagulation reversal for hip fracture surgery–a prospective observational study. Thromb Res. 2014; 133: 42–47.

Carless PA, Henry DA, Moxey AJ, O'Connell D, McClelland B, Henderson KM, et al. Desmopressin for minimising perioperative allogeneic blood transfusion. Cochrane Database Syst Rev. 2004; CD001884.

Colomina MJ, Díez Lobo A, Garutti I, Gómez-Luque A, Llau JV, Pita E. Perioperative use of prothrombin complex concentrates. Minerva Anestesiol. 2012; 78: 358–368.

Dietrich CP, Shinjo SK, Moraes FA, Castro RA, Mendes A, Gouvea TC, et al. Structural features and bleeding activity of commercial low molecular weight heparins: neutralization by ATP and protamine. Semin Thromb Hemost. 1999; 25(3): 43–50.

Ebright J, Mousa SA. Oral anticoagulants and status of antidotes for the reversal of bleeding risk. Clin Appl Thromb Hemost. 2015; 21: 105–114.

Fachinformation Cyklokapron®-Injektionslösung. Pfizer. Stand der Information: April 2015.

Fachinformation Konakion® MM 10 mg. Roche. Stand der Information: Januar 2015.

Fachinformation Minirin parenteral Injektionslösung (4 µg/ml). Ferring Arzneimittel. Stand der Information: Dezember 2015.

Fachinformation NovoSeven® 1 mg/2 mg/5 mg/8 mg. Novo Nordisk. Stand der Information: Dezember 2013.

Fachinformation Praxbind®. Boehringer Ingelheim. Stand der Information: November 2015.

Faraoni D, Goobie SM. The efficacy of antifibrinolytic drugs in children undergoing noncardiac surgery: a systematic review of the literature. Anesth Analg. 2014; 118: 628–636.

Federici AB, Sacco R, Stabile F, Carpenedo M, Zingaro E, Mannucci PM. Optimising local therapy during oral surgery in patients with von Willebrand disease: effective results from a retrospective analysis of 63 cases. Haemophilia. 2000; 6: 71–77.

Federici AB, Baudo F, Caracciolo C, Mancuso G, Mazzucconi MG, Musso R, et al. Clinical efficacy of highly purified, doubly virus-inactivated factor VIII/von Willebrand factor concentrate (Fanhdi) in the treatment of von Willebrand disease: a retrospective clinical study. Haemophilia. 2002; 8: 761–767.

Franchini M. The use of desmopressin as a hemostatic agent: a concise review. Am J Hematol. 2007; 82: 731–735.

Franchini M, Liumbruno GM, Lanzoni M, Candura F, Vaglio S, Profili S, et al. Clinical use and the Italian demand for prothrombin complex concentrates. Blood Transfus. 2013; 11(4): 94–100.

Grottke O, Levy JH. Prothrombin complex concentrates in trauma and perioperative bleeding. Anesthesiology. 2015; 122: 923–931.

Grottke O, Aisenberg J, Bernstein R, Goldstein P, Huisman MV, Jamieson DG, et al. Efficacy of prothrombin complex concentrates for the emergency reversal of dabigatran-induced anticoagulation. Crit Care. 2016; 20: 115.

Glund S, Stangier J, Schmohl M, Gansser D, Norris S, van Ryn J, et al. Safety, tolerability, and efficacy of idarucizumab for the reversal of the anticoagulant effect of dabigatran in healthy male volunteers: a randomised, placebo-controlled, double-blind phase 1 trial. Lancet. 2015; 386: 680–690.

Greinacher A, Kiefel V, Klüter H, Kroll H, Pötzsch B, Riess H. Empfehlungen zur Thrombozytentransfusion der Thrombozyten-Arbeitsgruppe der DGTI, GTH und DGHO. Transfus Med Hemother. 2006; 33: 528–543.

Greinacher A, Thiele T, Selleng K. Reversal of anticoagulants: an overview of current developments. Thromb Haemost 2015; 113: 931-942.

Hanslik T, Prinseau J. The use of vitamin K in patients on anticoagulant therapy: a practical guide. Am J Cardiovasc Drugs. 2004; 4: 43–55.

Hartmann M, Sucker C, Boehm O, Koch A, Loer S, Zacharowski K. Effects of cardiac surgery on hemostasis. Transfus Med Rev. 2006; 20: 230–241.

Henry DA, Moxey AJ, Carless PA, O'Connell D, McClelland B, Henderson KM, et al. Desmopressin for minimising perioperative allogeneic blood transfusion. Cochrane Database Syst Rev. 2001; (2): CD001884. Review. Update

Henry DA, Carless PA, Moxey AJ, O´Connell D, Stokes BJ, McClelland B, et al. Anti-fibrinolytic use of minimizing perioperative allgeneic blood transfusion. Cochrane Database Syst Rev. 2007; 17: CD001886.

Heuer L, Blumenberg D. Rekombinanter Faktor VIIa (NovoSeven®). Ein Überblick über aktuelle und mögliche zukünftige Indikationen. Anaesthesist. 2002; 51: 388–399.

Johansen M, Wikkelsø A, Lunde J, Wetterslev J, Afshari A. Prothrombin complex concentrate for reversal of vitamin K antagonist treatment in bleeding and non-bleeding patients. Cochrane Database Syst Rev. 2015; 7: CD010555.

Kagoma YK, Crowther MA, Douketis J, Bhandari M, Eikelboom J, Lim W. Use of antifibrinolytic therapy to reduce transfusion in patients undergoing orthopedic surgery: a systematic review of randomized trials. Thromb Res. 2008; 123: 687–696.

Khorsand N, Kooistra HA, van Hest RM, Veeger NJ, Meijer K. A systematic review of prothrombin complex concentrate dosing strategies to reverse vitamin K antagonist therapy. Thromb Res. 2015; 135: 9–19.

Kinard TN, Sarode R. Four factor prothrombin complex concentrate (human): review of the pharmacology and clinical application for vitamin K antagonist reversal. Expert Rev Cardiovasc Ther. 2014; 12: 417–427.

Koscielny J, Tempelhoff GF, Ziemer S, Radtke H, Schmutzler M, Sinha P, et al. A Practical Concept for Preoperative Management in Patients with Impaired Primary Hemostasis. Clin Appl Thromb Haemost. 2004; 10: 155–166.

Koscielny J, Pruß A, Kiesewetter H. Klinischer Einsatz von Desmopressin und Antifibrinolytika in der Intensivmedizin. In: Intensivmedizin. Eckart, Forst, Buchardi (Hrsg.), Ecomed-Verlag, Kapitel IX. 2005; 5: 1-16 .

Koscielny J. Klinischer Einsatz von Tranexamsäure. Sonderpublikation. AINS. 2014; 5: 1–7.

Koscielny J. Klinisch hämostaseologischer Einsatz von Desmopressin i.v. (DDAVP parenteral). Industriemitteilung. Anästh Intensivmed. 2014; 55.

Koster A, Faraoni D, Levy JH. Antifibrinolytic Therapy for Cardiac Surgery: An Update. Anesthesiology. 2015; 123: 214–221.

Kozek-Langenecker SA, Afshari A, Albaladejo P, Santullano CA, De Robertis E, Filipescu DC, et al. Management of severe perioperative bleeding: guidelines from the European Society of Anaesthesiology. Eur J Anaesthesiol. 2013; 30: 270–382.

Kreuz W, Meili E, Peter-Salonen K, Haertel S, Devay J, Krzensk U, et al. Efficacy and tolerability of a pasteurised human fibrinogen concentrate in patients with congenital fibrinogen deficiency. Transf Apheresis Sci. 2005; 32: 247–253.

Leitlinien zur Therapie mit Blutkomponenten und Plasmaderivaten. Herausgegeben vom Vorstand der Bundesärztekammer auf Empfehlung des Wissenschaftlichen Beirats. 4., überarbeitete und aktualisierte Auflage. 2014.

Levi M, Eerenberg E, Kamphuisen PW. Bleeding risk and reversal strategies for old and new anticoagulants and antiplatelet agents. J Thromb Haemost. 2011; 9: 1705–1712.

Lin DM, Murphy LS, Tran MH. Use of prothrombin complex concentrates and fibrinogen concentrates in the perioperative setting: a systematic review. Transfus Med Rev. 2013; 27: 91–104.

Mahdy AM, Webster NR. Perioperative systemic haemostatic agents. Br J Anaesth. 2004; 93: 842–858.

Mangano DT, Tudor IC, Dietzel C. The risk associated with aprotinin in cardiac surgery. N Engl J Med. 2006; 354: 353–365.

Mangano D, Miao Y, Vuylsteke A, Tudor I, Juneja R, Filipescu D, et al. Mortality associated with aprotinin during 5 years following coronary artery bypass graft surgery. JAMA. 2007; 297: 471–479.

Mannucci PM, Ruggeri ZM, Pareti FI, Capitanio A. 1-Deamino-8-d-arginine vasopressin: a new pharmacological approach to the management of haemophilia and von Willebrands´disease. Lancet. 1977; 1: 869–872.

Mannucci PM, Vicente V, Alberca I, Sacchi E, Longo G, Harris AS, et al. Intravenous and subcutaneous administration of desmopressin (DDAVP) to hemophiliacs: pharmacokinetics and factor VIII responses. Thromb Haemost. 1987; 58: 1037–1039.

Mannucci PM. Hemostatic drugs. N Engl J Med. 1998; 339: 245–253.

Mannucci PM, Chediak J, Hanna W, Byrnes J, Ledford M, Ewenstein BM, et al. Alphanate Study Group. Treatment of von Willebrand disease with a high-purity factor VIII/von Willebrand factor concentrate: a prospective, multicenter study. Blood. 2002; 99: 450–456.

Matsushima K, Benjamin E, Demetriades D. Prothrombin complex concentrate in trauma patients. Am J Surg. 2015; 209: 413–417.

Myles P. Antifibrinolytic therapy: evidence, bias, confounding (and politics!). J Extra Corpor Technol. 2007; 39: 308–310.

Nuget DJ. Prophylaxis in rare coagulation disorders – Factor XIII deficiency. Thromb Res. 2006; 118(1): 23–28.

Nybo M, Madsen JS. Serious anaphylactic reactions due to protamine sulfate: a systematic literature review. Basic Clin Pharmacol Toxicol. 2008; 103: 192–196.

Pai M, Crowther MA. Neutralization of heparin activity. Handb Exp Pharmacol. 2012; 207: 265–277.

Park KW. Protamine and protamine reactions. Int Anesthesiol Clin. 2004; 42: 135–145.

Peyvandi F, Kaufman RJ, Seligsohn U, Salomon O, Bolton-Maggs PH, Spreafico M, et al. Rare bleeding disorders. Haemophilia. 2006; 12(3): 137–142.

Pollack CV Jr, Reilly PA, Eikelboom J, Glund S, Verhamme P, Bernstein RA, et al. Idarucizumab for Dabigatran Reversal. N Engl J Med. 2015; 373: 511–520.

Querschnitts-Leitlinien (BÄK) zur Therapie mit Blutkomponenten und Plasmaderivaten. Herausgegeben vom Vorstand der Bundesärztekammer auf Empfehlung des Wissenschaftlichen Beirats. 4., überarbeitete und aktualisierte Auflage. 2014.

Rodgers GM. Prothrombin complex concentrates in emergency bleeding disorders. Am J Hematol. 2012; 87: 898–902.

Rossaint R, Bouillon B, Cerny V, Coats TJ, Duranteau J, Fernández-Mondéjar E, et al. The European guideline on management of majorbleeding and coagulopathy following trauma: fourth edition. Crit Care. 2016; 20: 100.

Rote Liste 2015. Arzneimittelverzeichnis für Deutschland, 55. Ausgabe. Rote Liste Service GmbH, Frankfurt/Main.

S3-Leitlinie Polytrauma/Schwerverletzten-Behandlung. AWMF Register Nr. 012/019, 290. 2011; 1–445.

Schöchl H, Frietsch T, Pavelka M, Jámbor C. Hyperfibrinolysis after major trauma: differential diagnosis of lysis patterns and prognostic value of thrombelastometry. J Trauma. 2009; 67: 125–131.

Schöchl H, Voelckel W, Maegele M, Solomon C. Trauma-associated hyperfibrinolysis. Hamostaseologie. 2012; 32: 22–27.

Schopen G, Bonik K, Rosenkranz G: Fibrinogensubstitution mit Haemocomplettan HS. Ergebnisse einer Anwendungsbeobachtung. Hämostaseologie. 1994; 14: 140–148

Schramm W, Scharrer I. Konsensus Empfehlungen zur Hämophiliebehandlung in Deutschland. GTH Hämophiliekommission, Update 1999. Hämophilieblätter. 2000; 34: 62–65.

Sedrakyan A, Treasure T, Elefteriades JA. Effect of aprotinin on clinical outcomes in coronary artery bypass graft surgery: a systematic review and meta-analysis of randomized clinical trials. J Thorac Cardiovasc Surg. 2004; 128: 442–448.

Shakur H, Roberts I, Bautista R, Caballero J, Coats T, et al. Effects of tranexamic acid on death, vascular occlusive events, and blood transfusion in trauma patients with significant haemorrhage (CRASH-2): a randomised, placebo-controlled trial. Lancet. 2010; 376: 23–32.

Shiga T, Wajima Z, Inoue T, Sakamoto A. Aprotinin in major orthopedic surgery: a systematic review of randomized controlled trials. Anesth Analg. 2005; 101: 1602–1607.

Slaughter TF, Greenberg CS. Antifibrinolytic drugs and perioperative hemostasis. Am J Hematol. 1997; 56: 32–36.

Spahn DR, Cerny V, Coats TJ, Duranteau J, Fernández-Mondéjar E, Gordini G, et al. Task Force for Advanced Bleeding Care in Trauma. Management of bleeding following major trauma: a European guideline. Crit Care. 2007; 11: R17.

van Galen KP, Engelen ET, Mauser-Bunschoten EP, van Es RJ, Schutgens RE. Antifibrinolytic therapy for preventing oral bleeding in patients with haemophilia or Von Willebrand disease undergoing minor oral surgery or dental extractions. Cochrane Database Syst Rev. 2015;12: CD011385.

Yates SG, Sarode R. New strategies for effective treatment of vitamin K antagonist-associated bleeding. J Thromb Haemost. 2015; 13: 180–186.

Teil III: **Thrombotische Ereignisse**

5 Grundlagen venöser thrombotischer Ereignisse

5.1 Tiefe Venenthrombose

5.1.1 Definition und Epidemiologie

Unter dem Begriff einer tiefen Venenthrombose (Phlebothrombose) wird die partielle oder komplette Verlegung von tiefen Venen durch lokal gebildete Thromben verstanden. Durch eine Ausdehnung des initialen Thrombus („appositionelles Wachstum") kann es zu einer Ausbreitung der Thrombose kommen, wobei zumeist eine nach proximal aszendierende Thrombose vorliegt. Eine tiefe Venenthrombose kann sich auch durch Ausbreitung einer initialen oberflächlichen Thrombose (Thrombophlebitis) oder einer Muskelvenenthrombose in das tiefe Venensystem entwickeln. Häufig kommt es nach einer Thrombose nicht zur vollständigen Rekanalisation (Restitutio), sondern zu einer Defektheilung mit residuellen organisierten Thromben sowie konsekutiver chronisch-venöser Insuffizienz (CVI) mit Ausbildung eines postthrombotischen Syndroms (PTS). Bei den venösen Thrombosen sind ganz überwiegend die tiefen Venen der unteren Extremitäten betroffen, in nur etwa 10 % der Fälle manifestieren sich venöse Thrombosen an den oberen Extremitäten. Bei den venösen Thrombosen handelt es sich um sehr häufige Krankheitsbilder, die in den Industrieländern mit einer Inzidenz von etwa 0,1 % pro Jahr auftreten.

5.1.2 Pathophysiologie und Risikofaktoren

Die tiefe Venenthrombose und sonstige venöse thrombotische Ereignisse sind durch eine abnorme Gerinnselbildung in venösen Gefäßen charakterisiert. Nach Rudolf Virchow (1821–1902) sind für die Entstehung der Venenthrombose Veränderungen des Blutgefäßes, der Blutzusammensetzung sowie des Blutflusses entscheidend („Virchow Trias"). Dieses vor mehr als 100 Jahren aufgestellte pathophysiologische Konzept der Venenthrombose ist auch heute noch uneingeschränkt gültig; eine Übersicht über die drei grundlegenden Ursachen thrombotischer Ereignisse gemäß „Virchow-Trias" und deren heutiger Interpretation ist nachfolgend tabellarisch dargestellt (Tab. 5.1).

Die Entstehung einer tiefen Venenthrombose erfolgt häufig multifaktoriell, so dass das Thromboseereignis durch ein „unglückliches Zusammentreffen" verschiedener Risikofaktoren zur Manifestation kommt. Grundsätzlich sind als Faktoren der Thromboseentstehung die Veranlagung des Patienten für thrombotische Ereignisse (dispositionelle Risikofaktoren) sowie thrombosebegünstigende von außen einwirkende Risikofaktoren (expositionelle Risikofaktoren, „Trigger") zu unterscheiden. Die Entstehung einer tiefen Venenthrombose ist Resultat einer Interaktion disposi-

DOI 10.1515/9783110418446-008

tioneller und expositioneller Risikofaktoren; hierbei führt das Überschreiten einer imaginären „kritischen Schwelle" zur Manifestation des thrombotischen Ereignisses (Abb. 5.1).

Tab. 5.1: Virchow-Trias: gestern und heute (* arterielle thrombotische Ereignisse).

Virchow-Trias	Heutige Interpretation
Veränderungen der Gefäßwand	entzündliche Veränderungen (z. B. bei Thrombophlebitis) postthrombotisches Syndrom (PTS) Arteriosklerose*
Veränderungen der Blutzusammensetzung	Thrombophilie (angeboren, erworben) Hyperviskosität
Veränderungen des Blutflusses	Varikosis postthrombotisches Syndrom (PTS) venöse Malformationen Beeinträchtigung der „Muskelpumpe" (Immobilität, Gipsverband etc.)

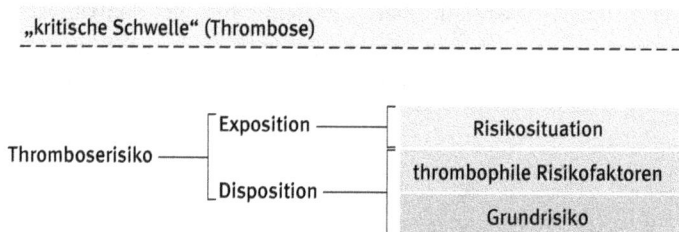

Abb. 5.1: Disposition, Exposition und Thromboserisiko: Überschreitet das durch Disposition und Exposition bestimmte individuelle Thromboserisiko eine imaginäre „kritische Schwelle", so kommt es zur Manifestation des thrombotischen Ereignisses.

5.1.3 Dispositionelle Risikofaktoren für thrombotische Ereignisse

Zahlreiche dispositionelle Risikofaktoren begünstigen das Auftreten thrombotischer venöser Ereignisse, auch im Rahmen operativer Eingriffe und Interventionen. Auf die wichtigsten dieser Risikofaktoren wird nachfolgend weiter eingegangen. Relevante Risikofaktoren für perioperative thrombotische Ereignisse in absteigender Relevanz sind der malignen Grunderkrankung:
- frühere tiefe Venenthrombose/Lungenembolie,
- Vorliegen einer Thrombophilie (stark abhängig von der Art und Schwere der Thrombophilie),
- maligne Grunderkrankung (abhängig von der Art und Ausbreitung),

- höheres Lebensalter (> 60 Jahre),
- belastete Familienanamnese bzgl. thrombotischer Ereignisse,
- Adipositas (BMI [„body mass index"] > 30 kg/m^2,
- Therapie mit Sexualhormonen (Kontrazeption, Hormon(ersatz)therapie (HRT), Hormontherapie),
- Schwangerschaft und Postpartalperiode (erhöhtes Risiko über ca. sechs Wochen nach Entbindung).

5.1.3.1 Frühere tiefe Venenthrombose/Lungenembolie

Patienten, die bereits ein venöses thrombotisches Ereignis oder eine Lungenembolie erlitten haben, sind besonders gefährdet, ein erneutes thrombotisches Ereignis (Rezidiv) zu erfahren. Das Rezidivrisiko ist hierbei insbesondere auch davon abhängig, ob das thrombotische Erstereignis spontan, also ohne ersichtliche expositionelle Risikofaktoren („Trigger"), oder in einer definierten Risikosituation aufgetreten ist. Nach abgelaufener spontaner Thrombose liegt das Rezidivrisiko abhängig von weiteren Faktoren im ersten Jahr nach dem Ereignis bei etwa 10–15 % und bei etwa 5 % in den Folgejahren; das Rezidivrisiko nach thrombotischen Ereignissen in definierter Risikosituation (getriggerte Ereignisse) ist hingegen mit etwa 5 % im ersten Jahr und ca. 2 % in den Folgejahren deutlich geringer.

5.1.3.2 Vorliegen einer Thrombophilie

Das Vorliegen thrombophiler Risikofaktoren ist von großer Bedeutung für das Erst- und Rezidivthromboserisiko, gerade im Rahmen spontaner venöser thrombotischer Ereignisse. Unter dem Begriff der „Thrombophilie" werden ganz allgemein angeborene oder erworbene Veränderungen im Blutgerinnungssystem verstanden, die das Risiko für das Auftreten thrombotischer Ereignisse steigern. In der Regel bezieht sich der Begriff der „Thrombophilie" auf Risikofaktoren für venöse thrombotische Ereignisse, lediglich schwerwiegende thrombophile Risikofaktoren wirken sich auch relevant auf das arterielle Ereignisrisiko aus.

Hereditäre thrombophile Risikofaktoren führen entweder zu einer vermehrten Aktivität des Gerinnungssystems oder beeinträchtigen die antithrombotischen Mechanismen, die im Falle einer Aktivierung des Gerinnungssystems den Gerinnungsprozess räumlich und zeitlich einschränken. Neben den oben genannten sind zahlreiche weitere genetisch determinierte Veränderungen von Hämostasekomponenten beschrieben, die sich auf das Thromboserisiko auswirken. An dieser Stelle wird dies jedoch nicht weiter ausgeführt, sondern auf weiterführende Literatur verwiesen. Die wichtigsten genetisch determinierten thrombophilen Risikofaktoren sind:
- *Faktor V Leiden-Mutation (Faktor V G1691A):* Bei der Faktor V-Leiden-Mutation handelt es sich um eine Punktmutation im Gen des Gerinnungsfaktors V. Durch die Mutation kommt es zu einem Aminosäureaustausch, der bedingt, dass der aktivierte Gerinnungsfaktor V nicht adäquat durch das Protein C-/Protein S-System inaktiviert werden kann. Somit kann es bei Trägern dieser Mutation zu einer ver-

längerten Gerinnselbildung und somit zur Manifestation eines thrombotischen Ereignisses kommen. Die Faktor V-Leiden-Mutation in heterozygoter Ausprägung ist mit einer Prävalenz von ca. 5–7 % in Deutschland der häufigste hereditäre thrombophile Risikofaktor. Träger dieser milden Thrombophilie weisen ein etwa 5–7fach gesteigertes Risiko für venöse Thrombosen auf. Homozygote Träger der Faktor V-Leiden-Mutation sind deutlich seltener; diese schwerwiegende Thrombophilie geht mit einer etwa 30fachen Risikosteigerung für thrombotische Ereignisse einher. Bedeutsam ist, dass die heterozygote Faktor V-Leiden-Mutation zwar mit einer Steigerung des Erstrisikos assoziiert ist, jedoch keinen geeigneten Indikator für das Rezidivrisiko nach Erstereignis darstellt.

– *Prothrombinmutation (Faktor II G20210A):* Die genannte Prothrombinmutation führt über eine vermehrte Bildung von Prothrombin (Gerinnungsfaktor II) zu einer gesteigerten Thrombin- und folglich einer gesteigerten Gerinnselbildung. Es handelt sich in der heterozygoten Ausprägung um einen häufigen milden thrombophilen Risikofaktor (Prävalenz in Deutschland: 2–4 %), der mit einem etwa 2 bis 4-fach gesteigerten Risiko für venöse thrombotische Ereignisse assoziiert ist. Wie die Faktor V-Leiden-Mutation ist auch die heterozygote Prothrombinmutation kein Indikator eines gesteigerten Rezidivrisikos nach einer Erstthrombose.

– *Protein C-Mangel:* Der genetisch determinierte Protein C-Mangel ist mit einer Prävalenz von etwa 0,2–0,4 % in der Allgemeinbevölkerung ein seltener thrombophiler Risikofaktor. Mittlerweile sind mehr als 200 Mutationen des Protein C-Gens bekannt, die einen Protein C-Mangel hervorrufen. Der Protein C-Mangel kann somit unterschiedlich ausgeprägt sein, so dass die Steigerung des Thromboserisikos nicht pauschal angegeben werden kann, sondern abhängig von Schweregrad und Art des zugrundeliegenden Defektes ist. Ein leichter Protein C-Mangel geht mit einer etwa 5–7fachen Steigerung des Thromboserisikos einher; ein schwerer Protein C-Mangel kann hingegen das Risiko für thrombotische Ereignisse erheblich erhöhen und auch mit einem gesteigerten Rezidivrisiko nach Erstthrombose assoziiert sein.

– *Protein S-Mangel:* Wie der Protein C-Mangel so ist auch der Mangel seines Kofaktors, Protein S, eine recht seltene Thrombophilie (Prävalenz ca. 0,1 %). Die Steigerung des Thromboserisikos bei Vorliegen dieses heterogenen Defektes, für den mittlerweile zahlreiche ursächliche Mutationen beschrieben wurden, ist variabel. Während ein milder Protein S-Mangel lediglich mit einer geringen Risikosteigerung einhergeht, kann ein schwerer Protein S-Mangel das Thromboserisiko beträchtlich steigern und auch mit einem erhöhten Thromboserezidivrisiko assoziiert sein. Da es sich bei Protein S um ein labiles Protein handelt, ist die Protein S-Analytik sehr störanfällig. In vielen Fällen ist eine vermindert gemessene Protein S-Aktivität ein Laborartefakt und nicht Ausdruck eines klinisch relevanten Protein S-Mangels.

– *Antithrombinmangel:* Antithrombin inaktiviert Gerinnungsfaktoren, insbesondere Thrombin, und ist entscheidend für die Lokalisation des Gerinnungsprozesses an dem Ort einer Gefäßlokalisation. Bei einem Antithrombinmangel kommt es zu einer Thromboseneigung, da aktivierte Gerinnungsfaktoren, die mit dem Blutstrom vom Ort der Gefäßläsion abgeschwemmt werden, nicht adäquat inaktiviert werden. Es handelt sich um einen sehr seltenen genetisch bedingten Gerinnungsdefekt (Prävalenz etwa 0,02 %), der jedoch bei schwerer Ausprägung mit einer starken Steigerung des Thromboserisikos assoziiert sein kann. Der Antithrombinmangel stellt somit einen seltenen, aber potenziell sehr schwerwiegenden thrombophilen Risikofaktor dar. Das Thromboserisiko kann mehr als 100fach gesteigert sein, zudem geht der Antithrombinmangel mit einem erhöhten Rezidivrisiko nach thrombotischen Ereignissen einher.

Neben den genetisch determinierten und somit erblichen thrombophilen Risikofaktoren können auch erworbene thrombophile Risikfaktoren vorliegen. Von besonderer Bedeutung ist das *Antiphospholipidsyndrom* (APLS), welches mit dem Auftreten venöser und arterieller thrombotischer Ereignisse, Abortneigung und Schwangerschaftskomplikationen assoziiert ist. Bei den betroffenen Patienten sind Antiphospholipidantikörper (Lupusantikoagulanzien, β_2-Glykoprotein I-Antikörper, Cardiolipin-Antikörper) nachweisbar; diese führen in einem komplexen pathophysiologischen Prozess letztendlich zu einer Aktivierung des Gerinnungssystems, was mit einem hohen Thromboserisiko und einem stark erhöhten Rezidivrisiko nach thrombotischen Ereignissen einhergeht. Das Antiphospholipidsyndrom (APLS) kommt in etwa der Hälfte der Fälle als eigenständiges Krankheitsbild vor (primäres APLS), in den anderen Fällen findet sich eine Assoziation mit einer prädisponierenden Grunderkrankung (sekundäres APLS), zumeist eines systemischen Lupus erythematodes (SLE) oder einer Erkrankung des rheumatischen Formenkreises.

Im chirurgischen Fachgebiet stellt sich die Frage, inwieweit thrombophile Risikofaktoren im Rahmen des perioperativen Managements berücksichtigt werden müssen. Gemeinhin wird das absolute Thromboserisiko, insbesondere bei milden thrombophilen Risikofaktoren (z. B. heterozygoter Faktor V-Leiden-Mutation, heterozygoter Prothrombinmutation), häufig überschätzt. Nach Studienlage liegt das Erstthromboserisiko bei Fehlen sonstiger Risikofaktoren für Träger der häufigen heterozygoten Faktor V-Leiden- oder Prothrombinmutation (G20210A) bei 40-jährigen Individuen unter 1 % pro Jahr. Bei Vorliegen eines Inhibitorenmangels (Protein C-, Protein S- oder Antithrombinmangel) kann das Thromboserisiko deutlich höher sein und ist hierbei abhängig von Art und Schwere des zugrundeliegenden Defektes. Wichtig ist, dass das Vorliegen milder thrombophiler Risikofaktoren bei Fehlen sonstiger thrombosebegünstigender Faktoren derzeit keinen Anlass zu einer Modifikation der perioperativen Thromboseprophylaxe gibt. Bei schweren thrombophilen Risikofaktoren kann eine eskalierte perioperative Prophylaxe erforderlich werden. Zur Planung sollte dann ggf. eine Abstimmung mit einem Gerinnungszentrum erfolgen. Von seltenen begründeten Ausnahmefällen abgesehen besteht keine Indikation für eine präoperative Thrombophilie-Diagnostik zur Abschätzung des perioperativen Thromboserisikos;

eine entsprechende Abklärung kann allerdings bei schwerer familiärer Thrombophilie, insbesondere bei schwerem Inhibitorenmangel (z. B. Antithrombinmangel), sinnvoll sein.

5.1.3.3 Familiäre Belastung hinsichtlich thrombotischer Ereignisse

Auffällig ist, dass das individuelle Thromboserisiko bei familiärer Belastung hinsichtlich thrombotischer Ereignisse ansteigt. Partiell ist dies durch das Vorliegen hereditärer thrombophiler Risikofaktoren erklärbar, in manchen Fällen fehlt bis heute in „Thrombosefamilien" eine befriedigende Erklärung für das Auftreten thrombotischer Ereignisse; hier könnten bisher nicht identifizierte (Gerinnungs)defekte vorliegen. Somit ist auch unabhängig vom Vorliegen einer Thrombophilie das Thromboserisiko von Personen aus „Thrombosefamilien" als erhöht einzustufen.

5.1.3.4 Lebensalter

Das Thromboserisiko ist während des Lebens nicht konstant, sondern steigt erheblich an: Im Kleinkindalter ist das Risiko für venöse Thrombosen mit etwa 0,01 % pro Jahr ausgesprochen gering, bis ins hohe Alter steigt das Risiko dann bis zu etwa 1 % pro Jahr an. Ein höheres Lebensalter (z. B. > 60 Jahre) ist somit als eigenständiger Risikofaktor für das Auftreten thrombotischer Ereignisse anzusehen.

5.1.3.5 Adipositas

Für Männer und Frauen zeigte sich in Studien bei Vorliegen einer Adipositas eine Erhöhung des Thromboserisikos; dieses ist vom Schweregrad der Adipositas abhängig (relevante Erhöhung bei einem „Body Mass Index" [BMI] $\geq 30 \, kg/m^2$). Allerdings stellt die Adipositas einen eher schwachen Risikofaktor für thrombotische Ereignisse dar.

5.1.3.6 Prädisponierende Erkrankungen

Zahlreiche Erkrankungen können mit einer Steigerung des Thromboserisikos assoziiert sein. Eine besondere Bedeutung hat hierbei klinisch, auch im perioperativen Setting, die Erhöhung des Thromboserisikos bei Patienten mit malignen Tumoren. Die Assoziation zwischen malignen Erkrankungen und thrombotischen Ereignissen wird nach dem Erstbeschreiber Armand Trousseau, der über diese Assoziation um 1860 erstmals berichtete, auch als „Trousseau-Syndrom" bezeichnet. Es handelt sich um eine häufige und klinisch äußerst relevante Paraneoplasie, die erheblich zur Morbidität und Mortalität des Tumorpatienten beiträgt. Das Thromboserisiko bei Tumorpatienten ist abhängig von der Art des Tumors sowie von Tumorstadium bzw. Ausbreitung der Tumorerkrankung: Besonders hoch ist das Risiko bei malignen Hirntumoren, Pankreaskarzinomen sowie gastrointestinalen und gynäkologischen Tumoren. Je fortgeschrittener die Tumorerkrankung, desto ausgeprägter ist die Gefährdung des Patienten für thrombotische Ereignisse. So fällt das Thromboserisiko bei lokalisierten Tumoren deutlich geringer als bei fortgeschrittenen progredienten und metastasierten Tumoren aus.

Die Pathogenese paraneoplastischer thrombotischer Ereignisse ist multifaktoriell und komplex; von Bedeutung sind tumorbedingte prothrombotische Verschiebungen des Gerinnungsgleichgewichtes (z. B. durch Bildung prothrombotischer Substanzen durch den Tumor wie „Cancer Procoagulant"), lokale Gefäßkompression und -infiltration durch den Tumor sowie thrombosebegünstigende therapeutische Maßnahmen und Komplikationen der Tumorerkrankung wie Immobilität und Infektionen (Abb. 5.2).

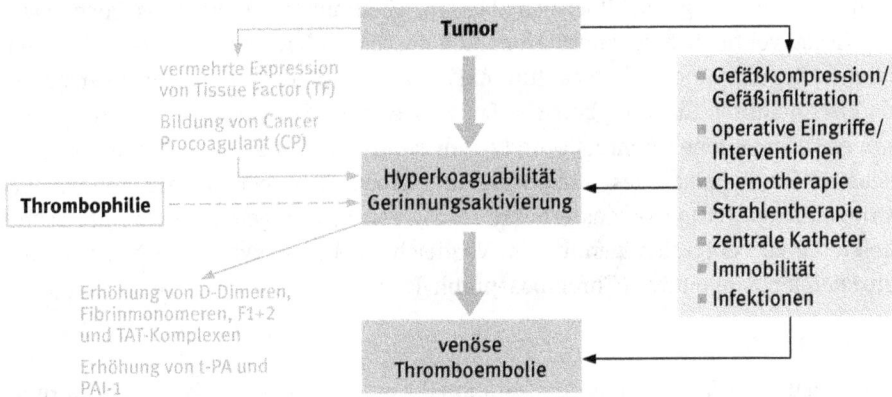

Abb. 5.2: Pathogenese paraneoplastischer thrombotischer Ereignisse.

Tumorerkrankungen sind heute als Risikofaktor für thrombotische Ereignisse, auch im perioperativen Setting, etabliert. Dies wird in den aktuellen Leitlinien zur Thromboseprophylaxe berücksichtigt, Patienten mit Tumorerkrankungen erhalten daher eine intensivierte Thromboseprophylaxe. Im Rahmen operativer Eingriffe wird bei Tumorpatienten eine verlängerte medikamentöse postoperative Thromboseprophylaxe durchgeführt (siehe Kapitel 8).

Neben Tumorerkrankungen prädisponieren zahlreiche weitere Erkrankungen für das Auftreten thrombotischer Ereignisse: Autoimmunerkrankungen, insbesondere der systemische Lupus erythematodes (SLE), können mit einem sekundären Antiphospholipidsyndrom (APLS) assoziiert sein, welches mit einem gesteigerten Risiko für venöse und arterielle thrombotische Ereignisse einhergeht (siehe 5.1.3.2). Von besonderer Bedeutung ist ferner die Assoziation entzündlicher Erkrankungen mit dem Auftreten thrombotischer Ereignisse; pathophysiologisch ist dies durch eine prothrombotische Verschiebung des hämostatischen Gleichgewichtes bei Entzündungsreaktionen erklärbar. Insbesondere wurde bei Patienten mit chronisch-entzündlichen Darmerkrankungen (z. B. Colitis ulcerosa, Morbus Crohn) eine gesteigerte Thromboseneigung beschrieben. Entgegen einer weit verbreiteten Annahme stellt ein Krampfaderleiden (Varikosis) keinen schweren Risikofaktor für das Auftreten tiefer Venenthrombosen dar.

5.1.3.7 Schwangerschaft

Im Rahmen einer Schwangerschaft kommt es physiologischerweise zu Veränderungen im Gerinnungssystem, die insbesondere durch einen Anstieg prothrombotischer Faktoren (z. B. Faktor VIII-Aktivität) und einen Abfall von Gerinnungsinhibitoren gekennzeichnet sind (z. B. Protein S). Diese prothrombotische Verschiebung des hämostatischen Gleichgewichtes in der Schwangerschaft spiegelt sich auch in einem Anstieg der Aktivierungsmarker der Hämostase (z. B. der D-Dimere) wider. Das Risiko für thrombotische Ereignisse steigt mit Eintritt einer Schwangerschaft an, gipfelt nach der Entbindung und bildet sich über einen Zeitraum von etwa sechs Wochen auf das Niveau vor der Schwangerschaft zurück. Insgesamt liegt das Thromboserisiko im Rahmen der Schwangerschaft ca. fünfmal höher als außerhalb der Schwangerschaft. Als Risikofaktoren für thrombotische Ereignisse in der Schwangerschaft sind insbesondere abgelaufene thrombotische Ereignisse, das Vorliegen einer Thrombophilie, belastete Familienanamnese, Adipositas und Lebensalter über 35 Jahre etabliert. Im perioperativen Setting ist das erhöhte Risiko von Schwangeren für thrombotische Ereignisse zu berücksichtigen, die im Vergleich zu Nichtschwangeren ggf. einer intensivieren postoperativen Thromboseprophylaxe bedürfen.

5.1.3.8 Orale Kontrazeption und Hormon(ersatz)therapie (HRT)

Eine bedeutsame Rolle für die Manifestation thrombotischer Ereignisse haben hormonelle Einflüsse, insbesondere hormonelle Kontrazeption und Hormon(ersatz)therapie (HRT). In Abhängigkeit von der Art des verwendeten Präparates führen die heute üblicherweise eingesetzten hormonellen Kontrazeptiva zu einer 2 bis 5-fachen Steigerung des Thromboserisikos.

5.1.4 Expositionelle Risikofaktoren

Expositionelle Risikofaktoren („Trigger") sind von außen einwirkende Einflüsse, die das Risiko für venöse Ereignisse, insbesondere für Venenthrombosen und Lungenembolien, steigern. Von besonderer Bedeutung ist die Steigerung des Risikos durch operative Eingriffe, bei Traumata, Immobilität und Ruhigstellung von Extremitäten. Auch Langstreckenreisen mit einer Reisedauer von über 4 Stunden führen zu einer Steigerung des Thromboserisikos, was jedoch explizit nur für Flugreisen gesichert ist.

Kurzgefasst
Zur Manifestation thrombotischer Ereignisse tragen dispositionelle und expositionelle Risikofaktoren bei. Die Disposition beschreibt die Veranlagung des Patienten für thrombotische Ereignisse. Wichtige dispositionelle Risikofaktoren sind anamnestisch aufgetretene thrombotische oder thromboembolische Ereignisse, das Vorliegen einer Thrombophilie, die familiäre Thrombosebelastung, erhöhtes Lebensalter, Adipositas, Einnahme von hormonellen Kontrazeptiva und

Hormon(ersatz)präparaten (HRT) sowie das Vorliegen thrombosebegünstigender Erkrankungen (z. B. Tumorerkrankungen). Hingegen sind expositionelle Risikofaktoren („Trigger") thrombosebegünstigende Einflüsse, die von außen einwirken; hier sind insbesondere operative Eingriffe und Traumata zu nennen.

5.1.5 Perioperatives Thromboserisiko

Operative Eingriffe gehen mit einer Steigerung des Risikos für thrombotische und thromboembolische Ereignisse einher. Die besondere Häufigkeit perioperativer thrombotischer Ereignisse zeigt sich dadurch, dass im operativen Fachgebiet deutlich häufiger thrombotische Ereignisse als in der konservativen Medizin auftreten, insofern keine adäquate Thromboseprophylaxe erfolgt (Abb. 5.3). Die Steigerung des Thromboserisikos in einem Fachgebiet verläuft natürlich nicht einheitlich, sondern ist stark abhängig von der Art und dem Umfang des jeweiligen operativen Eingriffes, des perioperativen klinischen Verlaufes sowie von der individuellen Disposition des jeweiligen Patienten für thrombotische Ereignisse.

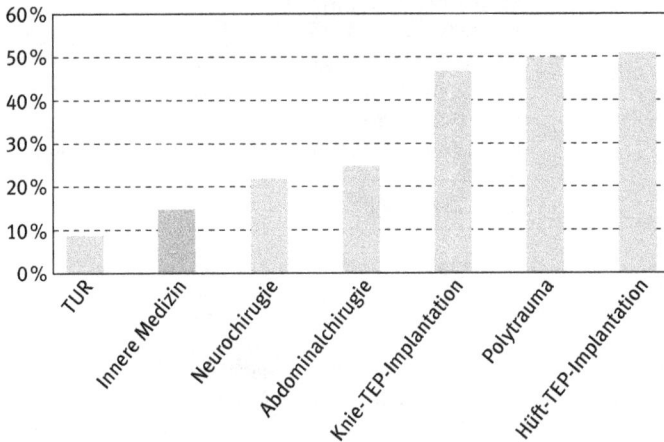

Abb. 5.3: Mittlere Thromboseraten in der konservativen und operativen Medizin ohne Durchführung einer adäquaten Thromboseprophylaxe (n. ACCP-Guidelines, 2004 und 2008).

Die Ursachen für das gehäufte perioperative Auftreten thrombotischer Ereignisse sind vielschichtig. Gerade im Rahmen operativer Eingriffe und bei Traumata treffen verschiedene expositionelle und dispositionelle Risikofaktoren zusammen, die in ihrer Gesamtheit das Thromboserisiko steigern und zur Manifestation thrombotischer Ereignisse beitragen können. Der operative Eingriff selbst führt je nach Art und Umfang zu einer Aktivierung des Gerinnungssystems, was durch eine prothrombotische Verschiebung des hämostatischen Gleichgewichtes zur Manifestation von Thrombosen beitragen kann. Im Rahmen des Eingriffes und postoperativ wirkt sich die Immobilisation des Patienten ungünstig auf das Thromboserisiko aus. Ferner können zahlreiche weitere perioperative Faktoren (z. B. Dehydration, perioperative Infektionen, verabreichte Pharmaka, Anlage zentraler Venenkatheter) das Risiko für thrombotische Ereignisse erhöhen. Hinzu kommt die individuelle Disposition des jeweiligen Patienten für thrombotische Ereignisse. Das erhöhte perioperative Thromboserisiko kann somit durch das ungünstige Zusammentreffen verschiedener expositioneller Risikofaktoren im Rahmen operativer Eingriffe erklärt werden (Tab. 5.2).

Tab. 5.2: Expositionelle und dispositionelle Risikofaktoren für perioperative thrombotische Ereignisse.

Expositionelle Risikofaktoren	Dispositionelle Risikofaktoren
operativer Eingriff	abgelaufene thrombotische oder thromboembolische
perioperative Immobilität	Ereignisse
Immobilisierung von Extremitäten	Vorliegen einer Thrombophilie
(z. B. Gipsverband)	familiäre Belastung hinsichtlich thrombotischer
perioperative Komplikationen	Ereignisse
(z. B. Infektionen)	Lebensalter (> 60 Jahre)
Dehydration	Adipositas („Body Mass Index" [BMI] $\geq 30\,kg/m^2$)
verabreichte Pharmaka	prädisponierende Begleiterkrankungen (z. B.
zentraler Venenkatheter	Tumorerkrankungen, chronisch-entzündliche
	Darmerkrankungen [CED])
	hormonelle Kontrazeption und Hormon(ersatz)therapie
	(HRT)
	Schwangerschaft

Kurzgefasst
Das gesteigerte perioperative Thromboserisiko resultiert aus einem „ungünstigen Zusammentreffen" verschiedener expositioneller Risikofaktoren, bedingt durch Art und Umfang des operativen Eingriffes, klinischen Verlauf und Komplikationen, und der Disposition des Patienten für thrombotische Ereignisse.

5.1.6 Symptomatik und Diagnose der tiefen Venenthrombose

Typische Symptome einer tiefen Venenthrombose sind eine ödematöse Schwellung der betroffenen Extremität, Druckschmerzhaftigkeit, Spannungsgefühl, Überwärmung, livide Verfärbung sowie Erweiterung der oberflächlichen Venen („Warnvenen"). Ärztlicherseits können zahlreiche klinische Zeichen (Payr-Zeichen, Meyer-Zeichen, Homans-Zeichen u. a.) geprüft werden. Die genannten Symptome und klinischen Zeichen sind jedoch unsicher, so dass auch fehlende Beschwerden und ein unauffälliger klinischer Untersuchungsbefund thrombotische Ereignisse nicht sicher ausschließen. Andererseits sind die genannten Symptome und klinischen Zeichen zwar typisch für eine tiefe Venenthrombose, jedoch nicht spezifisch; somit wird in manchen Fällen aufgrund von Anamnese und klinischem Befund eine Venenthrombose angenommen, die sich aber bei der weiterführenden Diagnostik nicht bestätigen lässt.

Aufgrund sich unmittelbar ergebender therapeutischer Konsequenzen sollte jeder Verdacht auf eine tiefe Venenthrombose zeitnah weiter abgeklärt werden. Vor der Durchführung einer bildgebenden Diagnostik ist eine Einschätzung der Wahrscheinlichkeit des Vorliegens einer tiefen Venenthrombose erforderlich. Zur klinischen Einschätzung kann – insbesondere bei weniger erfahrenen Ärzten – die Erhebung des standardisierten *Wells-Scores* hilfreich sein, durch den die klinische Wahrscheinlichkeit für das Vorliegen einer tiefen Venenthrombose abgeschätzt werden kann (Tab. 5.3). Die Bestimmung des Scores ist bei entsprechender klinischer Erfahrung häufig entbehrlich.

Tab. 5.3: Kriterien zur Ermittlung des Wells-Scores bei Verdacht auf tiefe Venenthrombose (< 1 Punkt: geringe Wahrscheinlichkeit einer tiefen Venenthrombose; 1–2 Punkte: mittlere Wahrscheinlichkeit einer tiefen Venenthrombose; > 2 Punkte: hohe Wahrscheinlichkeit einer tiefen Venenthrombose).

Kriterium	Punktwert
Körperliche Untersuchungsbefunde	
Umfangsdifferenz des Unterschenkels im Seitenvergleich	1
Erweiterung der oberflächlichen Venen der betroffenen Extremität (Kollateralen)	1
Ödem der betroffenen Extremität	1
Schwellung der gesamten betroffenen Extremität	1
Schmerzhaftigkeit entlang den Venen der betroffenen Extremität	1
Parese oder Immobilität der betroffenen Extremität	1
Anamnese	
Bettruhe für mehr als drei Tage oder Operation (innerhalb der letzten drei Monate)	1
Tiefe Venenthrombose in der Anamnese	1
Vorliegen einer aktiven Tumorerkrankung	1
Wahrscheinliche andere Ursachen bzw. alternative Diagnosen	−2

Nach der klinischen Einschätzung des Thromboserisikos stellt die Bestimmung der D-Dimere eine sinnvolle weitere diagnostische Maßnahme dar; hierfür stehen neben Laborverfahren inzwischen verschiedene patientennahe Testverfahren, „Point-of-Care"-(POC-)Tests, zur Verfügung, die eine (semi)quantitative Bestimmung der D-Dimere ermöglichen.

Bei den D-Dimeren handelt es sich um Spaltprodukte, die durch den Einfluss der Fibrinolyse aus quervernetztem Fibrin gebildet werden; erhöhte D-Dimere zeigen einen vermehrten Abbau von Blutgerinnseln an. Im Rahmen eines thrombotischen Ereignisses wird vermehrt Fibrin gebildet und durch die körpereigene Fibrinolyse partiell abgebaut. Hierbei kommt es zum Anstieg der D-Dimere, was man sich bei der Diagnostik thrombotischer Ereignisse zunutze macht. Grundsätzlich hat ein unauffälliger Befund der D-Dimere einen hohen negativen prädiktiven Wert (ca. 95 %) hinsichtlich des Vorliegens eines relevanten venösen thrombotischen Ereignisses oder einer Lungenembolie; normale D-Dimere schließen somit ein entsprechendes Ereignis mit hoher Wahrscheinlichkeit aus. Bei einer venösen Thrombose oder Lungenembolie sind die D-Dimere erhöht. Allerdings gibt es zahlreiche alternative Ursachen für die Erhöhung der D-Dimere, so dass erhöhte D-Dimere nicht spezifisch für das Vorliegen einer tiefen Venenthrombose sind.

Es ist perioperativ zu beachten, dass D-Dimere im Zuge der Gerinnungsaktivierung im Rahmen vieler operativer Eingriffe ansteigen, was eine Bewertung des Tests gerade in dieser Konstellation erschwert. Zahlreiche andere Umstände, die mit einer Aktivierung der Gerinnung einhergehen (z. B. Tumorerkrankungen, Schwangerschaft, entzündliche Prozesse), können zu einer Erhöhung der D-Dimere führen. Schließlich ist unbedingt zu berücksichtigen, dass eine Erhöhung der D-Dimere auch bei unsachgemäßer bzw. schwieriger Blutentnahme (z. B. durch übermäßige Stauung, bei schlechten Venenverhältnissen) hervorgerufen werden kann; daher ist bei der Bewertung der D-Dimere stets die Qualität der zugrundeliegenden Blutentnahme zu beachten. Da gerade bei älteren Individuen aufgrund eingeschränkter Venenverhältnisse und altersbedingter Einflüsse auf das Gerinnungssystem physiologischerweise erhöhte D-Dimere recht häufig auftreten, kann es sinnvoll sein, bei älteren Personen einen anderen „Cut-off" zur Beurteilung der D-Dimere einzusetzen. Üblicherweise wird ein Referenzwert von < 500 ng/ml angegeben, bei älteren Individuen kann ggf. für die D-Dimere ein „Cut-off" von 750 ng/ml angesetzt werden.

Kurzgefasst

Bei Verdacht auf eine tiefe Venenthrombose sollte vor der Durchführung bildgebender Diagnostik zunächst eine Einschätzung der klinischen Thrombosewahrscheinlichkeit vorgenommen werden. Hierfür kann der sogenannte *Wells-Score* eingesetzt werden. Hilfreich kann zudem eine Bestimmung der D-Dimere sein, wobei ein negativer bzw. unauffälliger D-Dimer-Test einen hohen prädiktiven Wert hinsichtlich des Ausschlusses einer Venenthrombose hat. Einem positiven D-Dimer-Test können hingegen zahlreiche andere Ursachen zugrundeliegen, so dass eine Erhöhung der D-Dimere keinesfalls gleichbedeutend mit dem Vorliegen einer Venenthrombose oder eines thrombotischen Geschehens ist.

Ergibt sich klinisch ein begründeter Verdacht auf das Vorliegen einer tiefen Venenthrombose, ist eine weiterführende bildgebende Diagnostik zur Sicherung der Diagnose bzw. zum Thromboseausschluss angezeigt. Heute stellt die Kompressionssonographie das Verfahren der Wahl dar. In diesem Fall stellen die Auftreibung der betroffenen Vene und fehlende Komprimierbarkeit des thrombosierten Gefäßes wichtige diagnostische Kriterien zum Nachweis einer Venenthrombose dar. Kann bei proximalen Thrombosen oberhalb des Leistenbandes die Komprimierbarkeit der Venen mangels Widerlager nicht geprüft werden, kann die Beurteilung ggf. durch die

Flussinformationen (Doppler-, Duplexsonographie) verbessert werden. Die Sensitivität der Sonographie hinsichtlich des Nachweises einer tiefen Venenthrombose liegt für die proximalen Beinvenen bei etwa 95 %, bei distalen Thrombosen ist die diagnostische Sensitivität geringer. Zu betonen ist, dass die Aussagekraft der sonographischen Diagnostik einer tiefen Venenthrombose maßgeblich von der Erfahrung des Untersuchers abhängt.

Die Kontrastmitteluntersuchung des Venensystems, die Phlebographie, wurde durch die Sonographie inzwischen weitgehend verdrängt; potenzielle Vorteile der Phlebographie sind die standardisierte und objektive Durchführung der Untersuchung, Nachteile des invasiven Verfahrens die mittlerweile eingeschränkte zeitnahe Verfügbarkeit sowie mögliche Reaktionen auf das verabreichte Kontrastmittel und die Strahlenexposition. Bei hochsitzenden Thrombosen im Beckenbereich oder Thrombosen mit Beteiligung der unteren Hohlvene (Cava-Thrombosen) können zur exakten Diagnostik Schnittbildverfahren, wie Computertomographie (CT) und Magnetresonanztomographie (MRT), eingesetzt werden. Aufgrund eingeschränkter Verfügbarkeit, Strahlenbelastung, ggf. Nebenwirkungen von Kontrastmitteln und hohen Kosten werden diese Verfahren jedoch nur selten zur Diagnose der tiefen Venenthrombose herangezogen.

Ein vereinfachter diagnostischer Algorithmus bei Verdacht auf eine Beinvenenthrombose ist nachfolgend dargestellt (Abb. 5.4).

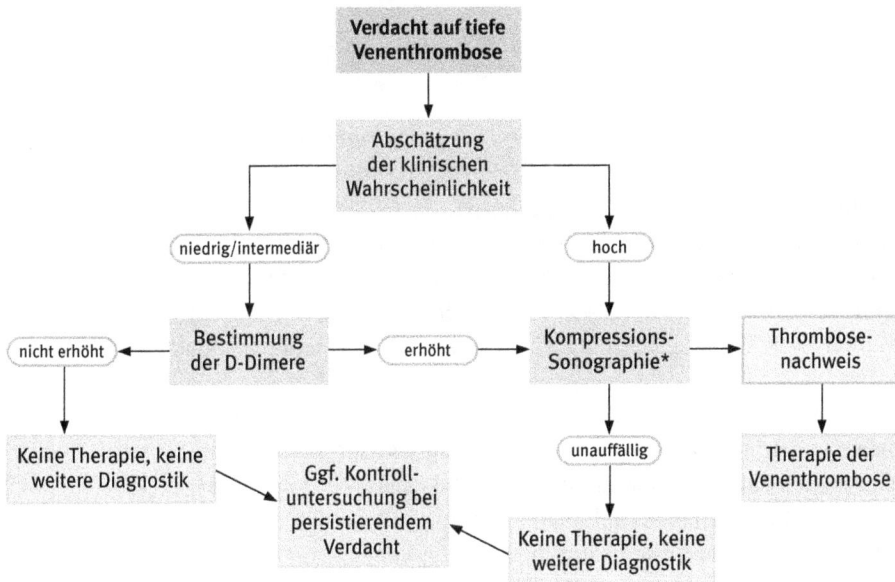

Abb. 5.4: Diagnostischer Algorithmus bei Verdacht auf eine tiefe Venenthrombose (* bei unklaren Befunden oder bei sonographisch schlecht beurteilbaren Regionen ggf. alternative diagnostische Verfahren [Phlebographie, Computertomographie]).

Kurzgefasst

Bei klinischem Verdacht auf eine tiefe Venenthrombose ist eine weiterführende bildgebende Diagnostik indiziert. Hierfür wird heute ganz überwiegend die Sonographie eingesetzt, die sonstige bildgebende Verfahren (insbesondere die Phlebographie) hier heute weitgehend verdrängt hat. Phlebographie und Schnittbildverfahren sind besonderen klinischen Situationen und Thromboselokalisationen vorbehalten.

5.1.7 Prophylaxe der tiefen Venenthrombose

Zur Prophylaxe der tiefen Venenthrombose dienen nichtmedikamentöse Basismaßnahmen (z. B. Frühmobilisation von Patienten nach operativen Eingriffen, Krankengymnastik, medizinische Kompressionsstrümpfe [MKS]) sowie die medikamentöse Thromboseprophylaxe, die ganz überwiegend mit subkutan verabreichten niedermolekularen Heparinen (NMH) oder anderen parenteralen Antikoagulanzien erfolgt. Gerade im perioperativen Setting ist die medikamentöse Thromboseprophylaxe aufgrund der bei Eingriffen unter Umständen hohen Thrombosegefährdung von besonderer Bedeutung, so dass Maßnahmen zur perioperativen Thromboseprophylaxe fester Bestandteil des perioperativen Managements sind. In diesem Buch ist der medikamentösen perioperativen Thromboseprophylaxe daher ein ausführlicher gesonderter Abschnitt gewidmet (siehe Kapitel 8).

5.1.8 Therapie der tiefen Venenthrombose

5.1.8.1 Antikoagulation

Die Antikoagulation stellt die wichtigste Therapiemaßnahme der tiefen Venenthrombose dar. Üblicherweise wird eine orale Antikoagulation durchgeführt, wobei heute neben den „klassischen" Antikoagulanzien, den Vitamin K-Antagonisten (VKA), auch die neuen direkten oralen Antikoagulanzien (DOAK) zur Verfügung stehen. Ferner können zur therapeutischen Antikoagulation bei tiefer Venenthrombose auch parenterale Antikoagulanzien, insbesondere niedermolekulare Heparine (NMH), eingesetzt werden, welche die unfraktionierten Heparine (UFH) nahezu vollständig verdrängt haben.

Im Wesentlichen ergeben sich drei mögliche Ansätze zur Antikoagulation bei tiefer Venenthrombose. Welche Art der Antikoagulation ausgewählt wird, ist von zahlreichen Faktoren, insbesondere Art und Ursache thrombotischer Ereignisse und Patientencharakteristika, abhängig. Nachfolgend werden die häufigsten therapeutischen Optionen zur Antikoagulation bei tiefer Venenthrombose kurz dargestellt, eine Übersicht liefert Tab. 5.4):

1. *Antikoagulation mit Vitamin K-Antagonisten* (VKA)

   Vitamin K-Antagonisten (VKA), in Deutschland ganz überwiegend das Kumarinderivat Phenprocoumon, werden seit langem zur Antikoagulation von Patienten mit tiefer Venenthrombose und/oder Lungenembolie eingesetzt. Da die Wirkung von Vitamin K-Antagonisten (VKA) nicht unmittelbar nach Einnahme eintritt, wird zunächst eine Antikoagulation mit niedermolekularem Heparin (NMH) in therapeutischer Dosierung durchgeführt. Insofern keine Kontraindikationen entgegensprechen, wird parallel zur Heparinisierung eine orale Antikoagulation mit dem Vitamin K-Antagonisten (VKA) eingeleitet. Hierzu wird über mehrere Tage eine erhöhte Dosierung („Aufsättigungsdosis") verabreicht (z. B. bei Phenprocoumon: 9 mg [Tag 1], 6 mg [Tag 2 und 3]) und dann der antikoagulatorische Effekt mittels Bestimmung des INR-Wertes überprüft. Von der Gabe hoher Aufsättigungsdosen (z. B. Phenprocoumon 15 mg/d) ist abzuraten, da hier das potenzielle Risiko einer sogenannten Kumarinnekrose besteht. Liegt der INR-Wert dann im angestrebten Zielbereich von 2–3, so kann die Dosierung der oralen Antikoagulation unter Kontrolle der INR-Werte auf eine tägliche Erhaltungsdosis (zumeist etwa 1.5–3 mg/d Phenprocoumon) abgesenkt und die Heparinisierung beendet werden. Ansonsten ist die Aufsättigung unter Beibehaltung der Heparinisierung weiter fortzuführen, bis der INR-Wert im Zielbereich liegt. Aufgrund der geringen therapeutischen Breite ist bei jeder Antikoagulation mit einem Vitamin K-Antagonisten (VKA) ein Monitoring durch die periodische Bestimmung des INR-Wertes zwingend erforderlich.

2. *Antikoagulation mit direkten oralen Antikoagulanzien (DOAK)*

   Seit einigen Jahren stehen direkte orale Antikoagulanzien (DOAK) zur Antikoagulation bei tiefer Venenthrombose und/oder Lungenembolie zur Verfügung. Derzeit sind hierfür der Thrombin-Inhibitor Dabigatran-Etexilat sowie die Xa-Inhibitoren Rivaroxaban, Apixaban und Edoxaban zugelassen. Bei Einsatz von Rivaroxaban und Apixaban ist anders als bei der Antikoagulation mit Vitamin K-Antagonisten (VKA) keine initiale Heparinisierung erforderlich. Der antikoagulatorische Effekt tritt unmittelbar nach Verabreichung des Antikoagulans ein, so dass hier keine Aufsättigung erforderlich ist. Im Gegensatz hierzu ist gemäß Zulassung beim Einsatz von Dabigatran-Etexilat oder Edoxaban zur Antikoagulation bei tiefer Venenthrombose und Lungenembolie zunächst eine parenterale Antikoagulation, zumeist mit niedermolekularem Heparin, über mindestens fünf Tage notwendig, bevor die orale Antikoagulation mit dem direkten oralen Antikoagulans (DOAK) begonnen wird. Zu beachten ist, dass die Dosierung bei dem Einsatz mancher direkter oraler Antikoagulanzien (DOAK) im Lauf der Therapie reduziert werden muss.

3. *Parenterale Antikoagulation*

   In manchen Fällen erfolgt bei Patienten mit tiefer Venenthrombose und/oder Lungenembolie keine orale Antikoagulation, sondern es wird eine parenterale Antikoagulation – zumeist mit niedermolekularem Heparin – in therapeutischer Dosierung durchgeführt; typische Szenarien hierfür sind thrombotische Ereignisse im Rahmen einer Tumorerkrankung (paraneoplastische Thrombosen) sowie schwangerschaftsassoziierte thrombotische Ereignisse.

Tab. 5.4: Verschiedene Optionen zur Antikoagulation bei tiefer Venenthrombose und/oder Lungenembolie.

Antikoagulans	Indikation	Dosierung (initial)	Anmerkungen
Vitamin K-Antagonisten (VKA)			
Kumarinderivate (z.B. Phenprocoumon, Warfarin)	Standard	Individuelle Dosierung: INR-Zielbereich 2–3	Initial Verabreichung einer Aufsättigungsdosis (z. B. bei Phenprocoumon: 9 mg [Tag 1], 6 mg [Tag 2 und 3]) bis zum Erreichen des INR-Zielbereiches (2–3), dann Verabreichung einer Erhaltungsdosis. Bis zum Erreichen des INR-Zielbereiches parenterale Antikoagulation (in der Regel mit niedermolekularem Heparin in therapeutischer Dosierung.
Direkte orale Antikoagulanzien (DOAK): orale Thrombin-Inhibitoren			
Dabigatran-Etexilat	Standard	2 × 150 mg/d	Vor Einleitung der oralen Antikoagulation zunächst parenterale Antikoagulation (in der Regel mit niedermolekularem Heparin über mindestens fünf Tage.
Direkte orale Antikoagulanzien (DOAK): orale Xa-Inhibitoren			
Rivaroxaban	Standard	2 × 15 mg/d	Keine initiale parenterale Antikoagulation erforderlich. Nach drei Wochen Therapiedauer Dosisreduktion auf 1 × 20 mg/d.
Apixaban	Standard	2 × 10 mg/d	Keine initale parenterale Antikoagulation erforderlich. Dosisanpassung im Verlauf erforderlich: 2 × 10 mg/d für 7 Tage, dann 2 × 5 mg/d, nach 6 Monaten: 2 × 2,5 mg/d.
Edoxaban	Standard	1 × 60 mg/d	Vor Einleitung der oralen Antikoagulation zunächst parenterale Antikoagulation (in der Regel mit niedermolekularem Heparin über mindestens fünf Tage.
Parenterale Antikoagulanzien			
Niedermolekulare Heparine (NMH)	Therapie der Wahl bei paraneoplastischen oder Schwangerschaftsassoziierten Ereignissen	Therapeutische Dosierung abhängig vom Körpergewicht.	Alternative bei Heparinunverträglichkeit: Pentasaccharide (Fondaparinux).

Bei Patienten mit paraneoplastischen Thrombosen zeigte sich in mehreren Studien, dass die Rate von Rezidivereignissen unter parenteraler Antikoagulation mit niedermolekularem Heparin (NMH) signifikant niedriger ist als bei Antikoagulation mit einem Vitamin K-Antagonisten (VKA). Entsprechend den aktuellen Leitlinien werden Patienten mit paraneoplastischen Ereignissen daher initial mit niedermolekularem Heparin in therapeutischer Dosierung über einen Zeitraum von drei bis sechs Monaten antikoaguliert. Das weitere Prozedere ist dann neben anderen Faktoren abhängig vom klinischen Verlauf, insbesondere der Remission, Persistenz oder Progredienz der Tumorerkrankung. Direkte orale Antikoagulanzien (DOAK) sind bei paraneoplastischen Thrombosen bisher nicht ausreichend evaluiert, entsprechende Studien wurden initiiert; eine abschließende Bewertung steht derzeit aus.

Eine weitere Indikation zur parenteralen Antikoagulation anstelle einer oralen Antikoagulation stellen tiefe Venenthrombosen und Lungenarterienembolien im Rahmen der Schwangerschaft dar. Rationale hierfür ist, dass orale Antikoagulanzien (sowohl Vitamin K-Antagonisten als auch direkte orale Antikoagulanzien) plazentagängig sind und daher das Ungeborene schädigen könnten. Somit werden im Rahmen der Schwangerschaft ganz überwiegend niedermolekulare Heparine in therapeutischer Dosierung zur Antikoagulation eingesetzt. Die Dauer der Antikoagulation bei schwangerschaftsassoziierten Ereignissen beträgt insgesamt mindestens drei Monate, wobei die Antikoagulation bis mindestens sechs Wochen nach der Entbindung fortgeführt werden muss.

Alle genannten Strategien zur Antikoagulation bei tiefer Venenthrombose und Lungenembolie haben ihre Berechtigung. Welche Patienten von welcher Form der Antikoagulation am meisten profitieren bzw. welche Form der Antikoagulation optimalerweise bei welchem Patienten erfolgen sollte, ist Gegenstand intensiver Diskussionen. Jede der genannten antikoagulatorischen Strategien hat Vor- und Nachteile, so dass bei der Auswahl des geeigneten Therapieregimes stets die klinische Situation und Patientencharakteristika zu beachten sind. Da die Differenzialtherapie thrombotischer Erkrankungen eine Domäne der Inneren Medizin darstellt, wird dies an dieser Stelle nicht weiter ausgeführt.

Die optimal erforderliche Dauer der Antikoagulation ist von zahlreichen Faktoren abhängig. In aktuellen Leitlinien werden pauschalisierte Empfehlungen gegeben, von denen jedoch in begründeten Fällen abgewichen werden kann (Tab. 5.5). Die o. g. Empfehlungen sind teilweise starr und berücksichtigen nicht ausreichend die individuelle klinische Situation des Patienten. In der Praxis wird die Antikoagulationsdauer häufig individuell festgelegt. Bei der Festlegung der Antikoagulationsdauer sind ggf. zu berücksichtigen: Ausprägung und Schweregrad des Ereignisses, Auslöser des Ereignisses (spontanes vs. getriggertes Ereignis), Grad der Rekanalisation nach einer Thrombose, dispositionelle Risikofaktoren des Patienten, die ein gesteigertes Rezidivrisiko anzeigen können (z. B. frühere thrombotische oder thromboembolische Ereig-

Tab. 5.5: Empfohlene Antikoagulationsdauer bei venöser Thrombose und Lungenembolie (modifiziert nach ACCP-Guidelines, 2008). (* die Antikoagulationsdauer ist individuell zu bewerten und muss ggf. modifiziert werden; ** umstritten bei rezidivierenden distalen oder rezidivierenden getriggerten Ereignissen).

Ereignis	Empfohlene (minimale) Antikoagulationsdauer*
Erstereignis bei transientem Risikofaktor (z. B. perioperative Venenthrombose oder Lungenembolie)	3 Monate
idiopathisches Erstereignis	bei distalem Ereignis minimal drei Monate, bei proximalem Ereignis ggf. langfristige Antikoagulation zu erwägen
paraneoplastisches Ereignis	initial 3–6 Monate, dann in Abhängigkeit vom Verlauf der Tumorerkrankung; Fortführung der Antikoagulation bei aktiver Tumorerkrankung.
schwangerschaftsassoziiertes Ereignis	Antikoagulation über mindestens drei Monate, wobei die Antikoagulation gleichzeitig bis mindestens sechs Wochen postpartal fortgeführt werden muss.
wiederholte idiopathische Ereignisse	dauerhafte Antikoagulation

nisse, Thrombophilie, Marker eines erhöhten Thromboserezidivrisikos, Lebensalter, Geschlecht, prädisponierende Erkrankungen für Rezidivereignisse, Verlauf der Antikoagulation und Patientenwunsch).

Kurzgefasst
Die therapeutische Antikoagulation ist die entscheidende Therapiemaßnahme bei tiefen Venenthrombosen. Es stehen heute unterschiedliche Strategien der Antikoagulation zur Verfügung, wobei prinzipiell eine orale Antikoagulation (Vitamin K-Antagonisten [VKA], direkte orale Antikoagulanzien [DOAK]) oder eine parenterale Antikoagulation (zumeist niedermolekulare Heparine) durchgeführt werden kann. Art und Dauer der Antikoagulation richten sich nach klinischer Situation und Patientencharakteristika.

5.1.8.2 Sonstige Maßnahmen

Zusätzlich zur Antikoagulation kann zur Prävention eines postthrombotischen Syndroms (PTS) bei proximalen (iliofemoralen) Thrombosen eine Lysetherapie durchgeführt werden. Die früher eingesetzte systemische Lysetherapie wird bei tiefen Beinvenenthrombosen aufgrund des Blutungsrisikos nicht mehr herangezogen, ggf. kann eine lokale Lyse mit dem Zweck der Rekanalisation durchgeführt werden. Das Blutungsrisiko ist unbedingt zu berücksichtigen und die Indikation zur Lysetherapie ist streng zu stellen. Diesbezüglich wird auf weiterführende Literatur verwiesen.

Weitere rekanalisierende Maßnahmen bei tiefer Venenthrombose sind die operative oder Katheter-gestützte mechanische Thrombektomie. Die Verfahren werden heute selten eingesetzt.

Bei der sehr seltenen Phlegmasia coerulea dolens, die durch eine Thrombosierung aller Venen des Querschnittes einer Extremität gekennzeichnet ist und mit einer massiven Abflussstörung einhergeht, sind rekanalisierende Maßnahmen zum Extremitätenerhalt zumeist erforderlich.

Grundsätzlich ist heute eine Immobilisierung bei tiefer Venenthrombose oder Lungenembolie nicht mehr notwendig, da sich gezeigt hat, dass die Immobilisation im Vergleich zur Frühmobilisation von Patienten nicht zu einer Besserung des klinischen Verlaufes führt. Die Therapie einer tiefen Venenthrombose kann bei stabilen Patienten, die nicht aus anderen Gründen einer stationären Behandlung bedürfen, grundsätzlich ambulant durchgeführt werden.

Kurzgefasst

Eine lokale Lysetherapie oder sonstige lokale Rekanalisationstherapie bei isolierten venösen thrombotischen Ereignissen ist in Ausnahmefällen zur Prävention eines postthrombotischen Syndroms (PTS) möglich; die Indikation ist strikt zu stellen, die Therapie an diesbzgl. erfahrenen Zentren durchzuführen.

Eine grundsätzliche Indikation zur Immobilisierung des Patienten bei tiefer Venenthrombose besteht nicht, so dass in den meisten Fällen Thrombosen bei stabilen Patienten ambulant therapiert werden können.

5.2 Lungenembolie

5.2.1 Grundlagen der Lungenembolie

Eine Lungenembolie als Komplikation einer tiefen Venenthrombose ist durch einen partiellen oder vollständigen Verschluss der Pulmonalarterien durch ein Blutgerinnsel bedingt; pathogenetisch löst sich dieser Thrombus von einer Thrombose im Venensystem und wird dann als Embolus mit dem Blutstrom in das Lungengefäßsystem eingespült. In etwa 80 % der Fälle stammt der ursächliche Thrombus aus einer Vene im Bereich der Beckenetage oder der unteren Extremitäten. Oftmals ist die zugrundeliegende Thrombose bei der Diagnose der Lungenembolie nicht mehr nachweisbar und die Patienten waren vor Manifestation der Lungenembolie hinsichtlich einer tiefen Venenthrombose nicht symptomatisch. Neben Thromben können Lungenembolien auch durch Gas- oder Fetteinschwemmung in das Gefäßsystem, etwa bei Frakturen, hervorgerufen werden. Die Lungenembolie zählt zu den führenden Todesursachen in Deutschland; nach dem Myokardinfarkt und zerebralen Ischämien stellt sie hierzulande die häufigste kardiovaskuläre Todesursache dar.

Pathophysiologisch betrachtet kommt es bei einer Lungenarterienembolie zu einem embolischen Verschluss von Lungenarterien; hieraus resultiert eine Rechtsherzbelastung (akutes Cor pulmonale), die umso stärker ausgeprägt ist, je mehr Gefäßquerschnitt von dem Verschluss betroffen ist. Bei ausgeprägten (fulminanten) bzw. multiplen Lungenembolien kann durch den massiven plötzlichen Druckanstieg ein Rechtsherzversagen eintreten, was zum Tod führen kann. Ferner kommt es in Abhängigkeit von der Ausprägung der Lungenembolie zu einer mehr oder weniger stark ausgeprägten Hypoxämie. Infolge einer Lungenembolie kann in den nicht ausreichend perfundierten Lungenarealen eine Lungenentzündung („Infarktpneumonie"), in manchen Fällen mit Begleitpleuritis, hervorgerufen werden.

Die Ursachen der Lungenembolie sind bei der Pathophysiologie der tiefen Venenthrombose mit abgehandelt; grundsätzlich unterscheiden sich aufgrund des kausalen Zusammenhangs zwischen Venenthrombose und Lungenembolie die zugrundeliegenden Risikofaktoren nicht.

5.2.2 Symptomatik und Diagnose der Lungenembolie

Typische Symptome einer Lungenembolie sind plötzlich einsetzende thorakale Schmerzen, Dyspnoe, Bluthusten (Hämoptysen) und Tachykardie. Fulminante Lungenembolien führen zu einem massiven plötzlichen Druckanstieg im Lungenkreislauf (akutes Cor pulmonale), was mit einem Schockzustand und Reanimationspflichtigkeit einhergehen kann. Hingegen können kleine und hämodynamisch nicht relevante Lungenembolien klinisch inapparent verlaufen oder sich nur durch eine diskrete klinische Symptomatik äußern, so dass die Diagnose nicht oder erst verzögert gestellt wird. Die Schweregrade der Lungenembolie, die eine Abschätzung des klinischen Verlaufes ermöglichen und Einfluss auf das therapeutische Vorgehen haben, sind gemäß Europäischer Gesellschaft für Kardiologie (ESC) nachfolgend tabellarisch dargestellt (Tab. 5.6). Eine hämodynamische Beeinträchtigung (Hypotonie, Schock) weist auf eine hohe Letalität hin und erfordert daher eine intensivmedizinische Therapie.

Tab. 5.6: Schweregrade der Lungenembolie modifiziert nach Empfehlungen der Europäischen Gesellschaft für Kardiologie (ESC).

	niedrig (< 1 %)	mittel (3–15 %)	hoch (> 15 %)
Schock/Hypotonie	nein	nein	ja
rechtsventrikuläre Dysfunktion/Erhöhung von Troponin	nein	mindestens eines der beiden Kriterien erfüllt	möglich
Prozedere	**ambulante Behandlung möglich**	**stationäre Behandlung**	**intensivmedizinische Therapie, Lysetherapie, ggf. Thrombektomie (unter Herz-Lungen-Maschine [HLM])**

Die klinische Untersuchung der Lungen (Auskultation, Perkussion) ist zum Nachweis der Lungenembolie nicht geeignet und ergibt hierbei typischerweise einen unauffälligen Befund; Perkussion und Auskultation der Lungen dienen in diesem Fall somit nicht dem Nachweis einer Lungenembolie, sondern dem Ausschluss anderer potenzieller Ursachen der oben genannten klinischen Symptome.

Bei Symptomen, die auf das Vorliegen einer Lungenembolie hinweisen können, sollte vor einer weiterführenden bildgebenden Diagnostik zunächst die klinische Wahrscheinlichkeit für eine Lungenembolie abgeschätzt werden; hierzu kann analog zur tiefen Beinvenenthrombose eine Bestimmung des vereinfachten *Wells-Scores* für die Lungenembolie durchgeführt werden (Tab. 5.7).

Tab. 5.7: Kriterien zur Ermittlung des Wells-Scores bei Verdacht auf Lungenembolie (0–1 Punkt: Lungenembolie unwahrscheinlich; ≥ 2 Punkte: Lungenembolie wahrscheinlich).

Kriterium	Punktwert
frühere tiefe Venenthrombose oder Lungenembolie	1
zeitnahe Operation oder Immobilisation/Immobilität	1
Tumorerkrankung	1
Hämoptysen	1
Tachykardie	1
Zeichen/Nachweis einer tiefen Venenthrombose	1
Alternative Ursachen zur Lungenembolie nicht wahrscheinlich	1

Als weiterer diagnostischer Schritt nach Ermittlung der klinischen Wahrscheinlichkeit kann analog zum Vorgehen bei Verdacht auf eine tiefe Venenthrombose auch bei möglicher Lungenembolie eine Bestimmung der D-Dimere erfolgen; es gelten hierfür prinzipiell dieselben Ausführungen wie bei der tiefen Venenthrombose. Ein negativer D-Dimer-Test hat einen hohen negativen prädiktiven Wert für den Ausschluss einer Lungenembolie, während ein positiver D-Dimer-Befund unspezifisch ist und neben einer Lungenembolie zahlreiche andere Differenzialdiagnosen offen lässt. Bei hoher klinischer Wahrscheinlichkeit für eine Lungenembolie kann auf eine Bestimmung der D-Dimere verzichtet werden, es erfolgt dann direkt eine geeignete bildgebende Diagnostik.

Für den bildgebenden Nachweis oder Ausschluss einer Lungenembolie wird heute in erster Linie eine Computertomographie (CT), insbesondere eine CT-Pulmonalisangiographie, durchgeführt; die diagnostische Sensitivität liegt bei etwa 95 %. Als Alternativmethode kann bei stabilen Patienten eine Ventilations- und Perfusionsszintigraphie der Lunge eingesetzt werden; hierbei spricht eine gestörte Perfusion bei erhaltender Ventilation für das Vorliegen einer Lungenembolie, während gleichzeitig gestörte Perfusion und Ventilation gegen diese Diagnose sprechen. Die Echokardiographie dient bei Verdacht auf Lungenembolie einerseits dem Ausschluss alternativer kardialer Ursachen der Symptome, zum anderen kann hiermit eine Rechtsherzbelastung, die bei hämodynamisch relevanten Lungenembolien auftritt, nachgewiesen werden.

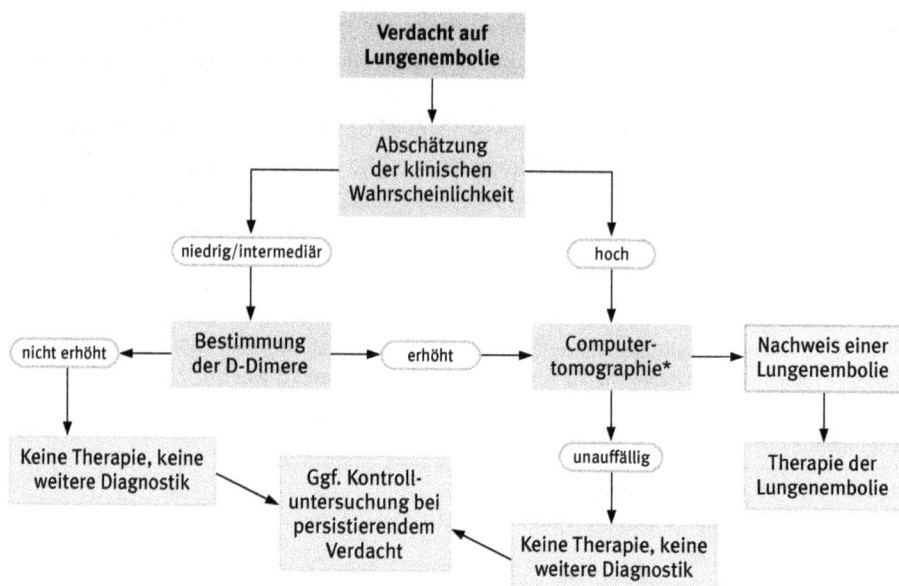

Abb. 5.5: Diagnostischer Algorithmus bei Verdacht auf Lungenembolie (* alternativ zur Computertomographie können ggf. auch andere Verfahren, insbesondere Ventilations-/Perfusionsszintigraphie der Lunge, zur Diagnostik eingesetzt werden).

Wie bei der tiefen Venenthrombose lässt sich auch das Vorgehen bei Verdacht auf eine Lungenembolie in einem diagnostischen Algorithmus abbilden (Abb. 5.5); berücksichtigt werden muss, dass bei hämodynamisch instabilen Patienten nach Möglichkeit unmittelbar eine computertomographische Abklärung durchgeführt werden sollte, da hier rasch eine Entscheidungsfindung zur Einleitung therapeutischer Maßnahmen erforderlich ist.

Kurzgefasst
Bei Verdacht auf eine Lungenembolie sollte, je nach Schwere der Symptome, ggf. vor bildgebender Diagnostik eine klinische Einschätzung der Wahrscheinlichkeit erfolgen, wozu der modifizierte *Wells-Score* eingesetzt werden kann. Des Weiteren kann eine Erhöhung der D-Dimere auf das Vorliegen einer Lungenembolie hinweisen, wobei ein negativer D-Dimer-Assay einen hohen prädiktiven Wert zum Ausschluss einer Lungenembolie aufweist. Standard der bildgebenden Diagnostik ist heute die Computertomographie.

5.2.3 Therapie der Lungenembolie

Eine Lungenembolie ist potenziell lebensbedrohlich und sofort behandlungsbedürftig. Bei ausgeprägter (fulminanter) Lungenembolie mit Schockzustand und schwerer Rechtsherzbelastung ist neben supportiven intensivmedizinischen Maßnahmen rasch eine Rekanalisation erforderlich; hierzu kann dann eine Lysetherapie durchgeführt werden. In seltenen Fällen werden operative oder interventionelle Maßnahmen zur Rekanalisation durchgeführt. Diesbezüglich wird auf weiterführende Literatur verwiesen.

Bei jeder Lungenembolie wird zudem eine Antikoagulation durchgeführt, die entsprechenden therapeutischen Optionen sind bei der Therapie der tiefen Venenthrombose beschrieben.

5.3 Thrombophlebitis

Bei der Thrombophlebitis handelt es sich um die Entzündung einer oberflächlichen Vene, die mit einer Thrombosierung einhergeht; die Thrombophlebitis wird daher auch als oberflächliche Venenthrombose bezeichnet und als solche von der tiefen Venenthrombose abgegrenzt. Prinzipiell kann zunächst eine Thrombosierung vorliegen, worauf eine sekundäre Entzündungsreaktion eintritt, oder aber zunächst eine Venenentzündung auftreten, in deren Rahmen sich dann eine Thrombosierung ausbildet. Pathogenetisch können bei der Thrombophlebitis häufig lokale Auslöser, etwa Verletzungen oder lokale Infektionen, identifiziert werden. Thrombophlebitiden der Armvenen können nach Venenkanülierung, intravenöser Verabreichung gefäßschädigender Medikamente sowie durch Paravasate bei Infusionen ausgelöst werden.

Bei der Thrombophlebitis handelt es sich klinisch um ein sehr häufiges Krankheitsbild, wobei keine exakten epidemiologischen Daten vorliegen. Insgesamt wird von einer Inzidenz von 0,1–1 % pro Jahr ausgegangen. Thrombophlebitiden sind hinsichtlich ihrer Ausprägung und klinischen Relevanz äußerst heterogen. Es kann sich um klinisch weitestgehend irrelevante kleine Phlebitiden handeln, bei denen eine Lokaltherapie in der Regel ausreichend ist. Große Thrombophlebitiden erfordern hingegen eine systemische Antikoagulation.

Die häufige Einschätzung, dass es sich bei der Thrombophlebitis im Gegensatz zur tiefen Venenthrombose um ein harmloses Krankheitsbild handelt, lässt sich aufgrund der Datenlage nicht aufrechterhalten. Erstmalig wurde bereits 1905 über eine Lungenembolie als Komplikation einer Thrombophlebitis berichtet. Inzwischen wurden zahlreiche Studien durchgeführt, aus denen sich eine Häufigkeit einer komplizierenden Beinvenenthrombose von ca. 10–20 % und einer Lungenarterienembolie von ca. 3 % der Patienten mit Thrombophlebitis ergibt. Für das Auftreten einer tiefen Venenthrombose konnten männliches Geschlecht, durchgemachte tiefe Beinvenenthrombose, Auftreten einer bilateralen Thrombophlebitis, Lebensalter über 60 Jahre, Bettlägerigkeit, Infektionen und das Vorliegen einer Thrombophilie als Risikofaktoren identifiziert werden. Ferner findet sich eine Assoziation mit malignen Tumoren, so dass eine Tumorerkrankung bei Auftreten einer ungeklärten Thrombophlebitis ausgeschlossen bzw. bei bekannter Tumorerkrankung beim Auftreten einer Thrombophlebitis ggf. ein Staging durchgeführt werden sollte. Des Weiteren ist zu berücksichtigen, dass eine abgelaufene Thrombophlebitis mit einem erhöhten Risiko für eine tiefe Venenthrombose im weiteren Verlauf einhergeht, insbesondere im Rahmen von Eingriffen, bei Immobilität sowie im Zuge einer Schwangerschaft.

Die Therapie der Thrombophlebitis ist derzeit nicht ausreichend standardisiert. Allgemeinmaßnahmen beinhalten lokale Maßnahmen (Kompression, Kühlung) sowie die Mobilisation des Patienten. Lokal applizierte Salben sind wahrscheinlich ohne relevanten Effekt. Die Indikation zu einer Antikoagulation ist bei Vorliegen einer Thrombophlebitis zu prüfen; hierfür ist bei ausgedehnten und proximalen Thrombophlebitiden eine sonographische Untersuchung erforderlich, um die Ausdehnung der Thrombophlebitis zu klären und eine zusätzliche vorliegende tiefe Venenthrombose, die das therapeutische Vorgehen entscheidend beeinflusst, auszuschließen. Bei einer Thrombuslänge von über 5 cm in den Stammvenen oder größeren Seitenästen ist eine Antikoagulation indiziert, um eine Progression und Komplikationen (tiefe Venenthrombose, Lungenembolie) zu verhindern. Nach Studienlage erwies sich bei einer Thrombophlebitis eine Therapie mit Fondaparinux (2,5 mg/d s. c.) bei guter Verträglichkeit gegenüber Placebo hinsichtlich des Auftretens tiefer Venenthrombosen und/oder Lungenembolien hinsichtlich des Überlebens sowie hinsichtlich des Rezidivrisikos als überlegen. Fondaparinux ist in der genannten Dosierung zur Therapie akuter spontaner Thrombophlebitiden (> 5 cm Länge) ohne begleitende tiefe Venenthrombose oder Lungenembolie zugelassen. Die Antikoagulation sollte hierbei über mindestens 30 Tage durchgeführt werden. Bei „gefährlichen Thrombophlebitiden", die auf weniger als 3 cm an die Crosse oder an das tiefe Venensystem heranreichen, oder bei Beteiligung des tiefen Venensystems erfolgt die Antikoagulation entsprechend der Therapie einer tiefen Venenthrombose.

Kurzgefasst
Thrombophlebitiden (oberflächliche Venenthrombosen) sind häufige Erkrankungen sehr variabler Ausprägung. Komplikativ kann es bei Thrombophlebitiden zum Auftreten tiefer Venenthrombosen und auch zu Lungenembolien kommen. Eine passagere Antikoagulation sollte daher erfolgen, zur Therapie der Thrombophlebitis ist insbesondere Fondaparinux zugelassen. Bei begleitender tiefer Venenthrombose oder komplikativer Lungenembolie ist die Therapie entsprechend zu eskalieren.

5.4 Muskelvenenthrombose

Muskelvenenthrombosen sind thrombotische Verschlüsse von Muskelvenen, die ganz überwiegend in der proximalen Unterschenkelmuskulatur lokalisiert sind. Aufgrund der knienahen Schmerzsymptomatik wird oft eine orthopädische Ursache vermutet, bis dann die korrekte Diagnose gestellt wird. Die exakte Häufigkeit der Muskelvenenthrombose ist nicht bekannt; es ist von einer erheblichen Dunkelziffer auszugehen, da diese Form der Thrombose häufig nicht differenzialdiagnostisch berücksichtigt und somit nicht diagnostiziert wird. Wie bei der Thrombophlebitis wird die klinische Relevanz der Muskelvenenthrombose oftmals unterschätzt. Studien zufolge tritt jedoch bei etwa 10–20 % der Patienten begleitend eine tiefe Venenthrombose auf und es kann komplizierend zu einer Lungenarterienembolie kommen.

Die Therapie der Muskelvenenthrombose ist nicht ausreichend evaluiert. Aufgrund des klinisch relevanten Risikos für das Auftreten einer tiefen Venenthrombose und/oder einer Lungenembolie wird eine passagere Antikoagulation empfohlen. Intensität und Dauer der Antikoagulation sind Gegenstand der Diskussion und müssen individuell festgelegt werden. Gegebenenfalls kann sich bei der Therapie an der Behandlung einer distalen Venenthrombose oder einer Thrombophlebitis orientiert werden.

Kurzgefasst
Muskelvenenthrombosen sind typischerweise in der proximalen Unterschenkelmuskulatur lokalisiert. Die Diagnose wird oft verzögert gestellt, da häufig an alternative Ursachen der Beschwerden (insbesondere orthopädische Ursachen) gedacht wird. Wie bei der Thrombophlebitis kann es auch bei der Muskelvenenthrombose komplikativ zum Auftreten tiefer Venenthrombosen und Lungenembolien kommen. Eine passagere Antikoagulation wird daher empfohlen.

Literatur zum Abschnitt „Grundlagen venöser thrombotischer Ereignisse"

Adams D, Welch JL, Kline JA. Clinical utility of an age-adjusted D-dimer in the diagnosis of venous thromboembolism. Ann Emerg Med. 2014; 64: 232–234.

Allman-Farinelli MA. Obesity and venous thrombosis: a review. Semin Thromb Hemost. 2011; 37: 903–907.

Anderson FA, Spencer FA. Risk factors for venous thromboembolism. Circulation. 2003; 107: 9–16.

Antithrombotic Therapy and Prevention of Thrombosis (9th edition). American College of Chest Physicians Evidence-Based Clinical Practice Guidelines. 2012.

AWMF. Diagnostik und Therapie der Venenthrombose und der Lungenembolie. Interdisziplinäre S2k-Leitlinie (Registernummer 065-002, Stand: 01.09.2015).

AWMF. S3-Leitlinie Prophylaxe der venösen Thromboembolie (VTE) (Registernummer 003-001, Stand 15.10.2015).

Baggen VJ, Chung K, Koole K, Sarneel MH, Rutten FH, Hajer GR. Association of varicosities and concomitant deep venous thrombosis in patients with superficial venous thrombosis, a systematic review. Eur J Gen Pract. 2015; 21: 70–76.

Bagot CN, Arya R. Virchow and his triad: a question of attribution. Br J Haematol. 2008; 143: 180–190.

Becattini C, Agnelli G. Treatment of Venous Thromboembolism With New Anticoagulant Agents. J Am Coll Cardiol. 2016; 67: 1941–1955.

Bertoletti L, Humbert M. Pulmonary embolism: An update. Presse Med. 2015; 44(12 Pt 2):e373-6. doi: 10.1016/j.lpm.2015.10.005.

Blangero J, Williams JT, Almasy L. Novel family-based approaches to genetic risk in thrombosis. J Thromb Haemost. 2003; 1: 1391–1397.

Bounameaux H, Righini M, Gal GL. Superficial thrombophlebitis of the legs: still a lot to learn. A re-buttal. J Thromb Haemost. 2006; 4: 289; author reply 290.

Braekkan SK, Siegerink B, Lijfering WM, Hansen JB, Cannegieter SC, Rosendaal FR. Role of obesity in the etiology of deep vein thrombosis and pulmonary embolism: current epidemiological insights. Semin Thromb Hemost. 2013; 39: 533–540. doi: 10.1055/s-0033-1343355.

Brunelli A. Deep vein thrombosis/pulmonary embolism: prophylaxis, diagnosis, and management. Thorac Surg Clin. 2012; 22: 25–28.

Burness CB, Perry CM. Rivaroxaban: a review of its use in the treatment of deep vein thrombosis or pulmonary embolism and the prevention of recurrent venous thromboembolism. Drugs. 2014; 74: 243–262.

Cannegieter SC, Rosendaal FR. Pregnancy and travel-related thromboembolism. Thromb Res. 2013; 131: 55–58.

Carrier M, Righini M, Djurabi RK, Huisman MV, Perrier A, Wells PS, et al. VIDAS D-dimer in combination with clinical pre-test probability to rule out pulmonary embolism. A systematic review of management outcome studies. Thromb Haemost. 2009; 101: 886–892.

Ceriani E, Combescure C, Le Gal G, Nendaz M, Perneger T, Bounameaux H, et al. Clinical prediction rules for pulmonary embolism: a systematic review and meta-analysis. J Thromb Haemost. 2010; 8: 957–970.

Chung I, Lip GY. Virchow's triad revisited: blood constituents. Pathophysiol Haemost Thromb. 2003; 33: 449–454.

Coleman DM, Obi A, Henke PK. Update in venous thromboembolism pathophysiology, diagnosis, and treatment for surgical patients. Curr Probl Surg. 2015; 52: 233–259.

Cosmi B. Management of superficial vein thrombosis. J Thromb Haemost. 2015; 13: 1175–1183.

Dammacco F, Vacca A, Procaccio P, Ria R, Marech I, Racanelli V. Cancer-related coagulopathy (Trousseau's syndrome): review of the literature and experience of a single center of internal medicine. Clin Exp Med. 2013; 13: 85–97

Davies MG, El-Sayed HF. Current Status of Clot Removal for Acute Pulmonary Embolism. Ann Vasc Surg. 2016; 31:211–220.

de Moerloose P, Alhenc-Gelas M, Boehlen F, Bounameaux H, Aiach M. Deep venous thrombosis and thrombophilia: indications for testing and clinical implications. Semin Vasc Med. 2001; 1: 89–96.

Decousus H, Prandoni P, Mismetti P, Bauersachs RM, Boda Z, Brenner B, et al. CALISTO Study Group. Fondaparinux for the treatment of superficial-vein thrombosis in the legs. N Engl J Med. 2010; 363: 1222–1232.

Decousus H, Quéré I, Presles E, Becker F, Barrellier MT, Chanut M, et al. POST (Prospective Observational Superficial Thrombophlebitis) Study Group. Superficial venous thrombosis and venous thromboembolism: a large prospective epidemiologic study. Ann Intern Med. 2010; 152: 218–224.

Decousus H, Frappé P, Accassat S, Bertoletti L, Buchmuller A, Seffert B, et al. Epidemiology, diagnosis, treatment and management of superficial-vein thrombosis of the legs. Best Pract Res Clin Haematol. 2012; 25: 275–284.

Décousus H, Bertoletti L, Frappé P. Spontaneous acute superficial vein thrombosis of the legs: do we really need to treat? J Thromb Haemost. 2015; 13: 230–237.

Décousus H, Mismetti P, Couturaud F, Ageno W, Bauersachs R. Treatment of pulmonary embolism. Presse Med. 2015; 44(12 Pt 2): e393-9. doi: 10.1016/j.lpm.2015.10.008.

Du GC, Zhang MC, Zhao JC. Catheter-directed thrombolysis plus anticoagulation versus anticoagulation alone in the treatment of proximal deep vein thrombosis – a meta-analysis. Vasa. 2015; 44: 195–202.

Ellis MH, Fajer S. A current approach to superficial vein thrombosis. Eur J Haematol. 2013; 90: 85–88.

Elyamany G, Alzahrani AM, Bukhary E. Cancer-associated thrombosis: an overview. Clin Med Insights Oncol. 2014; 8:129–137.

Engbers MJ, van Hylckama Vlieg A, Rosendaal FR. Venous thrombosis in the elderly: incidence, risk factors and risk groups. J Thromb Haemost. 2010; 8: 2105–2112.

Esmon CT. Basic mechanisms and pathogenesis of venous thrombosis. Blood Rev. 2009; 23: 225–229.

Fahrni J, Husmann M, Gretener SB, Keo HH. Assessing the risk of recurrent venous thromboembolism – a practical approach. Vasc Health Risk Manag. 2015; 11: 451–459.

Falanga A, Marchetti M, Russo L. The mechanisms of cancer-associated thrombosis. Thromb Res. 2015; 135: 8–11.

Fallouh N, McGuirk HM, Flanders SA, Chopra V. Peripherally Inserted Central Catheter-associated Deep Vein Thrombosis: A Narrative Review. Am J Med. 2015; 128: 722–738.

Finks SW, Trujillo TC, Dobesh PP. Management of Venous Thromboembolism: Recent Advances in Oral Anticoagulation Therapy. Ann Pharmacother. 2016; Feb 25. pii: 1060028016632785. [Epub ahead of print].

Galanis T, Kraft WK, Merli GJ. Prophylaxis for deep vein thrombosis and pulmonary embolism in the surgical patient. Adv Surg. 2011; 45: 361–390.

Garcia DA, Baglin TP, Weitz JI, Samama MM; American College of Chest Physicians. Chest. 2012; 141; 24–43.

Garry J, Duke A, Labropoulos N. Systematic review of the complications following isolated calf deep vein thrombosis. Br J Surg. 2016; 103: 789–796.

Geerts WH, Pineo GF, Heit JA, Bergqvist D, Lassen MR, Colwell CW, et al. Prevention of venous thromboembolism: the Seventh ACCP Conference on Antithrombotic and Thrombolytic Therapy. Chest. 2004; 126: 338–400.

Greer IA. CLINICAL PRACTICE. Pregnancy Complicated by Venous Thrombosis. N Engl J Med. 2015; 373: 540–547.

Guyatt GH, Eikelboom JW, Gould MK, Garcia DA, Crowther M, Murad MH, et al. American College of Chest Physicians. Approach to outcome measurement in the prevention of thrombosis in surgical and medical patients: Antithrombotic Therapy and Prevention of Thrombosis, 9th ed: American College of Chest Physicians Evidence-Based Clinical Practice Guidelines. Chest. 2012; 141(2): 185–194.

Goldhaber SZ. Venous thromboembolism: epidemiology and magnitude of the problem. Best Pract Res Clin Haematol. 2012; 25: 235–242.

Gómez-Outes A, Suárez-Gea ML, Lecumberri R, Terleira-Fernández AI, Vargas-Castrillón E. Direct oral anticoagulants in the treatment of venous thromboembolism, with a focus on patients with pulmonary embolism: an evidence-based review. Vasc Health Risk Manag. 2014; 10: 627–639.

Heit JA. Epidemiology of venous thromboembolism. Nat Rev Cardiol. 2015; 12: 464–474.

Henry JC, Satiani B. Calf muscle venous thrombosis: a review of the clinical implications and therapy. Vasc Endovascular Surg. 2014; 48: 396–401.

Hillis C, Crowther MA. Acute phase treatment of VTE: Anticoagulation, including non-vitamin K antagonist oral anticoagulants. Thromb Haemost. 2015; 113: 1193–1202.

Horner D, Hogg K, Body R. Should we be looking for and treating isolated calf vein thrombosis? Emerg Med J. 2016; 33: 431–437.

Huisman MV, Klok FA. Current challenges in diagnostic imaging of venous thromboembolism. Blood. 2015; 126: 2376–2382.

Hunt D. Determining the clinical probability of deep venous thrombosis and pulmonary embolism. South Med J. 2007; 100: 1015–1021.

Ikushima S, Ono R, Fukuda K, Sakayori M, Awano N, Kondo K. Trousseau's syndrome: cancer-associated thrombosis. Jpn J Clin Oncol. 2016; 46: 204–208.

ISTH Steering Committee for World Thrombosis Day. Thrombosis: a major contributor to global disease burden. Thromb Res. 2014; 134: 931–938. doi: 10.1016/j.thromres.2014.08.014.

Jeanneret C, Brunner S. [Superficial venous thrombosis. A review]. Hautarzt. 2012; 63: 609–615.

Kanchanabat B, Stapanavatr W, Manusirivithaya S, Srimantayamas S. The rate and mortality of postoperative venous thromboembolism of moderate risk surgery in Asian patients without thrombo-prophylaxis: systematic review with meta-analysis. World J Surg. 2014; 38: 194–202.

Khorana AA. Cancer and coagulation. Am J Hematol. 2012; 87: 82–87.

Kohoutova D, Moravkova P, Kruzliak P, Bures J. Thromboembolic complications in inflammatory bowel disease. J Thromb Thrombolysis. 2015; 39: 489–498.

Konkle BA. Diagnosis and management of thrombosis in pregnancy. Birth Defects Res C Embryo Today. 2015; 105: 185–189.

Konstantinides S, Torbicki A. Management of venous thrombo-embolism: an update. Eur Heart J. 2014; 35: 2855–2863.

Kourlaba G, Relakis J, Kontodimas S, Holm MV, Maniadakis N. A systematic review and meta-analysis of the epidemiology and burden of venous thromboembolism among pregnant women. Int J Gynaecol Obstet. 2016; 132: 4–10.

Kyrle PA, Rosendaal FR, Eichinger S. Risk assessment for recurrent venous thrombosis. Lancet. 2010; 376: 2032–2039.

Kret MR, Liem TK, Mitchell EL, Landry GJ, Moneta GL. Isolated calf muscular vein thrombosis is associated with pulmonary embolism and a high incidence of additional ipsilateral and contralateral deep venous thrombosis. J Vasc Surg. 2013; 1: 33–38.

Kyriazi V, Theodoulou E. Assessing the risk and prognosis of thrombotic complications in cancer patients. Arch Pathol Lab Med. 2013; 137: 1286–1295.

Le Gal G, Righini M. Controversies in the diagnosis of venous thromboembolism. J Thromb Haemost. 2015; 13(1): 259–265.

Lindhoff-Last E, Luxembourg B, Pabinger I. [Update thrombophilia]. Hämostaseologie. 2008; 28: 365–375.

Litzendorf ME, Satiani B. Superficial venous thrombosis: disease progression and evolving treatment approaches. Vasc Health Risk Manag. 2011; 7: 569–575.

Lowe GD. Virchow's triad revisited: abnormal flow. Pathophysiol Haemost Thromb. 2003; 33: 455–457.

MacLean S, Mulla S, Akl EA, Jankowski M, Vandvik PO, Ebrahim S, et al. American College of Chest Physicians. Patient values and preferences in decision making for antithrombotic therapy: a systematic review: Antithrombotic Therapy and Prevention of Thrombosis, 9th ed: American College of Chest Physicians Evidence-Based Clinical Practice Guidelines. Chest. 2012; 141: 1–23.

Mandernach MW, Beyth RJ, Rajasekhar A. Apixaban for the prophylaxis and treatment of deep vein thrombosis and pulmonary embolism: an evidence-based review. Ther Clin Risk Manag. 2015; 11: 1273–1282.

Marquardt U, Apau D. Point-of-care D-dimer testing in emergency departments. Emerg Nurse. 2015; 23: 29–35.

Marti C, John G, Konstantinides S, Combescure C, Sanchez O, Lankeit M, et al. Systemic thrombolytic therapy for acute pulmonary embolism: a systematic review and meta-analysis. Eur Heart J 2015; 36: 605–614.

Martinelli I, De Stefano V, Mannucci PM. Inherited risk factors for venous thromboembolism. Nat Rev Cardiol. 2014; 11: 140–156.

Merashli M, Noureldine MH, Uthman I, Khamashta M. Antiphospholipid syndrome: an update. Eur J Clin Invest. 2015; 45: 653–662.

Michiels JJ, Moosdorff W, Maasland H, Michiels JM, Lao MU, Neumann HA, et al. Duplex ultrasound, clinical score, thrombotic risk, and D-dimer testing for evidence based diagnosis and management of deep vein thrombosis and alternative diagnoses in the primary care setting and outpatient ward. Int Angiol. 2014; 33: 1–19.

Morange PE, Alessi MC. Thrombosis in central obesity and metabolic syndrome: mechanisms and epidemiology. Thromb Haemost. 2013; 110: 669–680.

Nasr H, Scriven JM. Superficial thrombophlebitis (superficial venous thrombosis). BMJ. 2015; 350: h2039. doi: 10.1136/bmj.h2039.

National Clinical Guideline Centre (UK). Venous Thromboembolic Diseases: The Management of Venous Thromboembolic Diseases and the Role of Thrombophilia Testing [Internet]. London: Royal College of Physicians (UK). 2012 Jun. Available from http://www.ncbi.nlm.nih.gov/books/NBK132796/PubMed PMID: 23638495.

Nielsen JD. The incidence of pulmonary embolism during deep vein thrombosis. Phlebology. 2013; 28: 29–33.

Ogbonna KC, Dixon DL. Critical appraisal of dabigatran in the treatment of deep vein thrombosis and pulmonary embolism. J Blood Med. 2015; 6: 177–184.

Onida S, Davies AH. Predicted burden of venous disease. Phlebology. 2016; 31: 74–79.

Olson JD. D-dimer: An Overview of Hemostasis and Fibrinolysis, Assays, and Clinical Applications. Adv Clin Chem. 2015; 69: 1–46.

Parunov LA, Soshitova NP, Ovanesov MV, Panteleev MA, Serebriyskiy II. Epidemiology of venous thromboembolism (VTE) associated with pregnancy. Birth Defects Res C Embryo Today. 2015; 105: 167–184.

Paydar S, Sabetian G, Khalili H, Fallahi J, Tahami M, Ziaian B, et al. Management of Deep Vein Thrombosis (DVT) Prophylaxis in Trauma Patients. Bull Emerg Trauma. 2016; 4: 1–7.

Plu-Bureau G, Maitrot-Mantelet L, Hugon-Rodin J, Canonico M. Hormonal contraceptives and venous thromboembolism: an epidemiological update. Best Pract Res Clin Endocrinol Metab. 2013; 27: 25–34.

Prandoni P, Piovella C, Spiezia L, Dalla Valle F, Pesavento R. Optimal duration of anticoagulation in patients with venous thromboembolism. Indian J Med Re.s 2011; 134: 15–21.

Previtali E, Bucciarelli P, Passamonti SM, Martinelli I. Risk factors for venous and arterial thrombosis. Blood Transfus. 2011; 9: 120–138.

Proietti M, Lip GY. Edoxaban in venous thromboembolism and stroke prevention: an appraisal. Vasc Health Risk Manag. 2016; 12: 45–51.

Pruthi RK. Review of the American College of Chest Physicians 2012 Guidelines for Anticoagulation Therapy and Prevention of Thrombosis. Semin Hematol. 2013; 50: 251–258.

Pulivarthi S, Gurram MK. Effectiveness of d-dimer as a screening test for venous thromboembolism: an update. N Am J Med Sci. 2014; 6: 491–499.

Ribeiro DD, Lijfering WM, Barreto SM, Rosendaal FR, Rezende SM. Epidemiology of recurrent venous thrombosis. Braz J Med Biol Res. 2012; 45: 1–7.

Richter, Lungenembolie bei Thrombophlebitis. Arch RF Gynäkologie. 1905.

Riess H, Habbel P, Jühling A, Sinn M, Pelzer U. Primary prevention and treatment of venous thromboembolic events in patients with gastrointestinal cancers – Review. World J Gastrointest Oncol. 2016; 8: 258–270.

Righini M, Robert-Ebadi H, Le Gal G. Diagnosis of pulmonary embolism. Presse Med. 2015; 44(12 Pt 2): 385–391.

Rodger MA, Le Gal G, Wells P, Baglin T, Aujesky D, Righini M, et al. Clinical decision rules and D-Dimer in venous thromboembolism: current controversies and future research priorities. Thromb Res. 2014; 134: 763–768.

Rodger MA, Le Gal G, Wells P, Baglin T, Aujesky D, Righini M, et al. Clinical decision rules and D-Dimer in venous thromboembolism: current controversies and future research priorities. Thromb Res. 2014; 134: 763–768. doi: 10.1016/j.thromres.2014.07.031.

Rote Liste 2015, 55. Ausgabe. Rote Liste® Service GmbH, Frankfurt/Main.

Roussin A. Effective management of acute deep vein thrombosis: direct oral anticoagulants. Int Angiol. 2015; 34: 16–29.

Saghazadeh A, Rezaei N. Inflammation as a cause of venous thromboembolism. Crit Rev Oncol Hematol. 2016; 99: 272–285. doi: 10.1016/j.critrevonc.2016.01.007. Epub 2016 Jan 16.

Schellong SM. Dabigatran for the treatment of venous thromboembolism. Expert Rev Hematol. 2015; 8: 413–425.

Scott G, Mahdi AJ, Alikhan R. Superficial vein thrombosis: a current approach to management. Br J Haematol. 2015; 168: 639–645.

Seligsohn U, Lubetsky A. Genetic susceptibility to venous thrombosis. N Engl J Med. 2001; 344: 1222–1231.

Skervin AL, Thapar A, Franchini AJ, Prandoni P, Shalhoub J, Davies AH. Systematic Review and Meta-Analysis of Utility of Graduated Compression Stockings in Prevention of Post-Thrombotic Syndrome. Eur J Vasc Endovasc Surg. 2016 Mar 26. pii: S1078–5884(16)00118-0.

Spring JL, Winkler A, Levy JH. The influence of various patient characteristics on D-dimer concentration in critically ill patients and its role as a prognostic indicator in the intensive care unit setting. Clin Lab Med. 2014; 34: 675–686.

Squizzato A, Ageno W. The 8(th) American College of Chest Physicians Guidelines – a perspective on venous thromboembolism guidelines. Thromb Haemost. 2009; 101: 31–35.

Stashenko G, Lopes RD, Garcia D, Alexander JH, Tapson VF. Prophylaxis for venous thromboembolism: guidelines translated for the clinician. J Thromb Thrombolysis. 2011; 31: 122–132.

Sucker C, Zotz RB. Prophylaxis and treatment of venous thrombosis and pulmonary embolism in pregnancy. Vascular Medicine. 2015; 3: 24–30.

Tamaki H, Khasnis A. Venous thromboembolism in systemic autoimmune diseases: A narrative review with emphasis on primary systemic vasculitides. Vasc Med. 2015; 20: 369–376.

Thaler J, Pabinger I, Ay C. Anticoagulant Treatment of Deep Vein Thrombosis and Pulmonary Embolism: The Present State of the Art. Front Cardiovasc Med. 2015; 2: 1–7 doi: 10.3389/fcvm.2015.00030

Tichelaar YI, Kluin-Nelemans HJ, Meijer K. Infections and inflammatory diseases as risk factors for venous thrombosis. A systematic review. Thromb Haemost. 2012; 107: 827–837.

Timp JF, Braekkan SK, Versteeg HH, Cannegieter SC. Epidemiology of cancer-associated venous thrombosis. Blood. 2013; 122: 1712–1723.

Ullman AJ, Marsh N, Mihala G, Cooke M, Rickard CM. Complications of Central Venous Access Devices: A Systematic Review. Pediatrics. 2015; 136: 1331–1344.

Valsami S, Asmis LM. A brief review of 50 years of perioperative thrombosis and hemostasis management. Semin Hematol. 2013; 50: 79–87.

Vedantham S. Interventional therapy for venous thromboembolism. J Thromb Haemost. 2015; 13(1): 245–251.

Virk JS, Lookstein RA. Endovascular intervention in acute deep vein thrombosis. Minerva Cardioangiol. 2013; 61: 145–154.

Walenga JM, Jeske WP, Samama MM, Frapaise FX, Bick RL, Fareed J. Fondaparinux: a synthetic heparin pentasaccharide as a new antithrombotic agent. Expert Opin Investig Drugs. 2002; 11: 397–407.

Wang L, Duan Q, Yang F, Wen S. The origin and onset of acute venous thrombus. Int J Clin Exp Med. 2015; 8(11): 19804–19814. eCollection 2015.

Watson HG, Keeling DM, Laffan M, Tait RC, Makris M; British Committee for Standards in Haematology. Guideline on aspects of cancer-related venous thrombosis. Br J Haematol. 2015; 170: 640–648.

Wells PS, Ginsberg JS, Anderson DR, Kearon C, Gent M, Turpie AG, et al. Use of a clinical model for safe management of patients with suspected pulmonary embolism. Ann Intern Med. 1998; 129: 997–1005.

Wells PS, Anderson DR, Rodger M, Forgie M, Kearon C, Dreyer J, et al. Evaluation of D-dimer in the diagnosis of suspected deep-vein thrombosis. N Engl J Med. 2003; 349: 1227–1235.

Wells PS. Integrated strategies for the diagnosis of venous thromboembolism. J Thromb Haemost. 2007; 5: 41–50.

Wells PS, Forgie MA, Rodger MA. Treatment of venous thromboembolism. JAMA. 2014; 311: 717–728.

Wilbur J, Shian B. Diagnosis of deep venous thrombosis and pulmonary embolism. Am Fam Physician. 2012; 86: 913–919.

Wilke T, Müller S. Nondadherence in outpatient thromboprophylaxis after major orthopedic surgery: a systematic review. Expert Rev Pharmacoucon Outcomes Res. 2010; 10: 691–700.

Wong P, Baglin T. Epidemiology, risk factors and sequelae of venous thromboembolism. Phlebology. 2012; 27: 2–11.

Zalpour A, Oo TH. Update on Edoxaban for the Prevention and Treatment of Thromboembolism: Clinical Applications Based on Current Evidence. Adv Hematol. 2015; 2015: 920361. doi: 10.1155/2015/920361.

Zochios V, Umar I, Simpson N, Jones N. Peripherally inserted central catheter (PICC)-related thrombosis in critically ill patients. J Vasc Access. 2014; 15: 329–337.

Zotz RB, Sucker C, Gerhardt A. Bedeutung thrombophiler Risikofaktoren für das Erst- und Rezidivthromboserisiko. Hämotherapie. 2009; 13: 4–16.

Zur medikamentösen Prophylaxe und Therapie venöser thrombotischer Ereignisse stehen verschiedene parenterale und orale Antikoagulanzien zur Verfügung (Tab. 6.1). Für die perioperative Thromboseprophylaxe werden überwiegend subkutan verabreichte *niedermolekulare Heparine* (NMH) eingesetzt, die die früher verwendeten *unfraktionierten Heparine* (UFH) aufgrund ihrer guten Wirksamkeit und der besseren Verträglichkeit bzw. reduzierten Nebenwirkungsrate weitgehend verdrängt haben. Eine Alternative zur parenteralen Thromboseprophylaxe stellt das Pentasaccharid *Fondaparinux* dar, welches beispielsweise auch bei Heparinunverträglichkeit sowie zur Thromboseprophylaxe bei Patienten mit abgelaufener Heparin-induzierter Thrombozytopenie (HIT) eingesetzt werden kann. Das Heparinoid *Danaparoid* stellt ein heute nur selten verwendetes Reservemedikament zur parenteralen Thromboseprophylaxe bei Patienten mit Heparinunverträglichkeit dar, vornehmlich bei Patienten nach abgelaufener HIT. Seit einigen Jahren sind auch direkte orale Antikoagulanzien (DOAK) verfügbar, die jedoch bei der perioperativen Thromboseprophylaxe nur ein sehr schmales Zulassungsspektrum aufweisen und lediglich im Rahmen der Implantation einer Hüft- und Knieendoprothese als Alternative zu parenteralen Antikoagulanzien eingesetzt werden können.

Tab. 6.1: Einteilung wichtiger oraler und parenteraler Antikoagulanzien in der klinischen Praxis (* verschiedene Präparate, Einzelsubstanzen nicht dargestellt).

Gruppe	Vertreter	Wirkungsmechanismus
Vitamin K-Antagonisten (VKA)	Phenprocoumon	Hemmung der Vitamin K-Epoxid-Reduktase (VKOR)
	Warfarin	Hemmung der Vitamin K-Epoxid-Reduktase (VKOR)
direkte orale Antikoagulanzien (DOAK)	Dabigatran-Etexilat	orale Thrombininhibition
	Rivaroxaban	orale Xa-Inhibition
	Apixaban	orale Xa-Inhibition
	Edoxaban	orale Xa-Inhibition
Heparine	UFH	IIa-/Xa-Inhibition
	NMH *	IIa-/Xa-Inhibition
Heparinoide	Danaparoid	IIa-/Xa-Inhibition
Pentasaccharide	Fondaparinux	Xa-Inhibition

DOI 10.1515/9783110418446-009

Für die Therapie venöser thrombotischer Ereignisse werden neben den oben genannten parenteralen Antikoagulanzien (Heparine, Fondaparinux) insbesondere Vitamin K-Antagonisten (VKA), in Deutschland ganz überwiegend das Kumarinderivat Phenprocoumon, oder DOAK eingesetzt.

Zu betonen ist, dass Plättchenfunktionshemmer (Acetylsalicylsäure, Thienopyridine [Clopidogrel, Prasugrel] sowie Ticagrelor) nicht zur Prophylaxe und Therapie venöser thrombotischer Ereignisse geeignet und zugelassen sind. Diese Pharmaka, die der Prävention arteriell-thrombotischer Ereignisse – etwa bei Patienten mit koronarer Herzkrankheit (KHK) – dienen, werden an dieser Stelle nicht weiter behandelt.

Kurzgefasst
Zur Prophylaxe venöser thrombotischer Ereignisse werden überwiegend niedermolekulare Heparine (NMH) eingesetzt. In manchen Fällen kommen auch andere parenterale Antikoagulanzien, insbesondere Fondaparinux, zum Einsatz.

Zur Therapie thrombotischer Ereignisse werden ganz überwiegend orale Antikoagulanzien, entweder Vitamin K-Antagonisten (VKA) wie Phenprocoumon oder direkte orale Antikoagulanzien (DOAK), eingesetzt. In manchen Fällen wird anstelle einer oralen Antikoagulation eine parenterale Antikoagulation zur Therapie thrombotischer Ereignisse durchgeführt (z. B. im Rahmen einer Schwangerschaft oder bei Tumorerkrankungen).

6.1 Parenterale Antikoagulanzien

6.1.1 Heparine

6.1.1.1 Grundlagen

Heparine sind gerinnungsaktive Glykosaminoglykane, die aus der Mucosa von Schweinedarm gewonnen werden. Sie bestehen aus einer variablen Anzahl von Aminozuckern und weisen ein Molekulargewicht von 4.000–40.000 Dalton auf. Der antithrombotische Effekt von Heparinen ist einerseits durch eine Hemmung der Faktor Xa- und der Faktor IIa-Aktivität begründet, der durch eine Wirkungsverstärkung von Antithrombin durch Heparinbindung hervorgerufen wird. Jedoch üben Heparine auch unabhängig von Antithrombin antithrombotische Effekte aus: Beispielsweise führen Heparine zu einer vermehrten Freisetzung von „Tissue Factor Pathway Inhibitor" (TFPI), worauf ca. 20–30 % des antithrombotischen Effektes zurückgehen soll.

Unfraktioniertes Heparin (UFH) ist ein Gemisch unterschiedlich großer Glykosaminoglykane mit einem mittleren Molekulargewicht von 15.000 Dalton. Der gerinnungshemmende Effekt ist insbesondere durch eine Verstärkung des hemmenden Effektes von Antithrombin auf die aktivierten Faktoren IIa (Thrombin) und Xa gekennzeichnet. Die Halbwertszeit bei intravenöser Verabreichung und normaler Elimination beträgt etwa zwei Stunden. Aufgrund verschiedener negativer Aspekte, insbesondere auch aufgrund von Unverträglichkeiten und dem signifikanten Risiko für das Auftreten einer HIT, wurden die UFH in der medikamentösen Thromboseprophylaxe und der

Therapie thrombotischer Ereignisse ganz überwiegend durch die niedermolekularen Heparine (NMH) verdrängt. Lediglich in seltenen Fällen werden noch UFH eingesetzt, etwa aufgrund der besseren Steuer- und Antagonisierbarkeit im unmittelbaren perioperativen Setting sowie bei Patienten mit vermehrter Blutungsneigung. Ein Monitoring der UFH bei prophylaktischem Einsatz ist nicht erforderlich, bei intravenöser Verabreichung erfolgt ein Monitoring über die aktivierte partielle Thromboplastinzeit (aPTT), wobei eine Verlängerung der Ausgangs-aPTT auf das Zwei- bis Dreifache für eine therapeutische Antikoagulation anzustreben ist.

Die subkutan verabreichten NMH stellen eine heterogene Gruppe von parenteral verabreichten Antithrombotika mit einem mittleren Molekulargewicht von 5.000 Dalton dar. Gegenüber den UFH weisen die NMH verbesserte pharmakologische Eigenschaften, insbesondere eine deutlich bessere Bioverfügbarkeit bei subkutaner Gabe, sowie eine längere Halbwertszeit auf.

Die verschiedenen NMH werden mit individuellen chemischen Verfahren aus UFH durch partielle Degradation gewonnen. Bedingt durch die verschiedenen Herstellungsverfahren unterscheiden sich die jeweiligen verfügbaren NMH chemisch voneinander, etwa hinsichtlich des mittleren Molekulargewichtes, der Verteilung der Molekulargewichte der Heparinmoleküle sowie des Sulfatierungsgrades. Hieraus resultieren zwischen verschiedenen NMH Unterschiede der Pharmakokinetik und der Pharmakodynamik. Im Gegensatz zu UFH wirken die NMH bevorzugt durch eine Steigerung der inhibierenden Wirkung von Antithrombin überwiegend auf den aktivierten Gerinnungsfaktor X (Xa); hierbei liegt das Verhältnis der anti-Xa-Wirkung zur anti-IIa-Wirkung für alle NMH bei mindestens 1,5 : 1, wobei das Verhältnis erheblich zwischen verschiedenen Präparaten differiert (Tinzaparin ca. 2 : 1, Bemiparin ca. 8 : 1). Somit können verschiedene NMH bei identischer Xa-Inhibition eine sehr unterschiedliche IIa-Inhibition aufweisen. Ein weiterer signifikanter Unterschied NMH zu UFH besteht in einer geringeren unspezifischen Bindung an Plasmaproteine und einer geringeren Interaktion mit dem Endothel und den Thrombozyten, was zu einer verbesserten Pharmakokinetik der NMH führt und zudem das Risiko für das Auftreten einer HIT deutlich reduziert.

6.1.1.2 Thromboseprophylaxe mit niedermolekularem Heparin (NMH)

Die NMH stellen heute die mit Abstand am häufigsten eingesetzten parenteralen Antikoagulanzien zur perioperativen Thromboseprophylaxe dar. In Studien zeigte sich gegenüber den UFH eine mindestens gleichwertige Reduktion thrombotischer Ereignisse bei vergleichbarem oder vermindertem Blutungsrisiko und geringeren Nebenwirkungen. In der prophylaktischen Anwendung werden alle in Deutschland derzeit zugelassenen NMH einmal täglich subkutan appliziert. Eine Übersicht über die Dosierungen der aktuell in Deutschland für die perioperative Thromboseprophylaxe zugelassenen Heparine (sowie sonstige parenterale Antikoagulanzien) ist nachfolgend dargestellt (Tab. 6.2).

Tab. 6.2: Dosierung parenteraler Antikoagulanzien für die medikamentöse Thromboseprophylaxe bei operativen Eingriffen (* eine Dosisanpassung gemäß Fachinformation ist zu berücksichtigen, insbesondere bei Vorliegen einer Niereninsuffizienz).

Substanz	Substanzgruppe	Standarddosierungen zur perioperativen Thromboseprophylaxe*
Enoxaparin	NMH	1 × 20 mg/d s. c. (erhöhtes Risiko: 1 × 40 mg/d s. c.)
Reviparin		1 × 1.432 IE/d s. c. (erhöhtes Risiko: 1 × 3.436 IE/d s. c.)
Dalteparin		1 × 2.500 IE/d s. c. (erhöhtes Risiko: 1 × 5.000 IE/d s. c.)
Nadroparin		1 × 2.850 IE/d s. c.
Tinzaparin		1 × 3.500 IE/d s. c.
Certoparin		1 × 3.000 IE/d s. c.
Fondaparinux	Pentasaccharid	1 × 2,5 mg/d s. c.
Danaparoid	Heparinoid	2 × 750 IE/d s. c.

Hinsichtlich Anwendung und Dosierung der verschiedenen NMH zur medikamentösen perioperativen Thromboseprophylaxe sind einige Aspekte zu beachten:
– Die verschiedenen NMH sind für die medikamentöse perioperative Thromboseprophylaxe zugelassen; bezüglich der arzneimittelrechtlichen Zulassung in Einzelfällen sowie auf ggf. erforderliche Dosisanpassungen bei bestimmten Patientengruppen wird auf die jeweiligen Fachinformationen verwiesen.
– Bei manchen NMH wird zur Festlegung der jeweiligen prophylaktischen Dosierung eine Risikostratifikation erforderlich; bei hohem perioperativem Thromboserisiko kann eine höhere Heparindosierung als bei niedrigem oder mittlerem Thromboserisiko zur Prophylaxe erforderlich sein.
– Aufgrund der überwiegend renalen Elimination kann es unter NMH bei starker Einschränkung der Nierenfunktion zu einer Kumulation mit erhöhtem Blutungsrisiko kommen, wobei substanzspezifische Unterschiede verschiedener NMH bestehen; ggf. ist daher bei einer deutlich reduzierten Kreatinin-Clearance (zumeist unter 30 ml/min) die Heparindosis zu reduzieren oder es besteht eine Kontraindikation zum Einsatz des NMH.
– Bei Patienten mit abgelaufener oder vermuteter HIT dürfen NMH nicht mehr für die Thromboseprophylaxe eingesetzt werden

Kurzgefasst
Niedermolekulare Heparine (NMH) sind heute der Standard zur medikamentösen Thromboseprophylaxe; diese haben die UFH weitgehend verdrängt.

6.1.1.3 Therapie thrombotischer Ereignisse mit niedermolekularem Heparin (NMH)

Neben der medikamentösen Thromboseprophylaxe werden die NMH auch zur Therapie thrombotischer und thromboembolischer Ereignisse eingesetzt. In den meisten Fällen wird das NMH dann initial nach Diagnose des Ereignisses verwendet und im Verlauf eine Umstellung auf eine orale Antikoagulation vorgenommen. In manchen Fällen, etwa bei thrombotischen und thromboembolischen Ereignissen in der Schwangerschaft oder bei paraneoplastischen Ereignissen, erfolgt eine Heparinisierung mit NMH anstelle einer oralen Antikoagulation. Die Standarddosierungen der verfügbaren NMH und anderer parenteraler Antikoagulanzen für die Therapie thrombotischer Ereignisse bzw. für eine therapeutische Antikoagulation sind nachfolgend tabellarisch aufgelistet (Tab. 6.3).

Tab. 6.3: Dosierung parenteraler Antikoagulanzien für die therapeutische Anwendung parenteraler Antikoagulanzien (* eine Dosisanpassung gemäß Fachinformation ist zu berücksichtigen, insbesondere bei Vorliegen einer Niereninsuffizienz).

Präparat	Wirkstoff	Substanzgruppe	Standarddosierungen zur Therapie der tiefen Venenthrombose/Lungenembolie
Clexane® (Sanofi)	Enoxaparin	NMH	2 × tgl. 1 mg/kg Körpergewicht s. c.
Clivarin®, Clivarodi® (Abbott)	Reviparin		Körpergewicht 35–45 kg: Clivarin® 2 × tgl. 2.863 IE/d s. c.; Körpergewicht 46–60 kg: Clivarin® 2 × tgl. 3.436 IE/d s. c.; Körpergewicht > 60 kg: Clivarodi® 1 × tgl. 10.307 IE/d s. c.
Fragmin® (Pfizer)	Dalteparin		2 × tgl. 100 IE/kg Körpergewicht s. c. 1 × tgl. 200 IE/kg Körpergewicht s. c.
Fraxiparin® (GSK)	Nadroparin		2 × tgl. 0,1 ml/10 kg Körpergewicht s. c.
Innohep® (LEO Pharma)	Tinzaparin		1 × tgl. 175 IE/kg Körpergewicht s. c.
Mono-Embolex (Novartis)	Certoparin		2 × 8.000 IE/d s. c. (fixe Dosierung)
Arixtra® (GSK)	Fondaparinux	Pentasaccharid	< 50 kg Körpergewicht: 1× tgl. 5 mg s. c. 50–100 kg Körpergewicht: 1 × tgl. 7,5 mg s. c. > 100 kg Körpergewicht: 1 × tgl. 10 mg s. c.

Wie bereits bei der prophylaktischen Anwendung der NMH dargestellt, ergeben sich präparateabhängige Unterschiede hinsichtlich der Anwendung zur Therapie thrombotischer und thromboembolischer Ereignisse. Diesbezüglich wird auf die jeweiligen Fachinformationen verwiesen. Des Weiteren ist nochmals das Risiko der Kumulation der NMH bei Vorliegen einer Niereninsuffizienz zu erwähnen. In Abhängigkeit von der Nierenfunktion ist dann ggf. eine Dosisanpassung des jeweiligen NMH vorzunehmen oder es besteht eine Kontraindikation.

6.1.1.4 „Bridging" mit niedermolekularem Heparin (NMH)

Niedermolekulare Heparine (NMH) werden auch zur Überbrückung („Bridging") einer vorbestehenden oralen Antikoagulation, insbesondere mit VKA, im Rahmen operativer Eingriffe eingesetzt. Betont werden muss, dass die NMH trotz des breiten Einsatzes nicht für die Durchführung eines „Bridgings" zugelassen sind, jedoch mangels gangbarer Alternativen hierfür regelhaft eingesetzt werden und erstattungsfähig sind. Hierbei unterscheidet sich das Vorgehen, insbesondere auch die Dosierung des eingesetzten NMH, maßgeblich in Abhängigkeit von dem Grund für die orale Antikoagulation, der Art des jeweiligen Eingriffes sowie sonstigen Faktoren. Die Indikation für ein „Bridging" ist derzeit Gegenstand einer intensiven kontroversen Diskussion; das „Bridging" wird wohl zukünftig einen geringeren Stellenwert einnehmen, als dies in den letzten Jahren der Fall war. Auf das „Bridging" wird später gesondert eingegangen.

Kurzgefasst
Niedermolekulare Heparine (NMH) werden zum „Bridging" einer oralen Antikoagulation mit Vitamin K-Antagonisten (VKA) eingesetzt. Niedermolekulare Heparine (NMH) sind in dieser Indikation nicht zugelassen, aber gut evaluiert und erstattungsfähig.

6.1.1.5 Monitoring von unfraktioniertem Heparin (UFH) und niedermolekularem Heparin (NMH)

Bei der therapeutischen Antikoagulation mit UFH durch intravenöse Applikation erfolgt ein Monitoring durch periodische Messung der aktivierten partiellen Thromboplastinzeit (aPTT); hierbei wird zur therapeutischen Antikoagulation in der Regel eine 2–3fache Verlängerung der Ausgangs-aPTT oder eine aPTT von etwa 60–80 Sekunden angestrebt.

Hingegen ist eine routinemäßige Messung des Effektes NMH durch einen Labortest nicht erforderlich. In begründeten Fällen kann der antikoagulatorische Effekt der NMH durch Bestimmung der anti-Xa-Aktivität überprüft werden: Mögliche Indikationen können die Überprüfung des antikoagulatorischen Effektes bei therapeutischer Applikation, insbesondere bei starkem Über- oder Untergewicht, dem Nachweis einer Überdosierung oder Kumulation (insbesondere bei Niereninsuffizienz) sein. Zum Nachweis einer adäquaten Heparindosierung muss die Blutentnahme zur anti-Xa-Bestimmung ggf. am erwarteten Peak der Heparinwirkung, etwa 2–3 Stunden nach der Injektion erfolgen; hier liegt die anti-Xa-Aktivität bei prophylaktischer Anwendung zwischen etwa 0,15–0,4 U/ml, bei therapeutischer Anwendung zwischen etwa 0,4–1 U/ml.

Betont werden muss, dass die aPTT bei Applikation eines NMH in der Regel nicht verlängert ist, so dass die aPTT nicht zu Messung des Effektes niedermolekularer Heparine (NMH) geeignet ist.

Kurzgefasst
Bei intravenöser Gabe von unfraktioniertem Heparin (UFH) in therapeutischer Dosierung ist ein Monitoring durch Bestimmung der aPTT üblich; hierbei wird in der Regel eine 2–3fache Verlängerung der Ausgangs-aPTT angestrebt.
Ein routinemäßiges Monitoring der niedermolekularen Heparine (NMH) ist nicht erforderlich. In begründeten Fällen kann die Intensität des antikoagulatorischen Effektes durch Bestimmung der anti-Xa-Aktivität ermittelt werden.

6.1.1.6 Antagonisierung der Heparine

Zur Antagonisierung von Heparinen kann Protaminsulfat, ein Gemisch aus stark basischen Proteinen, eingesetzt werden. Protamin bildet mit Heparinen einen Komplex, der selbst nicht gerinnungsaktiv ist, so dass die Heparinwirkung aufgehoben wird. Zugelassene Indikationen sind insbesondere die Antagonisierung von UFH bei extrakorporaler Zirkulation, gefäßchirurgischen Interventionen und Eingriffen sowie Blutungen bei Nierenersatztherapie. Wenngleich Protamin vorwiegend zur Antagonisierung UFH verwendet wird, ist hiermit auch eine partielle Antagonisierung von NMH möglich; hierbei ist die Effektität von der Art des NMH, insbesondere auch vom Molekulargewicht und vom Sulfatierungsgrad des jeweiligen Präparates, abhängig.

Die Applikation von Protamin erfolgt durch langsame intravenöse Gabe, vorzugsweise als Infusion; hierbei sollten nicht mehr als 5.000 IE Protamin innerhalb von zehn Minuten appliziert werden. Bei der Dosierung ist davon auszugehen, dass 1.000 IE Protamin 1.000 IE UFH antagonisieren. Bei unbekannter Menge eines UFH werden zunächst 1.000 IE Protamin appliziert, bei bekannter applizierter Heparinmenge beträgt die initiale Dosis von Protamin etwa 50 % der Heparinmenge. Die Dosierung von Protamin bei der Antagonisierung NMH ist präparateabhängig (Tab. 6.4).

Tab. 6.4: Dosierung von Protamin zur Antagonisierung von Heparinen.

Heparin		Antagonisierbarkeit
UFH	–	1.000 IE Protamin je 1.000 IE Heparin
NMH	Certoparin	1 mg (100 IE) Protamin je 200 IE Certoparin
	Dalteparin	1 mg (100 IE) Protamin je 100 anti-Xa-IE Dalteparin
	Enoxaparin	1 mg (100 IE) Protamin je anti-Xa-Aktivität in 0,01 ml Enoxaparin
	Nadroparin	1 mg (100 IE) Protamin je 160 anti-Xa-IE Nadroparin
	Reviparin	1 mg (100 IE) je 82 anti-Xa-IE Reviparin
	Tinzaparin	1 mg (100 IE) je 100 anti-Xa-IE Tinzaparin

Die Wirkung tritt rasch (ca. 15 Minuten nach Applikation) ein. Die Antagonisierung von UFH kann durch Bestimmung der aktivierten partiellen Thromboplastinzeit (aPTT) erfasst werden, im Rahmen herz- und gefäßchirurgischer Eingriffe kann hierfür die „Activated Clotting Time" (ACT) bestimmt werden. Die Antagonisierung der NMH mit Protamin kann nicht durch die aktivierte partielle Thromboplastinzeit (aPTT) erfasst werden; hierzu kann ggf. eine Bestimmung der anti-Xa-Aktivität erfolgen. Problematisch ist, dass Labormethoden oft nicht zeitnah zur Verfügung stehen, so dass die Applikation häufig ohne entsprechendes Labormonitoring stattfindet.

Bei der Applikation von Protamin treten oftmals allergische Reaktionen auf, sehr selten kann es zu einem anaphylaktischen Schock kommen. Blutdruckabfall und Bradykardie bei der Anwendung sind möglich. Zudem ist zu beachten, dass Protamin – insbesondere bei Überdosierung – paradoxerweise selbst eine vermehrte Blutungsneigung hervorrufen bzw. die Blutungsneigung verstärken kann.

Kurzgefasst
Protamin wird zur Antagonisierung UFH eingesetzt. Eine partielle Antagonisierung von NMH ist ebenfalls möglich, die Effektivität ist hierbei von der Art des Heparins abhängig. Heparinoide (Danaparoid) und Fondaparinux können nicht mittels Protamin antagonisiert werden.

6.1.1.7 Nebenwirkungen der Heparine

Im Allgemeinen sind Heparine gut verträglich, wobei das Nebenwirkungspotenzial bei den NMH deutlich geringer ist als bei den UFH.

Beim Einsatz der Heparine kommt es wie unter jedem anderen derzeit verfügbaren Antithrombotikum zu einer Steigerung des *Blutungsrisikos*; hierbei nimmt das Blutungsrisiko mit der Erhöhung der Dosierung zu und ist bei den kurzwirksamen NMH auch abhängig vom Zeitpunkt der letzten Injektion. Das Blutungsrisiko ist am höchsten zum Zeitpunkt des „Peaks" der Heparinwirkung, etwa zwei bis vier Stunden nach letztmaliger Injektion des NMH. Stets muss daher beim perioperativen Einsatz von Heparinen das individuelle Blutungsrisiko des Patienten berücksichtigt werden. Bei prophylaktischer Heparinisierung erfolgt in der Regel die letzte präoperative Heparingabe ca. zwölf Stunden vor dem Eingriff; postoperativ wird die Heparinisierung dann in der Regel vier bis acht Stunden nach dem Eingriff wieder begonnen, insofern keine chirurgischen Bedenken hinsichtlich einer Heparinisierung bestehen. Bei therapeutischer Heparininsierung sollte der Abstand zwischen letztmaliger Heparingabe und dem operativen Eingriff mindestens 24 Stunden betragen. Zu berücksichtigen ist, dass sich die Halbwertszeit der NMH bei Vorliegen einer Niereninsuffizienz verlängern kann, so dass dann ggf. längere Intervalle zwischen letztmaliger Heparingabe und Durchführung des operativen Eingriffes resultieren können.

Recht häufig kommt es bei der Anwendung von Heparinen, auch NMH, zu *kutanen allergischen Reaktionen* mit Rötung und Juckreiz, insbesondere im Bereich der Injektionsstellen. Diese isolierte allergische Reaktion klingt zumeist nach der Umstellung auf ein anderes Heparinpräparat ab. Treten auf verschiedene NMH allergische Hautreaktionen auf, so ist eine Umstellung auf ein alternatives Antikoagulans, insbesondere das Pentasaccharid Fondaparinux oder das Heparinoid Danaparoid, zu erwägen; insbesondere Fondaparinux gilt als wenig allergen und kann daher zur Thromboseprophylaxe häufig dann eingesetzt werden, wenn eine lokale Heparinallergie besteht.

Eine weitere häufige Nebenwirkung der Heparine ist ein reversibler Anstieg der Leberwerte, insbesondere der Transaminasen; es handelt sich jedoch nicht um eine spezifische Nebenwirkung der Heparine, sondern sie tritt auch unter zahlreichen anderen Pharmaka und insbesondere anderen Antikoagulanzien auf. Schwere hepatotoxische Wirkungen von Heparin, gerade NMH, sind ausgesprochen selten. Des Weiteren können Heparine zu einem zumeist reversiblen diffusen Haarausfall führen. Die Osteoporose durch Einbau der Heparine und Beeinträchtigung der Knochenmatrix ist klinisch bei der Kurzzeitanwendung irrelevant und kommt nur beim langfristigen Einsatz der Heparine zum Tragen.

Im Zusammenhang mit der Applikation von Heparinen kann eine Thrombozytopenie auftreten. Hierbei wird die klinisch irrelevante *Heparin-assoziierte Thrombozytopenie* (HAT; früher als HIT Typ 1 bezeichnet) von der *Heparin-induzierten Thrombozytopenie* (HIT; früher als HIT Typ 2 bezeichnet) abgegrenzt.

Bei der *Heparin-assoziierten Thrombozytopenie* (HAT) handelt es sich um eine milde toxische Thrombozytopenie (Thrombozytenzahlen > 100.000/μl), die wenige Tage nach Behandlungsbeginn auftritt, symptomlos verläuft und nach wenigen Tagen spontan remittiert; eine Therapie bzw. eine Beendigung der Heparinisierung ist nicht erforderlich. Hingegen handelt es sich bei der *Heparin-induzierten Thrombozytopenie* (HIT) um ein potenziell bedrohliches Krankheitsbild, das mit schwerwiegenden thrombotischen bzw. thromboembolischen Komplikationen einhergehen kann. Pathophysiologisch liegt dem Krankheitsbild der HIT eine Bildung von Antikörpern gegen Komplexe aus Heparinen mit Proteinen, insbesondere gegen den Komplex aus Heparin und Plättchenfaktor 4 (PF4), zugrunde. Die Bindung des Antikörpers an den Heparin-PF4-Komplex führt zu einer Aktivierung der Thrombozyten und somit zu einer Gerinnungsaktivierung. Das Vollbild der HIT ist durch ein ausgedehntes thrombotisches Geschehen mit venösen und arteriellen thrombotischen Ereignissen gekennzeichnet. Die HIT tritt typischerweise nicht unmittelbar nach der Heparingabe, sondern zumeist frühestens fünf Tage nach dem Beginn der Heparinisierung auf. Bei Patienten mit präformierten Heparin-PF4-Antikörpern kann sich die HIT jedoch auch bereits früher manifestieren. Die Thrombozytenzahl fällt hierbei unter 100.000/μl oder unter die Hälfte der Plättchenzahlen vor Einleitung der Heparinisierung ab.

Das Risiko für eine HIT ist von verschiedenen Determinanten abhängig, wichtig sind unter anderem die Art des verabreichten Heparins sowie das „Setting", in dem das Heparin verabreicht wird (Tab. 6.5). Folgendes lässt sich zusammenfassen:
- Unter UFH ist das Risiko für das Auftreten einer HIT mit ca. 0,5–5 % ungleich häufiger als unter der Gabe von NMH mit 0,05–0,5 %; somit wird die HIT heute

Tab. 6.5: Inzidenz der Heparin-induzierten Thrombozytopenie (HIT) im perioperativen Setting (bei Exposition ≥ 4 Tage).

Situation	Inzidenz der HIT
Unfraktioniertes Heparin (UFH) in prophylaktischer oder therapeutischer Dosierung	1–5 %
„Heparin-Flush" (Katheter o. Ä.)	0,1–1 %
Niedermolekulares Heparin (NMH)	0,1–1 %

deutlich seltener gesehen, da UFH nur noch selten zur medikamentösen Thromboseprophylaxe eingesetzt werden.

- Beim Einsatz im Rahmen großer operativer Eingriffe (insbesondere: Herz-/Gefäßchirurgie, Traumatologie) ist das Risiko für eine HIT deutlich höher als bei kleinen und mittelgroßen operativen Eingriffen sowie beim Einsatz von Heparinen zur Thromboseprophylaxe in der konservativen Medizin.

Aufgrund des bei voller Ausprägung bedrohlichen und potenziell tödlichen Verlaufes ist bei der prophylaktischen und therapeutischen Anwendung von Heparinen an das potenzielle Risiko einer HIT zu denken. Eine generelle Empfehlung zur Bestimmung der Thrombozytenzahlen bei Applikation von Heparinen mit strikten Vorgaben der Entnahmezeitpunkte wurde unlängst nicht mehr ausgesprochen, zumal unter den heute ganz überwiegend eingesetzten NMH das Risiko für eine HIT deutlich geringer ist als beim Einsatz UFH. Erfolgt perioperativ eine Bestimmung der Thrombozytenzahlen, sollte jedoch unter Heparinisierung bei Abfall der Thrombozytenzahlen differenzialdiagnostisch an eine HIT gedacht werden. Zur Bewertung sind dann präoperative Vorwerte der Thrombozytenzahlen heranzuziehen, wobei zu berücksichtigen ist, dass Thrombozytenzahlen im Rahmen einer Operation abfallen können (z. B. im Rahmen einer Verlustkoagulopathie) und postoperativ häufig reaktiv ansteigen. Werden UFH eingesetzt, sollten in den ersten zwei Wochen der Behandlung wiederholt Kontrollen der Thrombozytenzahlen durchgeführt werden, um das einer HIT ggf. frühzeitig zu erkennen.

Stets ist jedoch beim Einsatz von Heparinen auf mögliche klinische Hinweise für eine HIT zu achten, wobei bei Thrombozytenabfall insbesondere entzündliche Reaktionen an den Injektionsstellen, Auftreten von Hautnekrosen sowie das Auftreten oder die Progression thrombotischer Ereignisse unter der Heparinisierung auf eine HIT hinweisen können. Bei klinischem Verdacht sollte umgehend eine Blutbildkontrolle veranlasst werden, um eine HIT auszuschließen oder – bei neu aufgetretener Thrombozytopenie – weitere Anhaltspunkte für das Vorliegen einer HIT zu erhalten. Zu berücksichtigen ist, dass gerade im perioperativen Kontext zahlreiche Ursachen zu einer Thrombozytopenie führen können, so dass auch eine unter Applikation von Heparinen aufgetretene Thrombozytopenie keineswegs mit einer HIT gleichzusetzen ist. Vor der weiteren diagnostischen Abklärung sollte daher zunächst die klinische Wahrscheinlichkeit ermittelt werden, wozu der sogenannte *4T-Score* gut eingesetzt werden kann; dieser berücksichtigt die niedrigste Thrombozytenzahl (Nadir), das zeitliche Auftreten des Thrombozytenabfalls in Bezug auf den Beginn der Heparinbehandlung, das Auftreten und die Progression thrombotischer Komplikationen unter der Heparinisierung sowie das Vorliegen eventueller alternativer Ursachen für eine Thrombozytopenie (Tab. 6.6).

Tab. 6.6: Kriterien zur Ermittlung des 4T-Scores bei Verdacht auf Heparin-induzierte Thrombozytopenie (HIT) (* Abfall in Bezug auf die Thrombozytenzahlen vor Beginn der Heparinisierung).

Kriterium		Punktwert
Ausmaß der Thrombozytopenie	Nadir > 20.000/µl und Abfall der Plättchenzahlen > 50 %*	2
	Nadir 10.000–19.000/µl oder Abfall der Plättchenzahlen um 30–50 %*	1
	Nadir < 10.000/µl oder Abfall der Plättchenzahlen < 30 %*	0
Auftreten der Thrombozytopenie	Auftreten am 5.–10. Tag der Heparinbehandlung oder am 1. Tag nach Vorbehandlung mit Heparin in den letzten vier Wochen	2
	Zeitpunkt des Auftretens unklar, Auftreten nach dem 10. Tag der Heparinbehandlung, Auftreten am 1. Tag der aktuellen Heparinbehandlung bei Vorbehandlung mit Heparin vor mehr als 30 Tagen	1
	Auftreten vor dem 4. Tag ohne vorige Heparinbehandlung	0
Komplikationen unter der Heparinisierung	Auftreten einer Thrombose unter Heparinisierung, Hautnekrosen, anaphylaktische Reaktion auf Applikation von Heparin	2
	Progression einer Thrombose unter Applikation von Heparin, Hautreaktionen (keine Nekrosen)	1
	keine	0
Alternative Ursachen für die Thrombozytopenie	keine alternativen Ursachen	2
	mögliche alternative Ursachen	1
	alternative Ursachen vorliegend	0

Durch Ermittlung des *4T-Scores* kann die Vortest-Wahrscheinlichkeit für eine HIT abgeschätzt werden: Bei einem Punktwert von 0–3 ist die Wahrscheinlichkeit mit < 5 % gering, bei einem Punktwert von 4–5 liegt das Risiko bei etwa 10–30 % und bei einem Punktwert von 6–8 bei 20–80 %. Bei niedriger Vortest-Wahrscheinlichkeit ist dann keine weiterführende Testung erforderlich, während bei einem hohen *4T-Score* das Vorliegen einer HIT differenzialdiagnostisch möglich ist und dann eine weiterführende Laboranalytik veranlasst werden sollte. Basisuntersuchung ist die Testung auf das Vorliegen von Antikörpern gegen den Komplex aus Heparin und Plättchenfaktor 4 (PF4) mittels eines Immunoassays (Heparin-PF4-ELISA). Ein negativer Test schließt das Vorliegen einer HIT aus, während bei positivem Testergebnis eine HIT möglich, aber nicht gesichert ist. Eine weiterführende Diagnostik kann in speziellen Einrichtungen in einem funktionellen Test, der Testung der „Heparin-induzierten Plättchenaggregation" (HIPA-Test), erfolgen, welcher an Thrombozyten gesunder Spender die aggregierende Wirkung von Heparin-PF4-Antikörpern nachweist. Keinesfalls darf das Ergebnis der Testung bei begründetem Verdacht auf eine HIT abgewartet werden, da die Resultate häufig nicht zeitnah zur Verfügung stehen; somit ist sofort therapeutisch zu reagieren.

Entscheidende Maßnahmen bei dringendem Verdacht oder gesicherter Diagnose einer HIT sind die Beendigung der Heparinisierung und die Einleitung einer alternativen Antikoagulation mit einem Antikoagulans, welches keine HIT auslöst. Geeignete Antikoagulanzien sind nachfolgend tabellarisch aufgeführt (Tab. 6.7). Für eine Therapie der HIT mit dem Pentasaccharid Fondaparinux liegen bisher keine ausreichenden Daten vor, so dass der Einsatz nur dann erwogen werden sollte, wenn sonstige Thera-

Tab. 6.7: Antikoagulanzien bei Heparin-induzierter Thrombozytopenie (HIT).

Antikoagulans	Wirkungs-mechanismus	Standarddosierung	Bemerkungen
Argatroban	direkter Thrombininhibitor (DTI)	initiale intravenöse Infusion mit 2 µg/kg/min (reduzierte Dosierung: 0,5–1,2 µg/kg/min)	Monitoring über aPTT oder ACT. Dosisanpassung bei Leberinsuffizienz.
Bivalirudin	Verstärkung der Antithrombinwirkung	initiale intravenöse Infusion mit 0,15–0,2 mg/kg/Stunde	Monitoring über aPTT, ACT oder ECT. Dosisanpassung bei Niereninsuffizienz.
Danaparoid	Verstärkung der Antithrombinwirkung	intravenöser Bolus von 2.250 IE, dann Infusion mit 400 IE/h über vier Stunden, dann 200 IE/h.	Monitoring über anti-Xa-Aktivität, angestrebte anti-Xa-Aktivität 0,5–0,8 IE/ml. Dosisanpassung bei Niereninsuffizienz.
Lepirudin	Verstärkung der Antithrombinwirkung	intravenöser Bolus von 0,2–0,4 mg/kg, dann Infusion mit 0,1 mg/kg/h	Monitoring über aPTT, ACT oder ECT. Dosisanpassung bei Niereninsuffizienz.

pieoptionen nicht in Betracht kommen. DOAK könnten eine weitere Option bei HIT darstellen, sind allerdings ebenfalls diesbzgl. derzeit nicht ausreichend evaluiert. Hinsichtlich des exakten Vorgehens wird auf weiterführende Literatur verwiesen.

Alleiniges Absetzen der Heparinisierung bei vermuteter oder manifester HIT ist kontraindiziert, da hierdurch der aktivierte Gerinnungsprozess nicht mehr kontrolliert wird und sich das klinische Bild sogar verschlechtern kann.

Zu beachten ist, dass bei der Diagnose einer HIT nicht nur die Heparinisierung zu beenden, sondern auch jegliche sonstige Heparinexposition zu vermeiden ist; so dürfen dann keine Faktorenkonzentrate, die Heparin enthalten, verabreicht und keine Spülungen von Zugängen und Kathetern mit heparinhaltigen Spüllösungen durchgeführt werden. Thrombozytenkonzentrate sollten in der Akutphase einer HIT nicht appliziert und VKA erst verabreicht werden, wenn die Plättchenzahl wieder normalisiert ist.

Bei Patienten mit anamnestisch durchgemachter oder vermuteter HIT ist die Gabe von jeglichen Heparinen, also UFH und NMH, stets kontraindiziert. Nach abgelaufener HIT ist künftig eine alternative Thromboseprophylaxe, zumeist mit dem Pentasaccharid Fondaparinux (alternativ: Danaparoid), erforderlich.

Kurzgefasst

Niedermolekulare Heparine (NMH) sind in der Regel sehr gut verträglich. Kutane Allergien sind recht häufig, diese können durch Umstellung auf ein anderes Heparinpräparat zumeist durchbrochen werden.

Die Heparin-induzierte Thrombozytopenie (HIT) ist eine potenziell schwerwiegende Komplikation der Heparinbehandlung; es handelt sich um ein thrombotisches immunologisches Krankheitsbild. Vor einer eventuellen Labordiagnostik sollte zunächst die Vortestwahrscheinlichkeit für eine HIT ermittelt werden, wozu der 4T-Score eingesetzt werden kann. Bei Auftreten einer HIT muss die Heparinisierung beendet und stattdessen eine alternative Antikoagulation mit Antikoagulanzien durchgeführt werden, die keine Heparin-induzierte Thrombozytopenie (HIT) auslösen können.

Die Häufigkeit einer Heparin-induzierte Thrombozytopenie (HIT) war in den letzten Jahren deutlich rückläufig, da diese Komplikation bei den niedermolekularen Heparinen (NMH) erheblich seltener auftritt als unter der früher üblichen Behandlung mit unfraktioniertem Heparin (UFH).

6.1.2 Fondaparinux

Das synthetisch hergestellte Pentasaccharid Fondaparinux als einziger Vertreter der Pentasaccharide ist über die Inhibition von aktiviertem Gerinnungsfaktor X (Faktor Xa) antithrombotisch wirksam; der Effekt wird durch die Bindung von Fondaparinux an Antithrombin vermittelt. Chemisch betrachtet besteht Fondaparinux aus einem Fünferzucker, der genau die Heparinsequenz beinhaltet, welche für den antithrombotischen Effekt von Heparinen verantwortlich ist. Fondaparinux ist unter anderem zur Prophylaxe thrombotischer Ereignisse bei Patienten mit allgemeinchirurgischen und orthopädischen Eingriffen zugelassen. Im Gegensatz zu NMH kann durch

Fondaparinux keine HIT ausgelöst werden. Fondaparinux ist im Gegensatz zu NMH zur Thromboseprophylaxe bei Patienten mit abgelaufener HIT zugelassen. Ferner stellt Fondaparinux aufgrund der guten lokalen Verträglichkeit eine gute Alternative dar, wenn eine Unverträglichkeit gegenüber NMH besteht. Die Standarddosierung zur Thromboseprophylaxe beträgt 2,5 mg einmal täglich subkutan, die therapeutische Dosierung ist vom Körpergewicht abhängig (Tab. 6.3). Da die Elimination von Fondaparinux stark nierenfunktionsabhängig ist, kann es bei einer Niereninsuffizienz zu einer starken Kumulation mit Blutungsrisiko kommen. Daher ist die Dosis bei einer Kreatinin-Clearance unter 50 ml/min auf 1,5 mg/d zu reduzieren, unterhalb einer Kreatinin-Clearance von 20 ml/min ist Fondaparinux kontraindiziert. Ein routinemäßiges Monitoring durch einen Labortest ist bei der Anwendung von Fondaparinux nicht erforderlich. Bei Bedarf (z. B. Überprüfung der Compliance, Erfassung einer Restwirkung etc.) kann wie bei den NMH eine Bestimmung des Effektes durch Messung der anti-Xa-Aktivität, kalibriert auf Fondaparinux, durchgeführt werden. Eine Antagonisierung von Fondaparinux mit Protamin ist nicht möglich.

6.1.3 Danaparoid

Danaparoid ist einziger zugelassener Vertreter der Heparinoide und besteht aus einer Mischung von Heparansulfat, Dermatansulfat und Chondroitinsulfat. Der Einsatz zur Thromboseprophylaxe ist weitgehend auf eine Heparinunverträglichkeit bzw. auf Patienten mit einer anamnestisch vorliegenden HIT beschränkt. Hierbei wurde allerdings Danaparoid inzwischen weitgehend durch Fondaparinux verdrängt. Danaparoid kann auch zur therapeutischen Antikoagulation bei HIT eingesetzt werden.

6.2 Orale Antikoagulanzien

6.2.1 Vitamin K-Antagonisten (VKA)

6.2.1.1 Grundlagen

VKA sind bereits seit über 60 Jahren im klinischen Einsatz und stellen die klassischen indirekten oralen Antikoagulanzien dar. Der Wirkungsmechanismus beruht auf einer Hemmung des Enzyms Vitamin K-Epoxidreduktase (VKOR), wodurch es zu einer verminderten Bildung aktivierbarer Vitamin K-abhängiger Gerinnungsfaktoren (II, VII, IX und X) und konsekutiv zu einer verminderten Fibrinbildung kommt. Die mit Abstand am häufigsten eingesetzten VKA sind die Kumarinderivate. In Deutschland wird ganz überwiegend das langwirksame Phenprocoumon eingesetzt, während in angloamerikanischen Ländern das kürzer wirksame Warfarin Verwendung findet. Andere Vitamin K-Antagonisten (VKA), etwa das in Frankreich überwiegend eingesetzte Fluindion, sind in Deutschland nicht zugelassen und lediglich in Einzelfällen über die internationale Apotheke beziehbar. Bei identischem Wirkungsmechanismus unterscheiden sich die verschiedenen VKA im Wesentlichen durch ihre pharmakologischen Eigenschaften. Hierbei ist Phenprocoumon durch einen langsamen Wirkungseintritt mit einer Latenz von ca. 48–72 Stunden, eine lange Halbwertszeit von ca. 90–140 Stunden sowie eine lange Abklingdauer von 7–14 Tagen charakteristiert. Die Metabolisierung erfolgt hepatisch, antikoagulatorisch inaktive Metaboliten werden renal ausgeschieden.

VKA haben eine breite Zulassung zur Prophylaxe und Therapie thrombotischer Ereignisse. Die häufigsten Indikationen sind die Antikoagulation zur Verhinderung thromboembolischer Ereignisse bei Patienten mit Vorhofflimmern, die Therapie der tiefen Venenthrombose und der Lungenembolie sowie die Prävention thrombotischer und thromboembolischer Ereignisse bei Patienten mit mechanischem Herzklappenersatz. Bei letztgenannter Indikation nehmen die VKA eine Ausnahmestellung ein, da keine anderen Antikoagulanzien für diese Indikation zugelassen sind.

6.2.1.2 Monitoring

Aufgrund der geringen therapeutischen Breite und der interindividuell sehr unterschiedlichen Erhaltungsdosen der VKA ist ein Monitoring zwingend erforderlich, um die Dosierung anzupassen und eine Über- bzw. Unterdosierung auszuschließen. Für das Monitoring wird der *INR-Wert* („International Normalized Ratio") verwendet, der eine methodenunabhängige Beurteilung der Antikoagulationsintensität ermöglicht. Die Prothrombinzeit nach Quick („Quickwert") ist im Gegensatz zur INR methodenabhängig und sollte nicht zum Monitoring der VKA eingesetzt werden. Der INR-Zielbereich der Antikoagulation zur Prophylaxe und Therapie venöser thrombotischer Ereignisse und zur Antikoagulation bei Vorhofflimmern liegt zwischen 2–3, der INR-Zielbereich zur Antikoagulation bei mechanischem Herzklappenersatz unterscheidet sich je nach Lokalisation und Art der mechanischen Herzklappe; er liegt in der Regel bei Patienten mit mechanischem Aortenklappenersatz zwischen 2–3 und bei Patienten mit mechanischem Mitralklappenersatz zwischen 2,5–3,5.

> **Kurzgefasst**
> Aufgrund der geringen therapeutischen Breite und der interindividuell sehr unterschiedlichen Dosierung ist ein Monitoring der Vitamin K-Antagonisten (VKA) unbedingt erforderlich. Dieses erfolgt über den INR-Wert („International Normalized Ratio"). Für die meisten Indikationen beträgt der INR-Zielbereich 2,0–3,0.

6.2.1.3 Antagonisierung

Zur Antagonisierung des Effektes von VKA, bei Überdosierung oder bei Traumata sowie vor operativen Eingriffen und Interventionen, stehen Vitamin K und Prothrombinkomplex-Präparate (PPSB) zur Verfügung.

Durch die Gabe von Vitamin K kann der antikoagulatorische Effekt von VKA antagonisiert werden. Hierfür wird in Abhängigkeit von der Höhe des INR-Wertes bzw.

der Schwere der INR-Entgleisung Vitamin K in einer Dosierung von initial zumeist 2–5 mg verabreicht; die Applikation ist oral oder intravenös möglich, wobei eine intravenöse Applikation der öligen Vitamin K-Lösung durch Kurzinfusion erfolgen sollte. Die weitere Dosierung von Vitamin K richtet sich nach Initialgabe nach klinischem Verlauf und INR-Wert. Zu berücksichtigen ist, dass der Effekt der Vitamin K-Gabe auf die Gerinnung stark verzögert ist, so dass eine Wirkung auf den INR-Wert erst nach Stunden erwartet werden kann.

Die Applikation wird bei leichten Überdosierungen von VKA bzw. bei leichten INR-Entgleisungen ohne oder mit nur leichter Blutungsneigung zumeist per os durchgeführt; zu beachten ist, dass nach der Vitamin K-Gabe die erneute Einstellung auf den VKA bzw. das Erreichen des INR-Wertes erschwert ist. Bei Patienten mit schwerwiegenden oder lebensbedrohlichen Blutungen in Folge eines Vitamin K-Mangels oder einer Überdosierung von VKA wird die Vitamin K-Applikation in der Regel intravenös als Kurzinfusion durchgeführt; hierbei wird Vitamin K_1 dann in Kombination mit einem PPSB (empfohlene Dosierung: 30 IE/kg Körpergewicht) oder gefrorenem Frischplasma (GFP) eingesetzt. Bei der Verabreichung der Kurzinfusion ist aufgrund der öligen Lösung unbedingt auf eine gute Durchmischung zu achten und die Infusion ist langsam durchzuführen. Empfohlene Dosierungen für die orale und parenterale Dosierung von Vitamin K_1 zur Prophylaxe und Therapie von Blutungen unter den VKA Phenprocoumon und Warfarin sind nachfolgend tabellarisch dargestellt (Tab. 6.8). Klinisch kann die Dosierung in Abhängigkeit von der jeweiligen Situation sehr unterschiedlich ausfallen, ggf. kann die Applikation repetitiv durchgeführt werden.

Eine Kontrolle des Effektes der Gabe von Vitamin K_1 auf die Gerinnungssituation ist durch Bestimmung der Prothrombinzeit nach Quick bzw. der INR möglich. Zu beachten ist, dass der Effekt nach Vitamin K-Gabe verzögert ist und erst nach einigen Stunden eintritt. Daher ist bei akuten lebensbedrohlichen Blutungen bei Vitamin K-Mangel oder bei Überdosierung von Antikoagulanzien eine Gabe von PPSB eindeutig vorzuziehen. Da diese nur recht kurz wirksam ist, wird die PPSB-Gabe dann mit der Applikation von Vitamin K_1 kombiniert.

Durch die Gabe eines PPSB , welches die Vitamin K-abhängig gebildeten Gerinnungsfaktoren II, VII, IX und X sowie die Gerinnungsinhibitoren Protein C und Protein S enthält, kann die Wirkung von VKA rasch aufgehoben werden. Zu berücksichtigen ist, dass sich verschiedene PPSB-Präparate hinsichtlich des Gehaltes an Vitamin K-abhängigen Gerinnungsfaktoren stark unterscheiden können; es sind zur Antagonisierung Präparate mit einem ausgewogenen Gehalt dieser Gerinnungsfaktoren zu verwenden. Berücksichtigt werden muss, dass einige PPSB-Präparate Heparin enthalten, so dass diese bei Patienten mit (anamnestisch durchgemachter) HIT kontraindiziert sein können. Die Dosierung von PPSB zum Aufheben der Wirkung von VKA richtet sich nach dem Körpergewicht des Patienten und dem erwünschten Anstieg der Faktorenaktivitäten bzw. des Quickwertes. Als Faustregel kann gelten, dass eine Einheit des PPSB-Präparats je 1 kg Körpergewicht des Patienten zu einem Anstieg des Quickwertes um ca. 1 (bis 2) % führt. Da der Effekt von PPSB-Präparaten nicht

Tab. 6.8: Dosierung von Vitamin K$_1$ zur Prophylaxe und Therapie von Blutungen bei Vitamin K-Mangel oder bei Überdosierung von VKA. (* ggf. zusätzliche Applikation von PPSB erforderlich).

Vitamin K-Antagonist (VKA)	Klinische Symptomatik (Blutungsneigung)	INR-Wert	Applikation von Vitamin K$_1$ *
Phenprocoumon	asymptomatisch, hoher INR-Wert, keine schwere Blutungsneigung	> 5–10	2–5 mg Vitamin K$_1$ per os (oder intravenös)
		> 10	individuelle Dosierung
	schwere Blutung	< 5	5 mg Vitamin K$_1$ intravenös (Kombination mit PPSB, i. d. R. 30 IE/kg Körpergewicht)
		> 5	10 mg Vitamin K$_1$ intravenös (Kombination mit PPSB, i. d. R. 30 IE/kg Körpergewicht)
Warfarin	asymptomatisch, hoher INR-Wert, keine schwere Blutungsneigung	5–9	1–5 mg oral (oder 0.5–1 mg intravenös)
		> 9	2,5–10 mg oral (oder 1 mg intravenös)
	schwere Blutung	–	5–10 mg intravenös (Kombination mit PPSB, i. d. R. 30 IE/kg Körpergewicht)
	lebensbedrohliche Blutung	–	10 mg intravenös (Kombination mit PPSB, i. d. R. 30 IE/kg Körpergewicht)

anhaltend ist, ist ggf. bei der Gabe von PPSB-Präparaten eine zusätzliche Applikation von Vitamin K aufgrund des länger anhaltenden Effektes sinnvoll. Im Gegensatz zur Gabe von Vitamin K führt die Gabe von PPSB-Präparaten zur Antagonisierung von VKA sehr rasch zu einem Anstieg bzw. einer Normalisierung des INR-Wertes. Bei lebensbedrohlichen Blutungen unter VKA können primär 10–20 mg Vitamin K als Kurzinfusion intravenös verabreicht werden. Bei rasch erforderlicher INR-Normalisierung ist die Gabe eines PPSB indiziert.

Kurzgefasst
Der Effekt von Vitamin K-Antagonisten (VKA) kann durch orale Gabe oder intravenöse Infusion von Vitamin K antagonisiert werden; der Effekt tritt verzögert, erst nach einigen Stunden, ein.

Zur raschen Antagonisierung des Effektes von Vitamin K-Antagonisten (VKA) bei bedrohlichen Blutungen oder akut erforderlichen Eingriffen können Prothrombinkomplexpräparate (PPSB) verabreicht werden.

6.2.2 Direkte orale Antikoagulanzien (DOAK)

6.2.2.1 Grundlagen

Das Spektrum antithrombotischer Medikamente wurde in den letzten Jahren durch die Entwicklung und Markteinführung DOAK, früher als neue orale Antikoagulanzien (NOAK) bezeichnet, bereichert. Die derzeit verfügbaren und in Deutschland arzneimittelrechtlich zugelassenen DOAK können aufgrund ihres Wirkungsmechanismus zwei Gruppen DOAK zugeordnet werden. Der direkte orale Thrombininhibitor (DTI) *Dabigatran-Etexilat* hemmt den Gerinnungsprozess durch Komplexbildung mit Thrombin; die direkten oralen Xa-Inhibitoren *Rivaroxaban*, *Apixaban* und *Edoxaban* hemmen den Gerinnungsprozess durch selektive Inaktivierung des aktivierten Gerinnungsfaktors X (Faktor Xa). Wichtige pharmakologische Eigenschaften der DOAK sind nachfolgend tabellarisch dargestellt (Tab. 6.9).

Tab. 6.9: Pharmakologische Eigenschaften DOAK [* HWZ bei normaler Nierenfunktion, bei Niereninsuffizienz erhebliche Verlängerung der HWZ].

	Dabigatran-Etexilat (Pradaxa®)	Rivaroxaban (Xarelto®)	Apixaban (Eliquis®)	Edoxaban (Lixiana)
Wirkungsmechanismus	Thrombininhibitor	Xa-Inhibitor	Xa-Inhibitor	Xa-Inhibitor
Prodrug	ja (aktive Substanz: Dabigatran)	nein	nein	nein
orale Bioverfügbarkeit	6,5 %	80–100 %	50 %	50 %
renale Elimination	80 %	30 %	30 %	33 %
maximale Spiegel nach Einnahme	nach 0,5–2 Stunden	nach 2–4 Stunden	nach 2–4 Stunden	nach 1–3 Stunden
Halbwertszeit*	14–17 Stunden	5–9 Stunden	9–14 Stunden	9–11 Stunden

Für die therapeutische Antikoagulation sind die DOAK zur Therapie der tiefen Venenthrombose und der Lungenembolie sowie zur Antikoagulation bei Patienten mit nichtvalvulärem Vorhofflimmern zugelassen. Explizit besteht eine Kontraindikation für alle DOAK bei Patienten mit mechanischem Herzklappenersatz.

DOAK können auch für die perioperative Thromboseprophylaxe eingesetzt werden, wobei die Zulassung zur Thromboseprophylaxe stark limitiert ist. Eine Zulassung besteht nur für die perioperative Thromboseprophylaxe im Rahmen eines operativen Hüft- und Kniegelenksersatzes (Hüft-TEP, Knie-TEP), während DOAK für alle sonstigen operativen Eingriffe und Interventionen sowie für die konservative Medizin nicht zur Thromboseprophylaxe zugelassen sind.

Die Standarddosierungen der DOAK zur perioperativen Thromboseprophylaxe in den zugelassenen Indikationen sowie zur Antikoagulation bei tiefer Venenthrombose und/oder Lungenembolie sowie bei nichtvalvulärem Vorhofflimmern sind nachfolgend tabellarisch dargestellt (Tab. 6.10). Bei der Therapie der tiefen Venenthrombose und Lungenembolie mit DOAK ist zu beachten, dass beim Einsatz von Dabigatran-Etexilat oder Edoxaban zunächst eine parenterale Antikoagulation, in der Regel mit NMH, über einen Zeitraum von fünf Tagen vorgesehen ist, bevor die orale Antikoagulation begonnen wird; hingegen entfällt die initiale Vorbehandlung beim Einsatz von Rivaroxaban oder Apixaban.

Tab. 6.10: Standarddosierungen DOAK in der chirurgischen Thromboseprophylaxe sowie der Antikoagulation bei tiefer Venenthrombose/Lungenembolie und bei Patienten mit nichtvalvulärem Vorhofflimmern (CAVE: eine eventuell erforderliche Dosisreduktion bei bestimmten Patientengruppen ist unbedingt zu beachten).

	Dabigatran-Etexilat (Pradaxa®)	Rivaroxaban (Xarelto®)	Apixaban (Eliquis®)	Edoxaban (Lixiana®)
Thromboseprophylaxe bei Implantation einer Hüft- oder Knie-TEP	2 × 110 mg/d	1 × 10 mg/d	2 × 2,5 mg/d	—
Antikoagulation bei tiefer Venenthrom-bose/Lungenembolie	2 × 150 mg/d	2 × 15 mg/d für drei Wochen, dann 1 × 20 mg/d	2 × 10 mg/d für 7 Tage, dann 2 × 5 mg/d, dann 2 × 2,5 mg/d nach 6 Monaten	1 × 60 mg/d
Antikoagulation bei (nichtvalvulärem) Vorhofflimmern	2 × 150 mg/d	1 × 20 mg/d	2 × 5 mg/d	1 × 60 mg/d

Kurzgefasst
Für die medikamentöse Thromboseprophylaxe besitzen die direkten oralen Antikoagulanzien (DOAK) lediglich eine Zulassung für die Prophylaxe im Rahmen der Implantation einer Hüft- oder Knie-Totalendoprothese. In anderen Situationen, sowohl in der operativen als auch in der nicht-operativen Medizin, sollten diese Substanzen nicht zur Thromboseprophylaxe eingesetzt werden.
Zugelassen sind die direkten oralen Antikoagulanzien (DOAK) für die Antikoagulation bei Patienten mit Vorhofflimmern sowie bei tiefer Venenthrombose und/oder Lungenembolie. Bei Patienten mit mechanischem Herzklappenersatz sind die direkten oralen Antikoagulanzien (DOAK) kontraindiziert.

6.2.2.2 Monitoring

Grundsätzlich ist bei DOAK im Gegensatz zu den VKA ein routinemäßiges Labor-monitoring nicht vorgesehen und nicht erforderlich. Allerdings kann es in manchen Fällen sinnvoll sein, die Wirkung des eingesetzten Antikoagulans zu überprüfen. Mögliche Indikationen können der Ausschluss einer Überdosierung bei Blutungs-neigung, der Ausschluss einer Unterdosierung bei thrombotischem bzw. thrombo-embolischem Ereignis unter der Antikoagulation, die Überprüfung der Compliance des Patienten oder die Spiegelbestimmung zur Abschätzung des perioperativen Blu-tungsrisikos sein. Alle derzeit verfügbaren DOAK führen zu einer Beeinflussung der Gerinnungsanalytik, insbesondere zu einer Verminderung des Quickwertes sowie zur Verlängerung der aktivierten partiellen Thromboplastinzeit (aPTT). Allerdings sind diese Tests nicht zur Spiegelbestimmung der DOAK geeignet. Zur Spiegelbestimmung der direkten Xa-Inhibitoren Rivaroxaban, Apixaban und Edoxaban kann eine Bestim-mung der anti-Xa-Aktivität, kalibriert auf den jeweiligen Xa-Inhibitor, erfolgen. Die Spiegelbestimmung des direkten Thrombininhibitors Dabigatran-Etexilat kann durch Bestimmung einer Variante der Thrombinzeit durchgeführt werden. Die Bewertung der gemessenen Spiegel ist komplex und insbesondere abhängig vom letzten Einnah-mezeitpunkt des jeweiligen Antikoagulans; dieser ist daher bei Veranlassung einer entsprechenden Untersuchung unbedingt anzugeben.

Kurzgefasst

Ein routinemäßiges Monitoring mit einem Labortest ist beim Einsatz von direkten oralen An-tikoagulanzien (DOAK) nicht erforderlich. In bestimmten Fällen kann eine Spiegelbestimmung („Measurement") sinnvoll sein, was bei oralen Xa-Inhibitoren durch Bestimmung einer kalibrierten anti-Xa-Aktivität und bei oralen Thrombininhibitoren durch eine Variante der Thrombinzeit erfolgt.

6.2.2.3 Antagonisierung

Kürzlich wurde zur Antagonisierung von Dabigatran der monoklonale Antikörper *Idarucizumab* zugelassen, für die anderen DOAK existiert derzeit kein spezifisches Antidot.

Eingesetzt werden kann *Idarucizumab* insbesondere, wenn es unter Einnahme von Dabigatran zu einer lebensbedrohlichen Blutung kommt oder die antikoagulato-rische Wirkung von Dabigatran für einen notfallmäßig erforderlichen Eingriff rasch aufgehoben werden muss. Idarucizumab wird intravenös verabreicht, die empfoh-lene Absolutdosierung bei o. g. Indikationen beträgt einmalig 5 g. Konkret werden $2 \times 2{,}5$ g jeweils als Kurzinfusion über fünf bis zehn Minuten oder als langsame Bolus-injektion verabreicht. Gegebenenfalls ist – bei weiter verlängerten Gerinnungszeiten und Blutungsneigung oder weiterem erforderlichen Eingriff – eine zweite Applikation möglich. Eine Dosisanpassung bei Leber- oder Niereninsuffizienz ist nicht erforder-lich. Erfahrungen mit Überdosierungen liegen nicht vor. In Studien zeigte sich bei der überwiegenden Anzahl der untersuchten Patienten rasch nach Applikation des Antikörpers eine Aufhebung des antikoagulatorischen Effektes von Dabigatran in der

Labortestung. Betont werden muss, dass aufgrund der erst sehr kurzen Zulassung die klinische Erfahrung außerhalb von Studien bislang gering ist. Inwieweit sich der klinische Einsatz von Idarucizumab auszahlt, bleibt abzuwarten.

Für die sonstigen DOAK existiert kein spezifisches Antidot. Bei leichten Blutungen unter DOAK kann ggf. die Verabreichung unterbrochen bzw. die nächste Einnahme verschoben werden. Zu berücksichtigen ist dann das erhöhte thrombotische bzw. thromboembolische Risiko des Patienten, so dass ggf. eine passagere parenterale Antikoagulation erfolgen muss. Falls die Einnahme weniger als zwei Stunden zurückliegt, kann versucht werden, die Resorption durch Gabe von Aktivkohle zu reduzieren. Ansonsten sind bei schwerwiegenden Blutungen eine symptomatische Behandlung sowie Blutstillung durch Kompression oder operative Maßnahmen erforderlich. Eine Elimination von Dabigatran ist prinzipiell durch eine Hämodialyse möglich, während direkte Xa-Inhibitoren (Rivaroxaban, Apixaban, Edoxaban) nicht durch Dialyse entfernt werden können. „Ultima Ratio" bei lebensbedrohlichen Blutungen unter DOAK ist die Gabe von PPSB (20–50 IE/kg Körpergewicht), aktiviertem PPSB (aPPSB, FEIBA; 25–50 IE/kg Körpergewicht [maximale tägliche Dosis: 200 IE/kg Körpergewicht]) oder rekombinantem aktiviertem Faktor VII (90–120 µg/kg Körpergewicht). Es handelt sich dabei um eine Expertenempfehlung, nicht um eine zugelassene Indikation der angegebenen Präparate.

Kurzgefasst
Zur Antagonisierung von Dabigatran steht seit kurzem der monoklonale Antikörper Idarucizumab zur Verfügung. Für die anderen direkten oralen Antikoagulanzien (DOAK) existiert kein spezifisches Antidot. Bei lebensbedrohlichen Blutungen können als „Ultima Ratio" (aktivierte) Prothrombinkomplexpräparate (PPSB) oder aktivierter Faktor VIIa eingesetzt werden. Dabigatran ist ferner dialysabel.

Literatur zum Abschnitt „Pharmaka zur Prophylaxe und Therapie thrombotischer Ereignisse"

Adcock DM, Gosselin R. Direct Oral Anticoagulants (DOACs) in the Laboratory: 2015 Review. Thromb Res. 2015; 136: 7–12.

Alban S, Gastpar R. Plasma levels of total and free tisse factor pathway inhibitor (TFPI) as individual pharmacological parameters. Thromb Haemost. 2001; 85: 824–829.

Alban S. From heparins to factor Xa inhibitors and beyond. Eur J Clin Invest. 2005; 35: 12–20.

Alban S. Niedermolekulare Heparine – wirklich alle gleich? Vascular Care. 2008; 15: 8–23.

Alban S. Adverse effects of heparin. Handb Exp Pharmacol. 2012; 207: 211–263.

Ansell JE. Reversing the Effect of Oral Anticoagulant Drugs: Established and Newer Options. Am J Cardiovasc Drugs. 2016; 16: 163–170.

Baker WL, Johnson SG. Pharmacogenetics and oral antithrombotic drugs. Curr Opin Pharmacol. 2016; 27: 38–42.

Beguin S, Welzel D, Al Dieri R, Hemker HC. Conjectures and refutations on the mode of action of heparins. The limited importance of anti-factor Xa activity as a pharmaceutical mechanism and a yardstick for therapy. Haemostasis. 1999; 29: 170–178.

Bounameaux H, de Moerloose PJ. Is laboratory monitoring of low-molecular-weight heparin therapy necessary? Yes. J Thromb Haemost. 2004; 2: 551–554.

Büller HR, Agnelli G, Hull RD, Hyers TM, Prins MH, Raskob GE. Anti-thrombotic therapy for venous thromboembolic disease: The Seventh ACCP Conference on Antithrombotic and Thrombolytic Therapy. Chest. 2004; 126: 401–428.

Chaudhary RK, Khanal N, Giri S, Pathak R, Bhatt VR. Emerging therapy options in heparin-induced thrombocytopenia. Cardiovasc Hematol Agents Med Chem. 2014; 12: 50–58.

Crowther M, Crowther MA. Antidotes for novel oral anticoagulants: current status and future potential. Arterioscler Thromb Vasc Biol. 2015; 35: 1736–1745.

Dale BJ, Chan NC, Eikelboom JW. Laboratory measurement of the direct oral anticoagulants. Br J Haematol. 2016; 172: 315–336.

Dasararaju R, Singh N, Mehta A. Heparin induced thrombocytopenia: review. Expert Rev Hematol. 2013; 6: 419–428.

Di Minno MN, Ambrosino P, Lupoli R, Di Minno A, Dentali F. Direct oral anticoagulants for the treatment of unprovoked venous thromboembolism: a meta-analysis of randomised controlled trials. Blood Transfus. 2015; 13: 391–395.

Di Nisio M, Porreca E. Prevention of venous thromboembolism in hospitalized acutely ill medical patients: focus on the clinical utility of (low-dose) fondaparinux. Drug Des Devel Ther. 2013; 7: 973–980.

Dzeshka MS, Lip GY. Non-vitamin K oral anticoagulants in atrial fibrillation: Where are we now? Trends Cardiovasc Med. 2015; 25: 315–336.

Forster R, Stewart M. Anticoagulants (extended duration) for prevention of venous thromboembolism following total hip or knee replacement or hip fracture repair. Cochrane Database Syst Rev. 2016; 3: CD004179.

Gómez-Outes A, Suárez-Gea ML, Lecumberri R, Terleira-Fernández AI,Vargas-Castrillón E. Direct oral anticoagulants in the treatment of venous thromboembolism, with a focus on patients with pulmonary embolism: an evidence-based review. Vasc Health Risk Manag. 2014; 10: 627–639.

Gómez-Outes A, Suárez-Gea ML, Lecumberri R, Terleira-Fernández AI, Vargas-Castrillón E. Direct-acting oral anticoagulants: pharmacology, indications, management, and future perspectives. Eur J Haematol. 2015; 95: 389–404.

Greinacher A. Clinical Practice. Heparin-Induced Thrombocytopenia. N Engl J Med. 2015; 373: 252–261.

Harenberg J. Is laboratory monitoring of low-molecular-weight heparin therapy necessary? Yes. J Thromb Haemost. 2004; 2: 547–550.

Hirsh J, Raschke R. Heparin and low-molecular-weight heparin: The Seventh ACCP Conference on Antithrombotic and Thrombolytic Therapy. Chest. 2004; 126: 188–203.

Ieko M, Naitoh S, Yoshida M, Takahashi N. Profiles of direct oral anticoagulants and clinical usage-dosage and dose regimen differences. J Intensive Care. 2016; 4: 19. doi: 10.1186/s40560-016-0144-5. eCollection 2016.

Jaax ME, Greinacher A. Management of heparin-induced thrombocytopenia. Expert Opin Pharmacother. 2012; 13: 987–1006.

Johansen M, Wikkelsø A, Lunde J, Wetterslev J, Afshari A. Prothrombin complex concentrate for reversal of vitamin K antagonist treatment in bleeding and non-bleeding patients. Cochrane Database Syst Rev. 2015; 7: CD010555.

Leizorovicz A, Bara L, Samama MM, Haugh MC. Factor Xa inhibition: correlation between the plasma levels of anti-Xa activity and occurrence of thrombosis and haemorrhage. Haemostasis. 1993; 23: 89–98.

Levy JH, Spyropoulos AC, Samama CM, Douketis J. Direct oral anticoagulants: new drugs and new concepts. JACC Cardiovasc Interv. 2014; 7: 1333–1351.

Lim W, Dentali F, Eikelboom JW, Crowther MA. Meta-Analysis: Low-Molecular-Weight Heparin and Bleeding in Patients with Severe Renal Insufficiency. Ann Intern Med. 2006; 144: 673–684.

Marano G, Vaglio S, Pupella S, Liumbruno GM, Franchini M. How we treat bleeding associated with direct oral anticoagulants. Blood Transfus. 2016: 1–9. doi: 10.2450/2016.0180-15.

Mekaj YH, Mekaj AY, Duci SB, Miftari EI. New oral anticoagulants: their advantages and disadvantages compared with vitamin K antagonists in the prevention and treatment of patients with thromboembolic events. Ther Clin Risk Manag. 2015; 11: 967–977.

Messerschmidt C, Friedman RJ. Clinical experience with novel oral anticoagulants for thromboprophylaxis after elective hip and knee arthroplasty.Arterioscler Thromb Vasc Biol. 2015; 35: 771–778.

Nagler M, Haslauer M, Wuillemin WA. Fondaparinux – data on efficacy and safety in special situations. Thromb Res. 2012; 129: 407–417.

Prechel M, Walenga JM. Heparin-induced thrombocytopenia: an update. Semin Thromb Hemost. 2012; 38: 483–496.

Reynolds NA, Perry CM, Scott LJ. Fondaparinux sodium: a review of its use in the prevention of venous thromboembolism following major orthopaedic surgery. Drugs. 2004; 64: 1575–1596.

Riva N, Ageno W. Pros and cons of vitamin K antagonists and non-vitamin K antagonist oral anticoagulants. Semin Thromb Hemost. 2015; 41: 178–187.

Robertson L, Kesteven P, McCaslin JE. Oral direct thrombin inhibitors or oral factor Xa inhibitors for the treatment of deep vein thrombosis. Cochrane Database Syst Rev. 2015; 30; 6: CD010956.

Saad E, Dally N. Insights into direct anticoagulants. Blood Coagul Fibrinolysis. 2015; 26: 492–498.

Shantsila E, Lip GYH, Cholg BH. Heparin-Induced Thrombocytopenia: A Contemporary Clinical Approach to Diagnosis and Management. Chest. 2009; 135: 1651–1664.

Spyropoulos AC, Al-Badri A, Sherwood MW, Douketis JD. Periprocedural management of patients receiving a vitamin K antagonist or a direct oral anticoagulant requiring an elective procedure or surgery. J Thromb Haemost. 2016; 14: 875–885.

Tummala R, Kavtaradze A, Gupta A, Ghosh RK. Specific antidotes against direct oral anticoagulants: A comprehensive review of clinical trials data. Int J Cardiol. 2016; 214: 292–298.

Turpie AG. The safety of fondaparinux for the prevention and treatment of venous thromboembolism. Expert Opin Drug Saf. 2005; 4: 707–721.

Untereiner O, Seince PF, Chterev V, Leblanc I, Berroëta C, Bourel P, et al. Management of direct oral anticoagulants in the perioperative setting. J Cardiothorac Vasc Anesth. 2015; 29: 741–748.

Warkentin TE. Heparin-induced thrombocytopenia in critically ill patients. Semin Thromb Hemost. 2015; 41: 49–60.

Welzel D, Hull R, Fareed J. Prophylaxis of venous thromboembolism: low molecular weight heparin compared to the selective anticoagulants rivaroxaban, dabigatran and fondaparinux. Int Angiol. 2011; 30: 199–211.

Teil IV: **Perioperatives Management**

7.1 Präoperative Beurteilung des Blutungsrisikos und Konsequenzen

Die Einschätzung des individuellen perioperativen Blutungsrisikos beruht auf der Anamnese, körperlichen Untersuchung und Laboruntersuchungen. Die Erfahrung zeigt, dass sich hierbei in vielen Fällen auf die Laboruntersuchungen verlassen wird und dass die Anamnese und der körperliche Befund zur Beurteilung des perioperativen Blutungsrisikos häufig unzureichend berücksichtigt werden. Nachfolgend werden die Wertigkeit von Anamnese und Laboruntersuchungen in diesem Kontext dargestellt.

7.1.1 Aussagekraft der präoperativen Gerinnungsdiagnostik

Vor operativen Eingriffen wird zumeist eine präoperative Labordiagnostik durchgeführt, die unter anderem dem Nachweis von Gerinnungsstörungen bzw. der Einschätzung des perioperativen Blutungsrisikos dienen soll. Typischerweise werden an Gerinnungstests vor operativen Eingriffen die Prothrombinzeit nach Quick („Quickwert") und die aktivierte partielle Thromboplastinzeit (aPTT) bestimmt, in manchen Fällen zusätzlich die Thrombinzeit. Des Weiteren liegt zumeist ein Blutbild vor, aus dem sich die Thrombozytenzahl ergibt. Entscheidend ist, dass diese Labordiagnostik nicht geeignet ist, einen klinisch relevanten Gerinnungsdefekt nachzuweisen bzw. auszuschließen. Die Stärken und Schwächen der genannten Tests werden nachfolgend tabellarisch zusammengefasst (Tab. 7.1).

Zusammenfassend werden durch die übliche präoperative Labordiagnostik Gerinnungsstörungen nicht sicher erkannt. Besondere Schwächen zeigen sich dahingehend, dass Plättchenfunktionsstörungen und Faktor XIII-Mangel nicht erfasst werden; auch ist die Sensitivität hinsichtlich eines von-Willebrand-Syndroms gering, nur etwa 30 % der Patienten mit von-Willebrand-Syndrom weisen eine verlängerte aPTT auf und werden durch die Untersuchungen detektiert. Macht man sich bewusst, dass das von-Willebrand-Syndrom die häufigste angeborene Gerinnungsstörung und die Plättchenfunktionsstörung, etwa durch Medikamente oder im Rahmen einer Leber- oder Nierenerkrankung, die häufigste erworbene Gerinnungsstörung darstellt, ist evident, dass die meisten Gerinnungsstörungen durch die genannte Diagnostik nicht erfasst werden. Zudem sind pathologische Befunde der genannten Untersuchungen nicht gleichbedeutend damit, dass der Patient ein erhöhtes perioperatives Blutungsrisiko aufweist. Beispielsweise kann eine aPTT-Verlängerung auch durch Defekte bedingt sein, die nicht mit einer Blutungsneigung assoziiert sind (z. B. Faktor XII-Mangel, Lupusantikoagulans). In zahlreichen Untersuchungen zeigte sich, dass die

DOI 10.1515/9783110418446-010

Tab. 7.1: Stärken und Schwächen der präoperativen Gerinnungsdiagnostik mit Prothrombinzeit n. Quick („Quick-wert"), aktivierter partieller Thromboplastinzeit (aPTT) und Thrombozytenzahl.

	Stärken	Schwächen
Prothrombinzeit n. Quick („Quickwert")	Nachweis von plasmatischen Gerinnungsstörungen	geringe Sensitivität für milde Faktorenmängel
		kein Nachweis eines Faktor XIII-Mangels
		geringe Sensitivität bzgl. des von-Willebrand-Syndroms
		kein sicherer Nachweis des Effektes von Antikoagulanzien (z. B. in der Regel kein Nachweis eines Effektes niedermolekularer Heparine)
aktivierte partielle Thromboplastinzeit (aPTT)		Erfassung von Defekten, die nicht mit einem gesteigerten Blutungsrisiko assoziiert sind (z. B.Lupusantikoagulanzien)
Thrombozytenzahl	Nachweis einer Thrombozytopenie	kein Nachweis einer Thrombozytenfunktionsstörung

oben genannte präoperative Routine-Gerinnungsdiagnostik alleine nicht geeignet ist, vor operativen Eingriffen blutungsgefährdete Patienten zu identifizieren. Der Verzicht auf diese präoperative Gerinnungsdiagnostik hat in Studien nicht zu einer erhöhten perioperativen Blutungsrate in verschiedenen Patientenkollektiven geführt. Da es sich bei den nicht detektierten Gerinnungsdefekten ganz überwiegend um Störungen der primären Hämostase handelt, könnte die Ergänzung der präoperativen Gerinnungsdiagnostik beispielsweise um die Untersuchung mit dem „Platelet-Function-Analyzer" (PFA) die Detektion dieser Defekte, insbesondere des von-Willebrand-Syndroms und von Plättchenfunktionsstörungen, deutlich erhöhen. Die Kombination von standardisierter Blutungsanamnese (siehe 7.1.2), Routine-Gerinnungsdiagnostik und PFA-Untersuchung hat bei unauffälligen Resultaten einen hohen negativen prädiktiven Wert für Hämostasestörungen und eignet sich daher zum perioperativen Ausschluss eines Gerinnungsdefektes mit erhöhtem Blutungsrisiko.

Ergeben sich jedoch in der präoperativen Gerinnungsdiagnostik abnorme Befunde, die auf einen Gerinnungsdefekt hinweisen können, sollten elektive Eingriffe zurückgestellt und der jeweilige Befund weiter abgeklärt werden. Mögliche Befundkonstellationen der präoperativen Gerinnungsdiagnostik und sich ergebende Differenzialdiagnosen sind nachfolgend tabellarisch dargestellt (Tab. 7.2).

Tab. 7.2: Differenzialdiagnose wichtiger Konstellationen der präoperativen Gerinnungsdiagnostik (* eine Pseudothrombozytopenie ist auszuschließen; ** eine massive Erhöhung der Thrombozytenzahlen (Polyzythämie) kann paradoxerweise zu einer vermehrten Blutungsneigung führen).

„Quickwert"	aPTT	Thrombozyten	Interpretation
normal	normal	normal	Normalbefund CAVE: Ein unauffälliger Befund der Routinediagnostik schließt einen relevanten Gerinnungsdefekt nicht aus (!)
pathologisch	normal	normal	Defekt mit Blutungsneigung: Faktor VII-Mangel
normal	pathologisch	normal	Defekte mit Blutungsneigung: Hämophilie A, Hämophilie B, Faktor XI-Mangel, von-Willebrand-Syndrom, erworbene Hemmkörper-Hämophilie Defekte ohne Blutungsneigung: Faktor XII-Mangel, Lupusantikoagulans, (Prä)kallikreinmangel, HMWK-Mangel medikamentöse Ursache: unfraktionierte Heparine (UFH), Überdosierung niedermolekulare Heparine (NMH)
pathologisch	pathologisch	normal	Defekte mit Blutungsneigung: Faktor X-Mangel Faktor V-Mangel Faktor II-Mangel kombinierter Faktorenmangel medikamentöse Ursache: Vitamin K-Antagonisten (VKA) direkte orale Antikoagulanzien (DOAK)
normal	normal	pathologisch	Defekte mit Blutungsneigung: Thrombozytopenie* Thrombozythämie**
pathologisch	pathologisch	pathologisch	Defekte mit Blutungsneigung komplexe Gerinnungsdefekte (z. B. Verlustkoagulopathie, Verbrauchskoagulopathie (DIC), Lebersynthesestörung u.v.m.)

Kurzgefasst

Die übliche präoperativ durchgeführte Routine-Gerinnungsdiagnostik (Prothrombinzeit n. Quick [„Quickwert"], aktivierte partielle Thromboplastinzeit (aPTT) sowie Thrombozytenzahl aus dem Blutbild) ist nicht prädiktiv für das perioperative Blutungsrisiko des Patienten. Diese Diagnostik alleine ist somit nicht geeignet, blutungsgefährdete Patienten vor operativen Eingriffen zu identifizieren. Dennoch sind abnorme Befunde der präoperativen Gerinnungsdiagnostik gerade bei Elektiveingriffen weiter abzuklären, um einen klinisch relevanten Gerinnungsdefekt auszuschließen.

7.1.2 Aussagekraft der präoperativen Anamnese

Aufgrund der erheblichen Schwächen der präoperativen Routine-Gerinnungsdiagnostik kommt der Erhebung der Anamnese eine entscheidende Bedeutung für die Beurteilung des perioperativen Blutungsrisikos zu. In zahlreichen Untersuchungen wurde inzwischen eindrucksvoll demonstriert, dass durch eine geeignete (und möglichst standardisierte) präoperative Blutungsanamnese wichtige Hinweise auf das Vorliegen eines Gerinnungsdefektes gewonnen werden können. Eine korrekt durchgeführte Blutungsanamnese schließt demnach das Vorliegen eines klinisch relevanten Gerinnungsdefektes mit hohem prädiktivem Wert aus. Eine Erhebung einer entsprechenden präoperativen Anamnese ist daher unverzichtbar und sollte heute fester Bestandteil der präoperativen Abklärung sein. Zur Erhebung der Anamnese stehen inzwischen verschiedene kommerziell verfügbare Fragebögen, die eine standardisierte Erhebung ermöglichen, zur Verfügung.

Nachfolgend werden Themenkomplexe und Fragen dargestellt und kommentiert, die im Rahmen einer Blutungsanamnese unbedingt zu erheben sind (Tab. 7.3); die Wahrscheinlichkeit, dass ein klinisch relevanter Gerinnungsdefekt vorliegt, steigt mit der Zahl auffälliger Antworten. Patienten mit schwerem Gerinnungsdefekt weisen häufig eine ausgeprägte Blutungsanamnese mit verschiedenen Blutungsmanifestationen auf; aufgrund der Erblichkeit der Defekte können andere Familienmitglieder ebenfalls betroffen sein und eine vermehrte Blutungsneigung zeigen.

Ergeben sich durch eine auffällige Blutungsanamnese unabhängig vom Ausfall der Routine-Gerinnungsdiagnostik Anhaltspunkte für einen Gerinnungsdefekt mit einem erhöhten Blutungsrisiko, so ist eine weitere Abklärung vor elektiven operativen Eingriffen erforderlich; der Eingriff ist hierfür dann ggf. zurückzustellen. Durch die weitere Abklärung ist mit einem umfangreicheren diagnostischen Spektrum zu klären, ob ein Gerinnungsdefekt vorliegt. Dieser ist dann entsprechend genauer zu charakterisieren, um das perioperative Blutungsrisiko abzuschätzen und eine geeignete Empfehlung für das perioperative Management abgeben zu können. Bei auffälligen Befunden empfiehlt sich die Konsultation eines hinsichtlich Gerinnungsstörungen versierten Arztes, insbesondere eines Hämostaseologen, oder die Vorstellung in einer Gerinnungsambulanz.

Kurzgefasst
Aufgrund der Schwächen der Routine-Gerinnungsdiagnostik im Hinblick auf die Bewertung des perioperativen Blutungsrisikos kommt der standardisierten Blutungsanamnese diesbezüglich ein hoher Stellenwert zu. Zur Erhebung stehen entsprechende Fragebögen zur Verfügung. Die präoperative Blutungsanamnese ist unverzichtbarer Bestandteil zur Bewertung des perioperativen Blutungsrisikos.

Tab. 7.3: Fragen der präoperativen Blutungsanamnese.

Themenkomplex	Fragen	Kommentar
Perioperative Blutungsneigung	Blutungen bei vorausgegangenen Eingriffen? Bestehender Transfusionsbedarf?	Insbesondere Blutungen bei mehreren Eingriffen bzw. regelhafte Blutung bei Eingriffen als möglicher Hinweis auf einen Gerinnungsdefekt. In vielen Fällen jedoch Blutung nicht durch Gerinnungsdefekt, sondern durch operative Faktoren bedingt.
	Blutungen bei zahnärztlichen Eingriffen (Extraktionen)?	
Spontane Blutungssymptome	Nasenbluten?	Insbesondere relevant ist Nasenbluten ohne lokale Blutungsquelle, welches spontan auftritt und beide Ostien betrifft.
	Hämatomneigung?	Insbesondere relevant sind spontane Hämatome, die am Körperstamm auftreten. Hämatome nach Traumata sowie Hämatome an Licht-exponierten Hautarealen (z. B. an den Händen) sind häufig kutaner Genese und nicht Ausdruck eines Gerinnungsdefektes.
	Zahnfleischbluten?	Unsicheres Blutungssymptom, da häufig lokale Genese.
	Hypermenorrhoe?	Verstärkte und/oder verlängerte Regelblutung als Hinweis auf einen Gerinnungsdefekt (Versuch der Objektivierung (z. B. Tamponwechsel, Vorliegen einer Anämie), da häufig falsche Selbsteinschätzung.
Begleiterkrankungen	Lebererkrankung? Nierenerkrankung? Hämatologische Erkrankung?	Erkrankungen, die häufig mit Gerinnungsdefekten und hierdurch erhöhtem Blutungsrisiko assoziiert sind.
Medikation	Kritische Medikamente?	Zahlreiche Medikamente können zu Gerinnungsstörungen führen und das Blutungsrisiko steigern.
	Naturprodukte?	Zahlreiche Naturprodukte (z. B. Gingko-Präparate) erhöhen das Blutungsrisiko.
Familienanamnese	Familienmitglieder mit definiertem Gerinnungsdefekt oder mit auffälliger Blutungsneigung?	Hinweis auf erblich bedingte Gerinnungsstörung (verschiedene Erbgänge beachten, z. B. aufgrund des X-chromosomalen Erbgangs bei Hämophilie fast immer Männer betroffen).

7.1.3 Algorithmus vor elektiven operativen Eingriffen in Abhängigkeit von Laborbefunden und präoperativer Anamnese

Wie zuvor dargestellt, bilden für elektive operative Eingriffe die standardisierte Blutungsanamnese und präoperative Routine-Gerinnungsdiagnostik die Basis zur Abschätzung des individuellen perioperativen Blutungsrisikos. Elektive Eingriffe sollten zurückgestellt werden, wenn sich aufgrund der Anamnese oder der Laborbefunde Anhaltspunkte für ein erhöhtes Blutungsrisiko des Patienten ergeben. Es sollte dann vor dem Eingriff eine weiterführende Gerinnungsdiagnostik erfolgen, um einen relevanten Gerinnungsdefekt auszuschließen bzw. nachzuweisen (Abb. 7.1). Wird ein Gerinnungsdefekt, der mit einem erhöhten Blutungsrisiko assoziiert ist, identifiziert, so kann durch ein geeignetes perioperatives Therapiekonzept das perioperative Blutungsrisiko des Patienten minimiert werden.

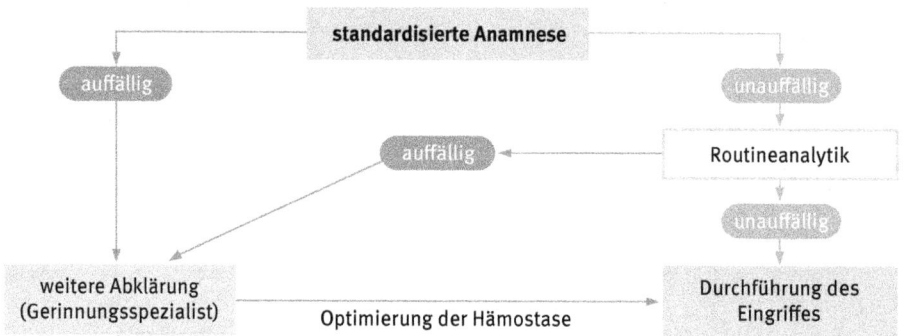

Abb. 7.1: Präoperative Bewertung des Blutungsrisikos mittels standardisierter Anamnese und Laboruntersuchungen und weiteres Vorgehen.

Nicht vor jedem Eingriff ist eine präoperative Routine-Labordiagnostik erforderlich, zumal die Aussagekraft hinsichtlich des perioperativen Blutungsrisikos wie zuvor dargestellt begrenzt ist. Wird auf die präoperative Labordiagnostik verzichtet, stellt die standardisierte Blutungsanamnese die entscheidende Maßnahme zur Bewertung

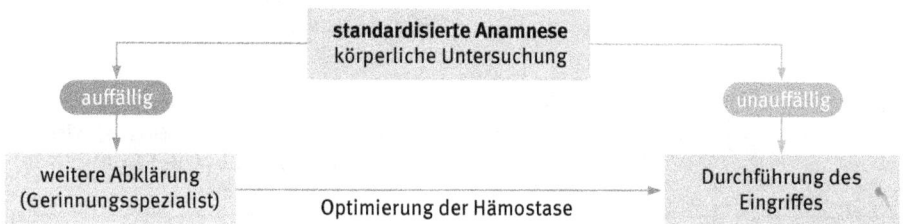

Abb. 7.2: Präoperative Bewertung des Blutungsrisikos mittels standardisierter Anamnese und weiteres Vorgehen.

des Blutungsrisikos dar. In diesem Fall gilt, dass elektive Eingriffe bei auffälliger Blutungsanamnese ggf. zurückzustellen sind und vor dem Eingriff eine weiterführende Abklärung in Hinblick auf einen Gerinnungsdefekt veranlasst werden muss (Abb. 7.2).

Kurzgefasst

Das perioperative Blutungsrisiko wird durch die standardisierte Blutungsanamnese eingeschätzt, zumeist erfolgt auch eine präoperative Routine-Gerinnungsdiagnostik. Bei unauffälligen Ergebnissen von Blutungsanamnese und Laboruntersuchungen kann der elektive Eingriff durchgeführt werden. Hingegen ist vor elektiven Eingriffen bei auffälliger Blutungsanamnese und/oder auffälliger präoperativer Diagnostik der Eingriff zurückzustellen und zunächst eine weiterführende Abklärung im Hinblick auf einen Gerinnungsdefekt durchzuführen.

7.2 Vorgehen bei bekannten Gerinnungsstörungen

Bei Patienten mit vorbekanntem oder im Rahmen der präoperativen Abklärung nachgewiesenem Gerinnungsdefekt besteht ein potenziell erhöhtes Blutungsrisiko im Rahmen des geplanten Eingriffes. Durch ein optimales auf den jeweiligen Defekt zugeschnittenes perioperatives Hämostase-Management kann das Blutungsrisiko für den Patienten im Rahmen des Eingriffes minimiert werden.

Zunächst ist es wichtig, die exakte Diagnose und den Schweregrad des Gerinnungsdefektes in Erfahrung zu bringen. Zu prüfen ist dann, welches Gerinnungsmanagement ggf. bei früheren Eingriffen gewählt wurde und wie sich dies auf die Blutungsneigung im Rahmen des Eingriffes ausgewirkt hat. Bei bekannten Defekten ist vor Planung des perioperativen Vorgehens dann unbedingt das Vorliegen des Defektes zeitnah zum Eingriff zu überprüfen. In manchen Fällen erweisen sich vorbekannte Defekte als Fehldiagnosen. Ferner muss berücksichtigt werden, dass die Gerinnungsparameter einer großen intraindividuellen Schwankungsbreite unterliegen. Einige angeborene Defekte, etwa das milde von-Willebrand-Syndrom, schwächen sich mit zunehmendem Lebensalter eventuell ab, da die entsprechenden Gerinnungskomponenten mit zunehmendem Lebensalter ansteigen können; zudem unterliegen die Gerinnungsparameter zahlreichen anderen Einflussgrößen, so dass Faktorenaktivitäten etwa im Rahmen einer Akutphasereaktion (z. B. Entzündungsreaktion) ansteigen können. Erworbene Gerinnungsdefekte können einer Dynamik unterliegen, sich einerseits vollständig zurückbilden (Remission) – etwa im Falle einer Immunthrombozytopenie (ITP) oder erworbenen Hemmkörperhämophilie –, in anderen Fällen kann es zu einer Verschlechterung der erworbenen Gerinnungsstörung oder zu einem Rezidiv nach zwischenzeitlicher Remission kommen. Somit ist es unerlässlich, das Vorliegen eines vorbeschriebenen Defektes vor einem Eingriff zu überprüfen und den Defekt weiter zu charakterisieren. „Altbefunde" dürfen nicht zur Planung des perioperativen Managements bei Patienten mit Gerinnungsdefekten verwendet werden.

Nach Überprüfung des vorbeschriebenen Defektes kann, optimalerweise in Zusammenarbeit mit einem hämostaseologisch versierten Arzt, das perioperative Management für den Patienten festgelegt werden. Bei Patienten mit plasmatischen Gerinnungsdefekten wird in der Regel bei perioperativ erforderlicher Faktorengabe ein Substitutionsplan festgelegt, in dem Präparat, Dosierung, Dosierungsintervalle und Applikationszeitraum festgehalten werden. Bezüglich des Hämostasemanagements bei verschiedenen angeborenen oder erworbenen Gerinnungsdefekten wird auf die entsprechenden Abschnitte in diesem Buch verwiesen (siehe Kapitel 3).

Kurzgefasst

Bei Patienten mit bekannten angeborenen oder erworbenen Gerinnungsdefekten, die mit einer Blutungsneigung einhergehen, ist zeitnah zur Operation eine Überprüfung des jeweiligen Defektes erforderlich, um ggf. Fehldiagnosen zu erkennen und den aktuellen Status des Gerinnungsdefektes zu ermitteln. „Altbefunde" dürfen nicht zur Planung des perioperativen Hämostase-Managements herangezogen werden, da die Gerinnungsbefunde nicht konstant sind, sondern Defekte auch remittieren oder sich verschlechtern können. Auf der Basis des aktuellen Befundes kann dann für die Patienten individuell das perioperative Hämostase-Management festgelegt und somit das Blutungsrisiko im Rahmen des Eingriffes minimiert werden.

Voraussetzung für die Festlegung einer adäquaten perioperativen Thromboseprophylaxe ist die Abschätzung des perioperativen Thromboserisikos. Hierbei wird insbesondere das expositionelle Risiko, also die Steigerung des Risikos durch den operativen Eingriff selbst, berücksichtigt. Dieses Risiko wird wiederum durch verschiedene Faktoren beeinflusst, insbesondere durch Art, Größe und Dauer des jeweiligen Eingriffes. Es erfolgt aufgrund der Art des operativen Eingriffs eine Einteilung in drei Risikogruppen mit niedrigem, mittlerem oder hohem perioperativen thrombotischen Risiko (Tab. 8.1).

Tab. 8.1: Risikostratifikation für perioperative thrombotische/thromboembolische Ereignisse in Abhängigkeit von der Art des operativen Eingriffes (CAVE: bei Vorliegen einer besonderen Disposition für thrombotische Ereignisse erfolgt eine Einordnung des Patienten in eine höhere Risikogruppe).

niedriges Risiko	mittleres Risiko	hohes Risiko
– kleine operative Eingriffe – Verletzung ohne oder nur mit geringem Weichteilschaden	– länger dauernde Operationen – gelenkübergreifende Immobilisation der unteren Extremität – arthroskopisch-assistierte Gelenkchirurgie der unteren Extremitäten	– größere Eingriffe im Bauch-, Becken- oder Thoraxbereich, insbesondere bei Tumoren oder entzündlichen Prozessen – Polytrauma, Verletzungen der Wirbelsäule, des Beckens und der unteren Extremitäten – größere orthopädische Eingriffe (Wirbelsäule, Becken, untere Extremitäten)

In Abhängigkeit von der Einteilung in die drei Risikogruppen ergeben sich unterschiedliche Risiken für perioperative thrombotische Ereignisse; die geschätzte Häufigkeit für distale und proximale Venenthrombosen sowie Lungenembolien ist nachfolgend tabellarisch dargestellt (Tab. 8.2). Betont werden muss, dass sich diese Einteilung zwar primär auf stationäre Eingriffe bezieht, aber auch im ambulanten Versorgungsbereich Anwendung findet bzw. finden sollte.

Bei der Einteilung in die genannten Risikogruppen, die die Grundlage zur Festlegung der perioperativen Thromboseprophylaxe darstellt, wird von einem normalen klinischen Verlauf ausgegangen. Es muss aber unbedingt berücksichtigt werden, dass bei protrahiertem oder komplikativem Verlauf des Eingriffes das Thromboserisiko

DOI 10.1515/9783110418446-011

Tab. 8.2: Häufigkeit für thrombotische Komplikationen bei Patienten mit niedrigem, mittlerem oder hohem Risiko.

	niedriges Risiko	mittleres Risiko	hohes Risiko
Häufigkeit einer distalen Venenthrombose	< 10 %	10–40 %	40–80 %
Häufigkeit einer proximalen Venenthrombose	< 1 %	1–10 %	10–30 %
Häufigkeit einer Lungenembolie	< 0,1 %	0,1–1 %	> 1 %

weiter gesteigert werden kann. So können beispielsweise erforderliche operative Revisionen, verlängerte postoperative Immobilität sowie perioperative Infektionen das Thromboserisiko nochmals erhöhen, was Einfluss auf die postoperative Thromboseprophylaxe nehmen kann.

Zudem wird bei der oben genannten Risikostratifikation nicht berücksichtigt, dass der Patient bei Vorliegen dispositioneller Risikofaktoren für thrombotische Ereignisse ein höheres thrombotisches Risiko aufweisen kann, als alleine eingriffsbedingt zu erwarten ist. Bei Vorliegen entsprechender dispositioneller Risikofaktoren (z. B. anamnestisch abgelaufenen thrombotischen oder thromboembolischen Ereignissen, hohem Lebensalter, Adipositas, prädisponierenden Begleiterkrankungen (z. B. Tumorerkrankungen), Schwangerschaft) muss ggf. eine Einordnung des Patienten in eine höhere Risikokategorie erfolgen.

8.2 Grundlagen der perioperativen Thromboseprophylaxe

Aufgrund der hohen Inzidenz thrombotischer Ereignisse im Rahmen operativer Eingriffe kommt der perioperativen Thromboseprophylaxe eine große klinische Bedeutung zu. Durch eine adäquate Thromboseprophylaxe als festem Bestandteil des perioperativen Managements konnte das perioperative Thromboserisiko in den letzten Jahrzehnten drastisch reduziert werden.

Grundsätzlich werden bei der perioperativen Thromboseprophylaxe nichtmedikamentöse *Basismaßnahmen* und die *medikamentöse Thromboseprophylaxe* unterschieden. Während Basismaßnahmen in allen Risikogruppen zur Thromboseprophylaxe nach operativen Eingriffen durchgeführt werden sollten, ist eine medikamentöse Thromboseprophylaxe in der Niedrigrisikogruppe nicht erforderlich, sondern wird nur bei Vorliegen eines mittleren oder hohen Ereignisrisikos durchgeführt. Anzumerken ist, dass sich offizielle Empfehlungen zur perioperativen Thromboseprophylaxe insbesondere auf hospitalisierte Patienten beziehen. Für die Thromboseprophylaxe im ambulanten Versorgungsbereich sollten nach Möglichkeit dieselben Prinzipien angewendet werden.

8.2.1 Basismaßnahmen

Zu den nichtmedikamentösen *Basismaßnahmen* der perioperativen Thromboseprophylaxe zählen insbesondere postoperative Frühmobilisation, Bewegungsübungen und ausreichende Hydrierung des Patienten; diese Maßnahmen können bereits zu einer deutlichen Reduktion des perioperativen Thromboserisikos beitragen und sollten daher unabhängig von einer zusätzlichen eventuellen medikamentösen Thromboseprophylaxe stets nach operativen Eingriffen eingesetzt werden.

Zusätzlich zu den genannten Basismaßnahmen können auch medizinische Kompressionsstrümpfe (MKS) eingesetzt werden, um das perioperative Thromboserisiko zu reduzieren. Studien zum Einsatz von MKS weisen jedoch oft methodische Schwächen auf und der Nutzen der MKS in Hinblick auf eine Reduktion des Thromboserisikos wird häufig überschätzt. Insbesondere ist ein Zusatznutzen der MKS fraglich, wenn zusätzlich eine medikamentöse Thromboseprophylaxe erfolgt.

Unter der Annahme eines niedrigen perioperativen Thromboserisikos werden Basismaßnahmen in der Regel als ausreichend für die perioperative Thromboseprophylaxe angesehen.

8.2.2 Medikamentöse Thromboseprophylaxe

Bei mittlerem oder hohem perioperativen Thromboserisiko wird zusätzlich zu den oben genannten Basismaßnahmen eine medikamentöse Thromboseprophylaxe durchgeführt, da in diesem Fällen alleine durch Basismaßnahmen keine ausreichende Prävention bzw. Reduktion thrombotischer Ereignisse erzielt wird. Durch die medikamentöse Thromboseprophylaxe wird in Abhängigkeit von klinischer Konstellation und Durchführung der medikamentösen Thromboseprophylaxe in Studien eine perioperative Absenkung des Thromboserisikos um mindestens 50 %, teilweise auch bis zu 80–90 %, erreicht. Über die Durchführung einer medikamentösen Thromboseprophylaxe, insbesondere deren Nutzen und Risiken, ist der Patient entsprechend aufzuklären.

Für die medikamentöse perioperative Thromboseprophylaxe werden heute ganz überwiegend niedermolekulare Heparine (NMH) eingesetzt, die unfraktionierte Heparine (UFH) weitestgehend verdrängt haben. In manchen Fällen werden andere parenterale Antikoagulanzien wie Pentasaccharide (einziger Vertreter: Fondaparinux) oder das Heparinoid Danaparoid zur perioperativen Thromboseprophylaxe herangezogen. Eine innovative Option bieten direkte orale Antikoagulanzien (DOAK). Diese haben allerdings gerade im Rahmen der medikamentösen Thromboseprophylaxe nur ein sehr schmales Zulassungsspektrum und dürfen lediglich im Rahmen der Implantation einer Hüft- oder Knie-Totalendoprothese eingesetzt werden. Für die perioperative Thromboseprophylaxe werden heute überwiegend parenterale Antikoagulanzien verwendet. Hinsichtlich der zur perioperativen Thromboseprophylaxe einsetzbaren Pharmaka wird auf frühere Abschnitte in diesem Buch verwiesen (siehe Kapitel 6).

Wird im Rahmen eines stationären Aufenthaltes eine medikamentöse Thromboseprophylaxe eingeleitet, muss diese ggf. auch nach Entlassung aus dem Krankenhaus ambulant fortgeführt werden, da sich thrombotische Ereignisse häufig nicht unter stationären Bedingungen, sondern erst nach Entlassung des Patienten manifestieren. Es zeigte sich jedoch, dass beispielsweise bei bis zu einem Drittel der Patienten nach orthopädischen Eingriffen die empfohlene medikamentöse Thromboseprophylaxe nicht konsequent weiter fortgeführt wird. Die Aufklärung des Patienten über die Relevanz einer empfohlenen medikamentösen Thromboseprophylaxe und Information des ambulant weiterbetreuenden Arztes über die planmäßige Dauer der medikamentösen Thromboseprophylaxe sind daher unbedingt erforderlich.

8.3 Spezielle Empfehlungen zur Thromboseprophylaxe

8.3.1 Eingriffe im Kopf- und Halsbereich

Das Risiko für thrombotische Ereignisse bei Kopf- und Halseingriffen fällt sehr gering aus, Lungenembolien sind eine Rarität. Daher ist für gewöhnlich für operative Eingriffe im Kopf- und Halsbereich keine medikamentöse Thromboseprophylaxe erforderlich, Basismaßnahmen sind also zumeist ausreichend. Lediglich bei zusätzlichen Risiken, etwa ausgedehnten oder onkologischen Eingriffen oder postoperativer Immobilität, ist eine medikamentöse Thromboseprophylaxe indiziert.

8.3.2 Neurochirurgische Eingriffe

Werden Eingriffe am zentralen Nervensystem vorgenommen, sollten stets Basismaßnahmen zur Thromboseprophylaxe erfolgen. Zusätzlich ist eine medikamentöse Thromboseprophylaxe zu erwägen, zumal bei bis zu 50 % der Patienten mit Eingriffen an Gehirn und Rückenmark ohne adäquate Prophylaxe Venenthrombosen auftreten und das Risiko für eine Lungenembolie bei neurochirurgischen Eingriffen mit bis zu 5 % angegeben wird. Bei der medikamentösen Thromboseprophylaxe ist gerade bei neurochirurgischen Eingriffen aufgrund potenzieller schwerwiegender Konsequenzen das perioperative Blutungsrisiko zu berücksichtigen, so dass eine medikamentöse Thromboseprophylaxe zur Prävention der Blutung erst postoperativ begonnen werden sollte.

8.3.3 Thorakale Eingriffe (Herz- und Thoraxchirurgie)

Bei Patienten, die im Rahmen von mittelgroßen und großen thorakalen Eingriffen keine systemische Antikoagulation erhalten, sollte eine medikamentöse Thromboseprophylaxe durchgeführt werden. Rationale hierfür ist das hohe Risiko für postoperative thrombotische Ereignisse ohne adäquate Thromboseprophylaxe: So ist beispielsweise nach koronaren Bypassoperationen von einem Risiko für Venenthrombosen von bis zu 20 % und einem Lungenembolierisiko von bis zu 10 % auszugehen. Postoperativ kann aufgrund des erhöhten Blutungsrisikos ggf. zunächst aufgrund der besseren Steuer- und Antagonisierbarkeit durch Protamin eine passagere Gabe von unfraktioniertem Heparin (UFH) anstelle der subkutanen Verabreichung von niedermolekularem Heparin (NMH) erfolgen. Da bei großen herzchirurgischen Eingriffen ein erhöhtes Risiko für eine Heparin-induzierte Thrombozytopenie (HIT) besteht, sollte postoperativ zunächst zwei- bis dreimal wöchentlich eine Kontrolle der Thrombozytenzahlen stattfinden, um diese gefährliche Komplikation ggf. zeitnah zu erkennen und dann eine Umstellung auf eine alternative Antikoagulation vornehmen zu können.

Bei kleinen kardialen Eingriffen, etwa der Implantation eines Herzschrittmachers oder automatischen implantierbaren Cardioverters/Defibrillators (AICD), ist eine medikamentöse Thromboseprophylaxe nicht routinemäßig erforderlich, sondern nur bei Vorliegen zusätzlicher dispositioneller Risikofaktoren. Bezüglich der speziellen Empfehlungen zur Antikoagulation im Rahmen kardiochirurgischer Eingriffe, insbesondere bei Einsatz einer Herz-Lungen-Maschine, muss auf spezielle Literatur verwiesen werden. Hierbei ist bei der Antikoagulation ein erhöhtes Blutungsrisiko aufgrund von im Rahmen des Eingriffes erworbenen Gerinnungsstörungen zu berücksichtigen.

Auch bei großen pulmonalen Eingriffen, etwa Lungenresektionen, beträgt das Risiko thrombotischer und thromboembolischer Ereignisse je nach Größe des Eingriffes bis zu 20 %; bei einer Thorakotomie liegt das Risiko für eine Lungenembolie bei etwa 3–5 %. Daraus ergibt sich die Empfehlung zur medikamentösen Thromboseprophylaxe nach jeglicher Thorakotomie. Thorakoskopische Eingriffe haben ein deutlich geringeres thrombotisches bzw. thromboembolisches Risiko und erfordern nicht zwingend eine medikamentöse Thromboseprophylaxe.

8.3.4 Gefäßchirurgische Eingriffe

Bei Patienten mit gefäßchirurgischen Eingriffen sollten in jedem Fall Basismaßnahmen zur Prävention thrombotischer Ereignisse durchgeführt werden. Bei gefäßchirurgischen Eingriffen im Bauch- und Beckenbereich sollte sich die Thromboseprophylaxe am Vorgehen bei sonstigen abdominellen Eingriffen orientieren. Bei arteriellen Eingriffen an der unteren Extremität sollte, insofern nicht ohnehin eine Indikation für eine therapeutische Antikoagulation besteht, eine medikamentöse Thromboseprophylaxe durchgeführt werden. Bei Varizenoperationen ist aufgrund des geringen perioperativen Thromboserisikos, in Studien unter 0,5 %, eine medikamentöse Thromboseprophylaxe nur dann erforderlich, wenn zusätzliche dispositionelle Risikofaktoren für thrombotische Ereignisse vorliegen.

8.3.5 Eingriffe im Bauch- und Beckenbereich

Das Risiko für thrombotische Ereignisse bei Eingriffen im Bauch- und Beckenbereich wird unabhängig von der operativen Fachdisziplin als vergleichbar angesehen; daher gelten Empfehlungen zur Thromboseprophylaxe grundsätzlich für alle Eingriffe im Bauch- und Beckenbereich, also gleichermaßen für allgemein- und viszeralchirurgische, gynäkologische und urologische Eingriffe.

Grundsätzlich muss bei Eingriffen mit niedrigem Risiko für thrombotische Ereignisse keine medikamentöse Thromboseprophylaxe erfolgen, insofern keine zusätzlichen dispositionellen Risikofaktoren vorliegen. Hingegen wird bei Eingriffen mit mittlerem und hohem eingriffsbedingtem Thromboserisiko oder Vorliegen zusätzlicher dispositioneller Risikofaktoren eine medikamentöse Thromboseprophylaxe durchgeführt. Hierbei wird nicht unterschieden, ob es sich um „offene" oder um „minimalinvasive" (laparoskopische) Eingriffe handelt.

In der Regel erfolgt die medikamentöse Thromboseprophylaxe postoperativ über eine Woche, ist aber bei anhaltend erhöhtem Thromboserisiko, etwa bei persistierender Immobilität oder infektiösen Komplikationen, über diesen Zeitraum hinaus fortzusetzen. Bei onkologischen Patienten mit Eingriffen im Bauch- und Beckenbereich sollte aufgrund der besonderen Disposition von Tumorpatienten für thrombotische Ereignisse die medikamentöse Thromboseprophylaxe postoperativ über mindestens vier Wochen oder bei persistierend erhöhtem Thromboserisiko auch darüber hinaus fortgeführt werden.

8.3.6 Orthopädische Eingriffe

Die Festlegung der adäquaten Thromboseprophylaxe im Rahmen orthopädischer Eingriffe ist komplex; die verschiedenen orthopädischen Eingriffe gehen mit einer unterschiedlichen Thrombosegefährdung des Patienten einher, so dass sich verschiedene Empfehlungen für die jeweiligen Eingriffe ergeben. Nachfolgend wird das Vorgehen für einige Eingriffe dargestellt.

Orthopädische operative und arthroskopische Eingriffe der oberen Extremität (Schulter-, Arm- und Handbereich) erfordern in der Regel aufgrund des niedrigen perioperativen Thromboserisikos keine medikamentöse Thromboseprophylaxe, es werden also nur Basismaßnahmen zur Thromboseprophylaxe durchgeführt. Lediglich Patienten mit Tumorerkrankungen oder sonstiger schwerer Disposition für thrombotische Ereignisse erhalten eine medikamentöse Thromboseprophylaxe.

Im Gegensatz zu Eingriffen der oberen Extremitäten besteht bei großen orthopädischen Eingriffen der Hüfte und der unteren Extremitäten ein beträchtliches Thromboserisiko; bei manchen Eingriffen liegt das Thromboserisiko ohne adäquate Prophylaxe bei über 50 %.

Insbesondere ist bei der Implantation einer Hüft- (Hüft-TEP) oder Knie-Totalendoprothese (Knie-TEP) von einem sehr hohen perioperativen Thromboserisiko auszugehen; bei diesen Eingriffen ist neben Basismaßnahmen stets eine medikamentöse Thromboseprophylaxe erforderlich. Bei den genannten Eingriffen können neben parenteralen Antikoagulanzien, insbesondere niedermolekularen Heparinen (NMH), auch direkte orale Antikoagulanzien (DOAK) zur Thromboseprophylaxe eingesetzt werden.

Vor Implantation einer Hüft-TEP werden niedermolekulare Heparine (NMH) in der Regel erstmals am Vorabend vor dem Eingriff verabreicht; bei Einsatz von Fondaparinux erfolgt die erste Applikation sechs Stunden nach der Operation. Direkte orale Antikoagulanzien (DOAK) werden grundsätzlich erst postoperativ gegeben, der Abstand zwischen Eingriff und erstmaliger postoperativer Applikation ist unbedingt zu berücksichtigen (Dabigatran-Etexilat: eine bis vier Stunden nach dem Eingriff, halbe Tages-Prophylaxe-Dosis; Rivaroxaban: sechs bis zehn Stunden postoperativ; Apixaban zwölf bis 24 Stunden postoperativ). Die Antikoagulation wird nach Implantation einer Hüft-TEP in der Regel über 28–35 Tage postoperativ durchgeführt, bei persistierend erhöhtem Risiko für thrombotische Ereignisse muss ggf. die medikamentöse Prophylaxe verlängert werden.

Bei der Implantation einer Knie-TEP entsprechen die Abstände zwischen operativem Eingriff und Beginn der medikamentösen Behandlung den Empfehlungen bei der Implantation einer Hüft-TEP. Die übliche Dauer der medikamentösen Thromboseprophylaxe bei Implantation einer Knie-TEP beträgt 11–14 Tage, insofern keine weiteren Risikofaktoren vorliegen, die für eine längere Durchführung der Prophylaxe sprechen.

Auch bei sonstigen operativen Eingriffen am Kniegelenk besteht ein deutlich erhöhtes Thromboserisiko, so dass neben Basismaßnahmen stets auch eine medikamentöse Thromboseprophylaxe durchgeführt werden sollte. Hierbei treten die Thrombosen zumeist innerhalb der ersten zwei Wochen nach dem Eingriff am Kniegelenk auf, so dass die Dauer der Prophylaxe in der Regel kürzer gewählt werden kann als bei Eingriffen am Hüftgelenk.

8.3.7 Arthroskopien

Bei rein diagnostischen Arthroskopien ist eine medikamentöse Thromboseprophylaxe nicht zwingend erforderlich, hier ist insbesondere eine frühe Mobilisation des Patienten entscheidend für die Vorbeugung thrombotischer Ereignisse. Liegen zusätzliche dispositionelle Risikofaktoren vor oder besteht eine postoperative Immobilisation, kann eine passagere medikamentöse Thromboseprophylaxe, insbesondere mit niedermolekularen Heparinen (NMH), erforderlich werden.

Im Gegensatz zur diagnostischen Arthroskopie geht eine längerdauernde arthroskopisch-assistierte Gelenkchirurgie mit einem deutlich erhöhten Thromboserisiko einher, weshalb hier für mindestens sieben Tage eine medikamentöse Thromboseprophylaxe indiziert ist, die ggf. bis zum Erreichen einer normalen Beweglichkeit mit Teilbelastung von mindestens 20 kg und einer ausreichenden Beweglichkeit (ROM [„radius of motion"] > 20 Grad) fortgeführt werden sollte.

8.3.8 Immobilisation der unteren Extremitäten

Bei operativ versorgten Frakturen oder bei Immobilisation der unteren Extremitäten (Gipsverbände, Orthesen) sollte aufgrund des erheblichen Thromboserisikos neben Basismaßnahmen auch eine medikamentöse Thromboseprophylaxe, bevorzugt mit niedermolekularen Heparinen (NMH), durchgeführt werden. Die medikamentöse Thromboseprophylaxe ist dann bis zur Mobilisierung, Entfernung des immobilisierenden Verbandes, Teilbelastung von 20 kg sowie ausreichender Beweglichkeit im oberen Sprunggelenk (ROM > 20 Grad) durchzuführen.

8.3.9 Polytrauma und Verbrennungen

Ein Polytrauma geht aufgrund ausgeprägter Veränderungen der Blutgerinnung sowie Immobilisation mit einem hohen Thromboserisiko einher (Thromboseraten in Abhängigkeit vom Schweregrad bis zu über 50 %). Neben Basismaßnahmen ist daher in der Regel eine medikamentöse Thromboseprophylaxe gerechtfertigt, wobei zumeist niedermolekulare Heparine (NMH) eingesetzt werden. Alternativ kommt hier aufgrund der besseren Steuer- und Antagonisierbarkeit in der Akutphase eine passagere Gabe von unfraktioniertem Heparin (UFH) in Betracht. Eine Abwägung des thrombotischen Risikos gegen das Blutungsrisiko im Rahmen des Polytraumas und der Therapie, insbesondere auch bei Verletzungen des Zentralnervensystems (ZNS), ist unbedingt erforderlich. Die Dauer der antithrombotischen Medikation ist von dem individuellen Verlauf, dem Fortbestehen der Thrombosegefährdung und der Mobilität des Patienten abhängig zu machen.

Auch bei ausgeprägten Verbrennungen kommt es zu einer starken Erhöhung des Thromboserisikos, insbesondere bei Immobilität und zusätzlichen Risikofaktoren. Eine medikamentöse Thromboseprophylaxe ist daher in der Regel indiziert. Wie beim Polytrauma kann aufgrund der besseren Steuerbarkeit die Gabe von unfraktioniertem Heparin (UFH) anstelle von niedermolekularem Heparin (NMH) sinnvoll sein.

Zusammmengefasst

Die Prophylaxe thrombotischer Ereignisse trägt maßgeblich zur Reduktion der perioperativen Morbidität und Mortalität bei. Neben Basismaßnahmen, insbesondere der Frühmobilisation, wird bei Patienten mit mittlerem oder hohem perioperativen Thromboserisiko auch eine medikamentöse Thromboseprophylaxe durchgeführt. Die Indikationsstellung zur medikamentösen Thromboseprophylaxe erfolgt unter Berücksichtigung des Thromboserisikos des jeweiligen Patienten, wobei sich das Risiko aus dem Thromboserisiko im Rahmen des Ereignisses (expositionelles Risiko) und der individuellen Veranlagung (Disposition) ergibt. Zur medikamentösen Thromboseprophylaxe werden heute ganz überwiegend niedermolekulare Heparine eingesetzt. Der Stellenwert der direkten oralen Antikoagulanzien (DOAK) in der medikamentösen Thromboseprophylaxe bei operativen Eingriffen ist derzeit gering; diese stellen gemäß schmaler Zulassung derzeit lediglich bei der Hüft- und Knie-TEP-Implantation eine Alternative zur Thromboseprophylaxe mit niedermolekularen Heparinen (NMH) dar.

8.4 Perioperatives Management der antithrombotischen Medikation

8.4.1 Grundlagen

Patienten mit vorbestehender antithrombotischer Medikation, die sich einem operativen Eingriff unterziehen müssen, stellen eine besondere Herausforderung dar. Einerseits bedingt eine Fortführung der antithrombotischen Medikation eine Steigerung des perioperativen Blutungsrisikos, andererseits kann eine Unterbrechung der antithrombotischen Medikation für einen Eingriff das Ereignisrisiko für thrombotische und thromboembolische Ereignisse erhöhen. Somit ist die Beurteilung des Blutungsrisikos unter fortgeführter antithrombotischer Medikation und des thrombotischen bzw. thromboembolischen Ereignisrisikos bei perioperativem Pausieren der antithrombotischen Medikation entscheidend zur Festlegung des Vorgehens im Rahmen operativer Eingriffe. Nachfolgend wird das perioperative Vorgehen für Patienten, die Plättchenfunktionshemmer einnehmen, und für oral antikoagulierte Patienten (Einnahme von Vitamin K-Antagonisten (VKA) oder direkten oralen Antikoagulanzien (DOAK)) dargestellt.

8.4.2 Perioperatives Management von Plättchenfunktionshemmern

8.4.2.1 Grundlagen

Zahlreiche Patienten nehmen orale Plättchenfunktionshemmer zur Prävention arteriell-thrombotischer Ereignisse ein; verfügbar sind verschiedene Präparate, die entweder die Thromboxan-Synthese beeinträchtigen oder die ADP-induzierte Plättchenaktivierung blockieren (Tab. 8.3). Der antithrombotische und somit blutungsbegünstigende Effekt der Plättchenfunktionshemmer bildet sich nach Absetzen nicht

Tab. 8.3: Orale Plättchenfunktionshemmer.

Medikamentengruppe	Substanz	Wirkungsmechanismus
	Acetylsalicylsäure (ASS)	Hemmung der Cyclooxygenase (COX), dadurch Hemmung der Thromboxan-Synthese; Hemmung der Prostaglandin-synthese
Thienopyridine	Ticlopidin	Hemmung der ADP-induzierten Thrombo-zytenaktivierung
	Clopidogrel	
	Prasugrel	
Cyclopentyltriazolopyrimidine	Ticagrelor	

sofort zurück, bis zum vollständigen Abklingen des Effektes vergeht in der Regel ein Zeitraum von sieben bis zehn Tagen.

Die Gründe zur Einnahme oraler Plättchenfunktionshemmer sind zahlreich: Wichtigste Indikation ist die Prophylaxe von koronaren Ereignissen bei Patienten mit koronarer Herzkrankheit (KHK), wobei Patienten mit (kürzlich) durchgeführter koronarer Stentimplantation eine Gruppe mit besonders hohem Risiko darstellen. Andere mögliche Indikationen sind die Prophylaxe arterieller Verschlüsse bei Patienten mit sonstigen atherosklerotischen Veränderungen, etwa der abdominellen Gefäße oder der Hals- und Extremitätengefäße. In manchen Fällen wird durch die Patienten eine Primärprophylaxe bei erhöhtem vaskulärem Risiko durchgeführt, ohne dass bisher entsprechende Ereignisse aufgetreten sind. Manche Patienten nehmen Plättchenfunktionshemmer, insbesondere Acetylsalicylsäure (ASS), als „Lifestyle-Medikation" ein. Nicht gesichert und zugelassen ist der Einsatz von ASS zur Sekundärprophylaxe nach venösen thrombotischen Ereignissen, wenngleich in Studien nach spontanen Thrombosen hierfür ein positiver Effekt auf die Rezidivrate beschrieben wurde.

Grundlage für die Entscheidung zum perioperativen Management der Plättchenfunktionshemmer ist eine Abwägung des perioperativen Blutungsrisikos bei Fortführung der Medikation gegen das perioperative thrombotische Risiko bei Aussetzen der Medikation. Anders als bei den oralen Antikoagulanzien erfolgt nämlich beim Pausieren der Plättchenfunktionshemmer in der Regel keine alternative antithrombotische Medikation, so dass ein Pausieren der Plättchenfunktionshemmer mit einem Verlust des antithrombotischen Schutzes für den Patienten einhergeht. Heparine sind zum „Bridging" von Plättchenfunktionshemmern nicht geeignet, so dass bei Aussetzen der Plättchenfunktionshemmer per se keine Indikation für eine Heparinisierung besteht.

Bei der Frage des perioperativen Managements von Plättchenfunktionshemmern ist unbedingt zu berücksichtigen, aus welcher Indikation diese Medikation durchgeführt wird. Grundsätzlich können Plättchenfunktionshemmer, für deren Einnahme keine gesicherte bzw. keine „harte" Indikation besteht (insbesondere „Lifestyle-Medikation", Prophylaxe nach venösen thrombotischen Ereignissen, Primärprävention von thrombotischen Ereignissen), vor einem operativen Eingriff pausiert werden.

Besteht eine „harte" Indikation für die Einnahme von Plättchenfunktionshemmern, insbesondere bei Patienten mit koronarer Herzkrankheit (KHK), kürzlich abgelaufenen akuten Koronarsyndrom oder durchgeführter koronarer Stentimplantation, ist zunächst zu prüfen, ob der geplante Eingriff aktuell erforderlich ist oder ob ein elektiver Eingriff verschoben werden kann. Rationale hierfür ist, dass die Plättchenfunktionshemmung mit Abstand zum Indexereignis bzw. zu einer koronaren Stentimplantation häufig deeskaliert werden kann, was dann das perioperative Blutungsrisiko reduziert.

Besteht eine „harte" Indikation zur Einnahme von Plättchenfunktionshemmern und muss der Eingriff durchgeführt werden, so kann die medikamentöse Plättchenfunktionshemmung bei Eingriffen mit niedrigem Blutungsrisiko (siehe Tab. 8.4) in der Regel perioperativ fortgeführt werden.

Zusammmengefasst

Hinsichtlich des perioperativen Managements von Plättchenfunktionshemmern ist zunächst von Bedeutung, warum der Plättchenfunktionshemmer eingenommen wird. Bei nicht gesicherten Indikationen und Patienten mit geringem Risiko kann die Plättchenfunktionshemmung passager für den Eingriff pausiert werden. Bei hohem thrombotischem Risiko muss ggf. die Medikation mit Plättchenfunktionshemmern perioperativ weiter fortgeführt werden; dies ist insbesondere bei Eingriffen mit geringem Blutungsrisiko in der Regel unproblematisch.

8.4.2.2 Perioperatives Management bei Patienten mit koronarer Stentimplantation

Bei Patienten, bei denen eine koronare Stentimplantation erfolgt, besteht initial ein hohes Risiko für eine Stentthrombose. Initial wird daher nach der Implantation eines „Bare-Metal-Stents" [BMS] über mindestens sechs Wochen bzw. nach Implantation eines „Drug-Eluting-Stents" [DES] über mindestens ein Jahr eine duale Plättchenfunktionshemmung durchgeführt, wobei Acetylsalicylsäure (ASS) mit einem anderen Plättchenfunktionshemmer (je nach Indikation: Clopidogrel, Prasugrel oder Ticagrelor) kombiniert wird. Wird die duale Plättchenfunktionshemmung im „kritischen" Zeitraum ausgesetzt, steigt das Risiko für eine Stentthrombose ca. hundertfach an. Hierbei besteht ein hohes Risiko für einen letalen Myokardinfarkt. Dies unterstreicht die Notwendigkeit einer konsequenten dualen Plättchenfunktionshemmung im „kritischen Zeitraum" und macht deutlich, dass das Pausieren der Plättchenfunktionshemmung für Patienten mit Koronarstents ein beträchtliches Risiko darstellt.

Schätzungsweise bei 5 % der Patienten, bei denen eine Stentimplantation erfolgte, wird im ersten Jahr danach ein operativer Eingriff durchgeführt; dies betrifft etwa 15.000 Patienten in Deutschland jährlich. Diese Patienten sind durch den operativen Eingriff äußerst gefährdet.

Im Rahmen des Managements ist im kritischen Zeitraum nach Stentimplantation zunächst zu prüfen, ob der Eingriff auf einen späteren Zeitpunkt verschoben werden kann. Notfalleingriffe werden dann unter dualer Plättchenfunktionshemmung mit erhöhtem Blutungsrisiko durchgeführt, elektive Eingriffe werden nach Möglichkeit verschoben, bis keine duale Plättchenfunktionshemmung mehr erforderlich ist. Unter einer Nutzen-Risiko-Abwägung kann in manchen Fällen die Medikation mit dem ADP-Rezeptor-Antagonisten ausgesetzt werden, der Eingriff wird dann unter Medikation mit ASS durchgeführt.

Zusammmmengefasst

Patienten mit kürzlich durchgeführter koronarer Stentimplantation sowie Patienten nach akutem Koronarsyndrom (ACS) benötigen aufgrund des hohen Risikos für eine Stentthrombose eine passagere duale Plättchenfunktionshemmung, wobei Acetylsalicylsäure (ASS) mit einem weiteren Plättchenfunktionshemmer kombiniert wird. Hierbei geht insbesondere nach Stentimplantation das Pausieren der dualen Plättchenfunktionshemmung mit einem hohen Risiko für eine Stentthrombose mit potenziell tödlichem Myokardinfarkt einher.

Das Pausieren der dualen Plättchenfunktionshemmung ist daher nach Stentimplantation stets problematisch. Für Eingriffe mit geringem Blutungsrisiko wird die duale Plättchenfunktionshemmung daher in der Regel nicht unterbrochen. Elektive Eingriffe sind auf einen Zeitpunkt zu verschieben, zu dem keine duale Plättchenfunktionshemmung mehr erforderlich ist. Der Eingriff kann dann unter alleiniger Medikation mit ASS vorgenommen werden. Notfalloperationen werden unter Inkaufnahme des deutlich erhöhten Blutungsrisikos ggf. unter Beibehaltung der dualen Plättchenfunktionshemmung durchgeführt.

Da operative Eingriffe bei Patienten, die einer dualen Plättchenfunktionshemmung bedürfen, stets eine kritische Situation darstellen, sollte das Prozedere interdisziplinär (Konsultation von Chirurgen und Kardiologen) besprochen und festgelegt werden.

8.4.3 Perioperatives Management einer oralen Antikoagulation

Verhinderung systemischer Thromboembolien, insbesondere des embolischen Schlaganfalles, bei Vorhofflimmern, Therapie und Langzeitprophylaxe venöser thrombotischer und thromboembolischer Ereignisse sowie Prävention thrombotischer und thromboembolischer Ereignisse nach mechanischem Herzklappenersatz stellen die häufigsten Indikationen für eine orale Antikoagulation dar. Heute stehen zur oralen Antikoagulation die Vitamin K-Antagonisten, zumeist Kumarinderivate, sowie die direkten oralen Antikoagulanzien (DOAK) zur Verfügung. Nachfolgend wird auf das perioperative Management der Antikoagulation mit diesen Pharmaka eingegangen.

Bei jedem Patienten, bei dem eine Antikoagulation erfolgt, ist zunächst zu prüfen, ob der Eingriff akut erforderlich ist oder verschoben werden kann. Grundsätzlich sollten elektive Eingriffe bei antikoagulierten Patienten nicht zeitnah zu einem thrombotischen oder thromboembolischen Ereignis durchgeführt werden, da das Rezidivrisiko initial am höchsten ist und mit zunehmendem Abstand zum abgelaufenen Ereignis häufig abnimmt. Gegebenenfalls kann der Eingriff nach hinten verschoben werden, bis die Antikoagulation evtl. wieder beendet oder zumindest deeskaliert werden kann.

Ist ein Eingriff unumgänglich, ist zu entscheiden, ob der jeweilige Eingriff eine Unterbrechung der Antikoagulation erfordert oder unter Fortführung der Antikoagulation möglich ist. Hierzu ist eine Abwägung des perioperativen thrombotischen bzw. thromboembolischen Risikos des Patienten bei Aussetzen der Antikoagulation gegen das perioperative Blutungsrisiko bei Beibehalten der Antikoagulation erforderlich. Grundlage ist zunächst eine Einschätzung des perioperativen Blutungsrisikos, wobei insbesondere das Blutungsrisiko bei zahnärztlichen Eingriffen einschließlich einfacher Zahnextraktionen, kleiner dermatochirurgischer Eingriffe und Karaktoperationen als gering einzustufen ist (Tab. 8.4).

Tab. 8.4: Eingriffe und Interventionen mit niedrigem und hohem Blutungsrisiko.

Niedriges Blutungsrisiko	Hohes Blutungsrisiko
Zahnextraktionen	(große) Bauchchirurgie, Thoraxchirurgie
viele dermatologische Eingriffe	vaskuläre und kardiale Eingriffe
Kataraktoperationen	urologische Chirurgie (Blase, Prostata)
Schrittmacherimplantationen (umstritten)	Punktion nicht komprimierbarer Gefäße
Endoskopien (diagnostisch)	Endoskopien (therapeutisch)

Bei Endoskopien ist zu berücksichtigen, dass rein diagnostische Endoskopien zwar ein geringes Blutungsrisiko aufweisen, dass aber im Falle einer endoskopischen Intervention (z. B. Polypektomie, Bougierung, Stent-Implantation, ERCP mit Papillotomie) von einem relevanten Risiko für schwerwiegende Blutungen ausgegangen werden muss. Wird also eine blutungsträchtige Intervention im Rahmen der Endoskopie erwartet, sollte die Antikoagulation für den Eingriff unterbrochen werden. Handelt es sich hingegen um eine rein diagnostische Untersuchung ohne relevantes Blutungsrisiko, kann ggf. die Antikoagulation während der Intervention beibehalten werden.

Wird ein Eingriff unter Beibehaltung einer Antikoagulation durchgeführt, so sollte die Intensität der Antikoagulation zum Zeitpunkt des Eingriffes in einem Bereich liegen, der bei Gewährleistung eines adäquaten antithrombotischen Effektes mit dem geringstmöglichen perioperativen Blutungsrisiko einhergeht. Gegebenenfalls wird daher eine orale Antikoagulation mit einem mit einem Vitamin K-Antagonisten (VKA) für den Eingriff im unteren Zielbereich eingestellt (z. B. bei einem INR-Wert von 2,0 bei einem Zielbereich von 2–3) bzw. der Eingriff unter direkten oralen Antikoagulanzien (DOAK) nicht zum Zeitpunkt des stärksten antikoagulatorischen Effektes, sondern am „Talspiegel" durchgeführt (zeitnah zur nächsten geplanten Einnahme des direkten oralen Antikoagulans [DOAK]).

Zusammmengefasst
Soll bei antikoagulierten Patienten ein operativer Eingriff oder eine Intervention durchgeführt werden, ist grundsätzlich zu prüfen, ob der Eingriff oder die Intervention aktuell erforderlich sind oder zeitlich nach hinten verschoben werden können; insbesondere nach akuten thrombotischen oder thromboembolischen Ereignissen ist das Rezidivrisiko bei zeitnaher Durchführung eines Eingrifffes deutlich erhöht und häufig geringer, wenn der Eingriff zu einem späteren Zeitpunkt durchgeführt wird.

Ist ein Eingriff erforderlich, muss geprüft werden, ob dieser unter oraler Antikoagulation durchgeführt werden kann oder ob die orale Antikoagulation für den Eingriff pausiert werden muss. Kleine operative Eingriffe, insbesondere kleine dermatochirurgische Eingriffe, zahnärztliche Behandlungen einschließlich einfacher Zahnextraktionen sowie Kataraktoperationen bedürfen aufgrund des geringen perioperativen Blutungsrisikos in der Regel keiner Unterbrechung der Antikoagulation.

8.4.3.1 Vitamin K-Antagonisten (VKA)

Wenn trotz bestehender oraler Antikoagulation mit Vitamin K-Antagonisten (VKA) ein Eingriff nicht verschoben werden kann und der Eingriff nicht unter antithrombotischer Medikation möglich ist, ist zu entscheiden, ob die Medikation für die Durchführung des Eingriffes passager ohne Einsatz eines alternativen Antikoagulans pausiert werden kann oder ob bei eine passagere antithrombotische Medikation mit niedermolekularem Heparin („Bridging") erforderlich wird. Grundsätzlich ist bei Aussetzen der oralen Antikoagulation zu beachten, dass der Effekt der Vitamin K-Antagonisten (VKA) langsam abklingt, so dass bei Einnahme von Phenprocoumon ein Aussetzen in der Regel sieben Tage vor dem Eingriff erforderlich ist; in dieser Zeit fällt der INR-Wert auf ≤ 1,4 ab, was dann die Durchführung des Eingriffes ermöglicht.

Bei notfallmäßig erforderlichen Eingriffen kann der lange Zeitraum bis zum spontanen Abklingen des antithrombotischen Effektes der Vitamin K-Antagonisten (VKA) nicht abgewartet werden, so dass dann eine Applikation von Vitamin K und/oder Prothrombinkomplexpräparat (PPSB) erforderlich wird, um den antikoagulatorischen Effekt aufzuheben. Bei der Applikation von Vitamin K, auch bei intravenöser Applikation, vergehen in der Regel mehrere Stunden, bis der antithrombotische Effekt der Antikoagulation ausreichend abgenommen hat. Hingegen führt die Gabe von PPSB dosisabhängig unmittelbar zu einer Abschwächung oder Aufhebung des Effektes der Vitamin K-Antagonisten (VKA), so dass deren Einsatz bei rasch erforderlichen Eingriffen klar gegenüber der alleinigen Applikation von Vitamin K zu bevorzugen ist.

Bei Aussetzen der oralen Antikoagulation mit Vitamin K-Antagonisten (VKA) oder Antagonisierung des Effektes mit Vitamin K und/oder Prothrombinkomplexpräparaten (PPSB) stellt sich die Frage, ob ein „Bridging" (in der Regel) mit niedermolekularem Heparin durchgeführt werden muss. Rationale ist, dass der Patient bei Aussetzen der Antikoagulation seinen antithrombotischen Schutz verliert, wenn keine alternative Antikoagulation durchgeführt wird. Zu betonen ist, dass die Notwendigkeit eines „Bridgings", gerade bei Patienten mit niedrigem oder mittlerem thrombotischen oder thromboembolischen Risiko, derzeit kontrovers diskutiert wird, worauf später noch eingegangen wird.

Für die Einschätzung der Notwendigkeit eines „Bridgings" ist zunächst das thrombotische bzw. thromboembolische Risiko des Patienten abzuschätzen. Hierfür kann eine Einteilung des Patienten in eine Niedrigrisikogruppe (geschätztes thrombotisches/thromboembolisches Risiko pro Jahr ohne Antikoagulation < 5 %), intermediäre Risikogruppe (geschätztes thrombotisches/ thromboembolisches Risiko ohne Antikoagulation pro Jahr 5–10 %) oder Hochrisikogruppe (geschätztes thrombotisches/thromboembolisches Risiko pro Jahr > 10 %) vorgenommen werden (Tab. 8.5).

Tab. 8.5: Einteilung der Patienten nach thrombotischem/thromboembolischem Risiko.

	Niedrigrisiko	intermediäres Risiko	Hochrisiko
Vorhofflimmern	$CHADS_2$-Score 0–2 Punkte, kein Schlaganfall	$CHADS_2$-Score 3–4 Punkte	$CHADS_2$-Score 5–6 Punkte
Venöse Thrombo-embolie	Ereignis > 12 Monate zurückliegend, keine zusätzlichen Risikofaktoren	Ereignis 3–12 Monate zurückliegend, wiederholte Ereignisse oder aktive Tumorerkrankung	Ereignis 0–3 Monate zurückliegend oder Ereignis bei erblicher Thrombophilie
Mechanischer Herzklappenersatz	doppelflügelige Aortenklappenprothese, Implantation vor > 3 Monaten, keine sonstigen Risikofaktoren	doppelflügelige Aortenklappenprothese, zusätzliche Risikofaktoren (Vorhofflimmern, arterielle Hypertonie, Diabetes mellitus, Alter > 75 Jahre)	Mitralklappen- oder Doppelklappenersatz, „alte" mechanische Herzklappen

Um das perioperative Vorgehen hinsichtlich der Antikoagulation festzulegen, liefert die o. g. Einschätzung des thrombotischen bzw. thromboembolischen Risikos die entscheidende Grundlage. Es gilt stets, dass der Patient umso mehr von einem „Bridging" profitiert, je höher das perioperative thrombotische bzw. thromboembolische Risiko und je geringer das perioperative Blutungsrisiko ist. Hieraus lassen sich folgende Empfehlungen für Patienten mit normalem oder hohem Blutungsrisiko ableiten (Tab. 8.6).

Praktisch gesehen wird im Falle eines erforderlichen „Bridgings" die orale Antikoagulation mit dem Vitamin K-Antagonisten (VKA) etwa sieben bis zehn Tage vor dem Eingriff pausiert. Die Heparingabe im Rahmen des „Bridgings" wird dann eingeleitet, wenn der INR-Wert nach Pausieren der oralen Antikoagulation unter den Zielbereich (zumeist < 2,0) abgefallen ist. Wird das niedermolekulare Heparin (NMH) perioperativ in therapeutischer Dosierung verabreicht, ist ein Abstand von mindestens 24 Stun-

Tab. 8.6: Vorgehen hinsichtlich des „Bridgings" mit niedermolekularem Heparin (NMH) in Abhängigkeit von thrombotischem/thromboembolischem Risiko und Blutungsrisiko.

Thrombotisches/ thromboembolisches Risiko	Vorgehen beim „Bridging"
Niedrigrisikogruppe	Kein Durchführung eines „Bridging", ggf. medikamentöse Thromboseprophylaxe durchführen.
Mittlere Risikogruppe	„Bridging" mit (halb)therapeutischer Heparindosierung durchführen, bei hohem Blutungsrisiko ggf. nur prophylaktische Heparindosis verabreichen.
Hochrisikogruppe	„Bridging" mit einer therapeutischen Heparindosierung durchführen.

den zum operativen Eingriff erforderlich, bei prophylaktischer Dosierung ist hingegen ein Abstand von zwölf Stunden ausreichend. Postoperativ wird die Heparinisierung frühestens zwei Stunden nach dem Eingriff wieder begonnen, wobei sich dieser Zeitraum in Abhängigkeit vom klinischen Verlauf deutlich verlängern kann, insofern eine manifeste Blutung vorliegt oder ein erhöhtes Blutungsrisiko konstatiert wird. Wird die Heparinisierung postoperativ nicht zeitnah wieder begonnen, so ist stets das thrombotische bzw. thromboembolische Risiko des Patienten bei der Entscheidung zu berücksichtigen. Insofern keine Gründe dagegen sprechen, wird postoperativ überlappend mit der Heparinapplikation auch wieder die orale Antikoagulation mit einer Aufsättigungsdosis eingeleitet. Die Heparinisierung kann beendet werden, wenn der INR-Zielbereich (zumeist 2–3) wieder erreicht ist.

Wie bereits erwähnt, ist die Notwendigkeit zur Durchführung eines „Bridgings" bei Aussetzen der Antikoagulation mit einem Vitamin K-Antagonisten (VKA) umstritten und wird kontrovers diskutiert. Eine kürzlich veröffentlichte Studie (BRIDGE-Studie) zeigte, dass ein „Bridging" bei Patienten mit Niedrigrisiko-Vorhofflimmern im Vergleich zum Pausieren der Antikoagulation nicht mehr thromboembolische Ereignisse verhindert, aber mit einer höheren perioperativen Blutungsrate assoziiert ist. Anzumerken ist jedoch, dass die eingeschlossenen Patienten durchweg eine hohe Heparindosierung erhielten, was das Blutungsrisiko natürlich steigert. Üblicherweise wird jedoch, anders als in dieser Studie, in Deutschland eine risikoadaptierte Heparindosis verabreicht. Zudem wurden in die BRIDGE-Studie vorwiegend Patienten mit kleinen Eingriffen und Endoskopien eingeschlossen, während Hochrisikopatienten – etwa solche, die sich einer Tumoroperation unterzogen – nicht erfasst wurden. Schließlich beschränkt sich die BRIDGE-Studie auf Patienten mit Vorhofflimmern, während Patienten mit venösen thrombotischen Ereignissen sowie Patienten mit mechanischem Herzklappenersatz nicht eingeschlossen wurden.

Insgesamt lassen sich die Ergebnisse der BRIDGE-Studie somit nicht auf alle Patienten, die sich einer oralen Antikoagulation mit Vitamin K-Antagonisten (VKA) unterziehen, übertragen. Die Studie stellt nicht grundsätzlich die Sinnhaftigkeit des „Bridgings" in Frage. Während Patienten mit niedrigem Risiko für thrombotische oder thromboembolische Ereignisse kein „Bridging" benötigen, ist bei Hochrisikopatienten, insbesondere bei Patienten mit mechanischem Herzklappenersatz oder nach (kürzlicher) venöser Thrombose oder Lungenembolie, ein Aussetzen der Antikoagulation ohne Durchführung eines „Bridgings" weiterhin nicht empfehlenswert. Diese Patienten benötigen nach Aussetzen der oralen Antikoagulation mit einem Vitamin K-Antagonisten (VKA) weiterhin ein „Bridging" im Rahmen operativer Eingriffe.

Stets sollte also eine individuelle Risikostratifizierung vorgenommen werden, die dann die Grundlage zur Entscheidungsfindung darstellt.

Abzugrenzen vom Begriff des „Bridgings" ist das „Switching", unter dem die dauerhafte Umstellung einer oralen Dauerantikoagulation von einer auf eine andere Substanzgruppe verstanden wird. Typische Szenarien sind die Umstellung von einem Vitamin K-Antagonisten (VKA) auf ein direktes orales Antikoagulans (DOAK) oder von einem direkten oralen Antikoagulans (DOAK) auf einen Vitamin K-Antagonisten (VKA). Perioperativ wird erfahrungsgemäß gelegentlich die Antikoagulation von einem Vitamin K-Antagonisten (VKA) auf ein direktes orales Antikoagulans (DOAK) umgestellt, um sich ein „Bridging" mit niedermolekularem Heparin zu ersparen (s. Abschnitt 2.3.2). Allerdings besteht für dieses Vorgehen bisher keine ausreichende Evidenz, weshalb von einem perioperativen „Switching" einer oralen Antikoagulation abzuraten ist.

Zusammmengefasst

Wird bei Patienten unter Antikoagulation mit Vitamin K-Antagonisten (VKA) ein Eingriff erforderlich und kann dieser nicht unter Antikoagulation durchgeführt werden, so ist zu prüfen, ob für den Eingriff die Antikoagulation einfach pausiert wird oder ob unter Pausierung der oralen Antikoagulation ein „Bridging" erforderlich ist. Hierfür ist eine Nutzen-Risiko-Abwägung unter Berücksichtigung des thrombotischen bzw. thromboembolischen Risikos des Patienten und der Blutungsgefährdung im Rahmen des Eingriffes vorzunehmen. Somit ist das Management hinsichtlich des „Bridgings" nicht für alle Patienten gleich, sondern wird individuell festgelegt. Bei Patienten mit niedrigem thrombotischen oder thromboembolischen Risiko ist kein „Bridging" erforderlich; hier wird die Antikoagulation passager für den Eingriff ausgesetzt, ggf. sollte dann perioperativ eine übliche Thromboseprophylaxe erfolgen.

Für die perioperative Umstellung der oralen Antikoagulation auf ein anderes orales Antikoagulans („Switching"), insbesondere von einem Vitamin K-Antagonisten (VKA) auf ein direktes orales Antikoagulans (DOAK), besteht keine ausreichende Evidenz und keine Indikation.

8.4.3.2 Direkte orale Antikoagulanzien (DOAK)

Im Gegensatz zu den Vitamin K-Antagonisten, insbesondere dem langwirksamen Kumarinderivat Phenprocoumon, weisen direkte orale Antikoagulanzien (DOAK) eine deutlich kürzere Halbwertszeit auf. Da der Effekt nach Absetzen der direkten oralen Antikoagulanzien (DOAK) somit schnell abklingt, ist vor operativen Eingriffen im Gegensatz zu Vitamin K-Antagonisten in der Regel kein „Bridging" mit niedermolekularem Heparin (NMH) erforderlich. Das jeweilige direkte orale Antikoagulans (DOAK) wird also vor dem operativen Eingriff zeitnah abgesetzt und postoperativ bzw.

postinterventionell nach kurzzeitiger Pausierung, in der Regel über ca. sechs Stunden nach dem Eingriff, wieder begonnen. Verzögert sich die Wiedereinstellung auf das direkte orale Antikoagulans (DOAK) nach dem Eingriff, etwa aufgrund chirurgischer Probleme oder weiterhin als erhöht eingestuftem Blutungsrisiko, so ist bis zum Wiederbeginn der Medikation eine medikamentöse Thromboseprophylaxe, in der Regel mit niedermolekularem Heparin (NMH), durchzuführen. Entscheidend für das präoperative Intervall zwischen letzter Einnahme des direkten oralen Antikoagulans (DOAK) und dem Beginn des Eingriffes sind das perioperative Blutungsrisiko und die Nierenfunktion des Patienten, da es durch die relevante renale Elimination der direkten oralen Antikoagulanzien (DOAK) bei einer Niereninsuffizienz zu einer Kumulation mit Erhöhung des Blutungsrisikos kommen kann. Eine Empfehlung zum präoperativen Aussetzen und postoperativen Wiederbeginn der Antikoagulation mit direkten oralen Antikoagulanzien (DOAK) wird nachfolgend tabellarisch dargestellt (Tab. 8.7).

Tab. 8.7: Pausieren und Wiederaufnahme der Antikoagulation mit direkten oralen Antikoagulanzien bei operativen Eingriffen und Interventionen.

Direktes orales Antikoagulans (DOAK)	Pausieren vor Operation/Intervention	Beginn nach Operation/Intervention
orale Xa-Inhibitoren		
Rivaroxaban (15–20 mg/d)	24 Stunden (normales bis mittleres operationsbedingtes Blutungsrisiko)	abhängig vom Blutungsrisiko, in der Regel (4 bis) 6 Stunden nach dem Eingriff
Apixaban (2 × 2,5–5 mg/d)	48 Stunden (hohes operationsbedingtes Blutungsrisiko)	
Edoxaban (1 × 60 mg/d)	20–30 Stunden	abhängig vom Blutungsrisiko, in der Regel (4 bis) 6 Stunden nach dem Eingriff
orale Thrombin-Inhibitoren		
Dabigatran-Etexilat	*bei Kreatinin-Clearance > 50 ml/min:* 36 Stunden (normales bis mittleres operationsbedingtes Blutungsrisiko) 48–72 Stunden (hohes operationsbedingtes Blutungsrisiko) *bei Kreatinin-Clearance < 50 ml/min:* 48–72 Stunden (normales bis mittleres operationsbedingtes Blutungsrisiko) ≥ 96 Stunden (hohes operationsbedingtes Blutungsrisiko)	abhängig vom Blutungsrisiko, in der Regel (4 bis) 6 Stunden nach dem Eingriff

Im klinischen Alltag gestaltet sich das Prozedere häufig schwierig und wird durchaus sehr unterschiedlich gehandhabt. Häufig wird entgegen anderslautenden offiziellen Empfehlungen auch bei direkten oralen Antikoagulanzien (DOAK) präoperativ eine Umstellung auf ein niedermolekulares Heparin (NMH) durchgeführt, wobei ein „Bridging" für diese Substanzgruppe nicht vorgesehen ist. Auch postoperativ ergeben sich häufig Schwierigkeiten, die einer zeitnahen Wiederaufnahme der Antikoagulation mit dem direkten oralen Antikoagulans (DOAK) entgegenstehen, so dass dann häufig aufgrund eines als erhöht eingestuften Blutungsrisikos eine verlängerte postoperative Heparinisierung erfolgt, bis wieder eine Rückumstellung auf die orale Antikoagulation vorgenommen wird.

Zusammmengefasst
Perioperativ wird bei direkten oralen Antikoagulanzien (DOAK) in der Regel kein „Bridging" mit niedermolekularem Heparin durchgeführt. Die Medikation wird passager für den Eingriff pausiert, wobei Zeitpunkt und Dauer des Aussetzens insbesondere abhängig von der Einschätzung des perioperativen Blutungsrisikos und der Nierenfunktion des Patienten sind. Postoperativ kann jedoch eine passagere parenterale Antikoagulation erforderlich werden, wenn sich die Wiedereinstellung auf das DOAK verzögert.

Literatur zum Abschnitt „Perioperatives Management"

Ansell J, Hirsh J, Hylek E, Jacobson A, Crowther M, Palareti G. American College of Chest Physicians. Pharmacology and management of the vitamin K antagonists: American College of Chest Physicians Evidence-Based Clinical Practice Guidelines (8th Edition). Chest. 2008; 133: 160–198.

Arcelus JI, Villar JM, Muñoz N. Should we follow the 9th ACCP guidelines for VTE prevention in surgical patients? Thromb Res. 2012; 130: 4–6.

AWMF. S3-Leitlinie Prophylaxe der venösen Thromboembolie (VTE). Registernummer 003-001. Stand: 15.10.2015.

Bell B, Layland J, Poon K, Spaulding C, Walters D. Focused clinical review: periprocedural management of antiplatelet therapy in patients with coronary stents. Heart Lung Circ. 2011; 20: 438–445.

Borzotta AP, Keeling MM. Value of the preoperative history as an indicator of hemostatic disorders. Ann Surg. 1984; 200: 648–652.

Bounameaux H, Agnelli G. Symptoms and clinical relevance: a dilemma for clinical trials on prevention of venous thromboembolism. Thromb Haemost. 2013; 109: 585–588.

Bryll J, Płomiński J. Venous thromboembolism prophylaxis in arthroscopic surgery. Ortop Traumatol Rehabil. 2013; 15: 517–529.

Chee YL, Greaves M. Role of coagulation testing in predicting bleeding risk. Hematol J. 2003; 4: 373–378.

Colwell CW. The ACCP guidelines for thromboprophylaxis in total hip and knee arthroplasty. Orthopedics. 2009; 32: 67–73.

Darvish-Kazem S, Gandhi M, Marcucci M, Douketis JD. Perioperative management of antiplatelet therapy in patients with a coronary stent who need noncardiac surgery: a systematic review of clinical practice guidelines. Chest. 2013; 144: 1848–1856.

de Moerloose P. Laboratory evaluation of hemostasis before cardiac operations. Ann Thorac Surg. 1996; 62: 1921–1925.

Deitelzweig SB, McKean SC, Amin AN, Brotman DJ, Jaffer AK, Spyropoulos AC. Prevention of venous thromboembolism in the orthopedic surgery patient. Cleve Clin J Med. 2008; 75: 27–36.

Dincq AS, Lessire S, Douxfils J, Dogné JM, Gourdin M, Mullier F. Management of non-vitamin K antagonist oral anticoagulants in the perioperative setting. Biomed Res Int. 2014; 2014: 385014. doi: 10.1155/2014/385014. Epub 2014.

Douketis JD, Berger PB, Dunn AS, Jaffer AK, Spyropoulos AC, Becker RC, et al. American College of Chest Physicians. The perioperative management of antithrombotic therapy: American College of Chest Physicians Evidence-Based Clinical Practice Guidelines (8th Edition). Chest. 2008; 133: 299–339.

Douketis JD, Spyropoulos AC, Spencer FA, Mayr M, Jaffer AK, Eckman MH, et al. American College of Chest Physicians. Perioperative management of antithrombotic therapy: Antithrombotic Therapy and Prevention of Thrombosis, 9th ed: American College of Chest Physicians Evidence-Based Clinical Practice Guidelines. Chest. 2012; 141: e326S-50S.

Douketis JD, Spyropoulos AC, Kaatz S, Becker RC, Caprini JA, Dunn AS, et al. BRIDGE Investigators. Perioperative Bridging Anticoagulation in Patients with Atrial Fibrillation. N Engl J Med. 2015; 373: 823–833.

Eijgenraam P, ten Cate H, Ten Cate-Hoek A. Safety and efficacy of bridging with low molecular weight heparins: a systematic review and partial meta-analysis. Curr Pharm Des. 2013; 19: 4014–4023.

Ferrandis R, Castillo J, de Andrés J, Gomar C, Gómez-Luque A, Hidalgo F, et al. The perioperative management of new direct oral anticoagulants: a question without answers. Thromb Haemost 2013; 110: 515–522.

Finkel JB, Marhefka GD, Weitz HH. Dual antiplatelet therapy with aspirin and clopidogrel: what is the risk in noncardiac surgery? A narrative review. Hosp Pract. 2013; 41: 79–88.

Hall R, Mazer CD. Antiplatelet drugs: a review of their pharmacology and management in the perioperative period. Anesth Analg. 2011; 112: 292–318.

Harrison P, Robinson MS, Mackie IJ, Joseph J, McDonald SJ, Liesner R, et al. Performance of the platelet function analyser PFA-100 in testing abnormalities of primary haemostasis. Blood Coagul Fibrinolysis. 1999; 10: 25–31.

Hoffmeister HM, Bode C, Darius H, Huber K, Rybak K, Silber S. Unterbrechung antithrombotischer Behandlung (Bridging) bei kardialen Erkrankungen. Kardiologe. 2010; 4: 365–374.

Huang PH, Croce KJ, Bhatt DL, Resnic FS. Recommendations for management of antiplatelet therapy in patients undergoing elective noncardiac surgery after coronary stent implantation. Crit Pathw Cardiol. 2012; 11: 177–185.

Huo MH, Spyropoulos AC. The eighth American college of chest physicians guidelines on venous thromboembolism prevention: implications for hospital prophylaxis strategies. J Thromb Thrombolysis. 2011; 31: 196–208.

Iakovou I, Schmidt T, Bonizzoni E, et al. Incidence, predictors, and outcome of thrombosis after successful implantation of drug-eluting stents. JAMA. 2005; 293: 2126–2130.

Kaplan EB, Sheiner LB, Boeckmann AJ, Roizen MF, Beal SL, Cohen SN, et al. The usefulness of preoperative laboratory screening. JAMA. 1985; 253: 3576–3581.

Korte W, Cattaneo M, Chassot PG, et al. Perioperative management of antiplatelet therapy in patients with coronary artery disease: joint position paper by members of the working group on Perioperative Haemostasis of the Society on Thrombosis and Haemostasis Research (GTH), the working group on Perioperative Coagulation of the Austrian Society for Anesthesiology, Resuscitation and Intensive Care (OGARI) and the Working Group Thrombosis of the European Society for Cardiology (ESC). Thromb Haemost. 2011; 105: 743–749.

Koscienly J, Ziemer S, Radtke H, Schmutzler M, Kiesewetter H, Samala A, et al. Präoperative Identifikation von Patienten mit (primären) Hämostasestörungen. Hämostaseologie. 2007; 27: 177–184.

Koscielny J, Rutkauskaite E. Präinterventionelle Änderung der Gerinnungsmedikation. Viszeralmedizin. 2013; 29.

Kozek-Langenecker SA. Perioperative management issues of direct oral anticoagulants. Semin Hematol. 2014; 51: 112–120.

Kußmann J, Koller M, Heinke T, Rothmund M. Die Bedeutung der präoperativen Gerinnungsanalytik für die Einschätzung des Blutungsrisikos in der Allgemeinchirurgie. Chirurg. 1997; 68: 684–688.

Levy JH, Key NS, Azran MS. Novel oral anticoagulants: implications in the perioperative setting. Anesthesiology. 2010; 113: 726–745.

Levy JH, Szlam F, Wolberg AS, Winkler A. Clinical use of the activated partial thromboplastin time and prothrombin time for screening: a review of the literature and current guidelines for testing. Clin Lab Med. 2014; 34: 453–477.

Lieberman JR, Pensak MJ. Prevention of venous thromboembolic disease after total hip and knee arthroplasty. J Bone Joint Surg Am. 2013; 95: 1801–1811.

Liew A, Douketis J. Perioperative management of patients who are receiving a novel oral anticoagulant. Intern Emerg Med. 2013; 8: 477–484.

Mannucci C, Douketis JD. The management of patients who require temporary reversal of vitamin K antagonists for surgery: a practical guide for clinicians. Intern Emerg Med. 2006; 1: 96–104.

Michota FA. Prevention of venous thromboembolism after surgery. Cleve Clin J Med. 2009; 76: 45–52.

Nazha B, Spyropoulos AC. The BRIDGE trial: What the hospitalist should know. J Hosp Med. 2016 (EPUB ahead of print).

Oprea AD, Popescu WM. Perioperative management of antiplatelet therapy. Br J Anaesth. 2013; 111: 3–17.

Patel JP, Arya R. The current status of bridging anticoagulation. Br J Haematol. 2014; 164: 619–629.

Patel PA, Fleisher LA. Aspirin, clopidogrel, and the surgeon. Adv Surg. 2014; 48: 211–222.

Pfanner G, Koscielny J, Pernerstorfer T, Gütl M, Perger P, Fries D, et al. Austrian Society for Anaesthesia, Resuscitation and Intensive Care. [Preoperative evaluation of the bleeding history. Recommendations of the working group on perioperative coagulation of the Austrian Society for Anaesthesia, Resuscitation and Intensive Care]. Anaesthesist. 2007; 56: 604–611.

Pfanner G. Direkte orale Antikoagulanzien (DOAK) in internistischer Dauertherapie. Apixaban (Eliquis®), Dabigatran (Pradaxa®), Rivaroxaban (Xarelto®). Management im klinischen Alltag. Empfehlungen der Arbeitsgruppe perioperative Gerinnung der ÖGARI. Version März 2015.

Rahman A, Latona J. New oral anticoagulants and perioperative management of anticoagulant/antiplatelet agents. Aust Fam Physician. 2014; 43: 861–866.

Rhee SJ, Yun KH, Lee SR, Chae JK, Nam CW, Jun DH, et al. Drug-eluting stent thrombosis during perioperative period. Int Heart J. 2008; 49: 135–142.

Schellong SM, Haas S. Neue orale Antikoagulanzien und ihre Anwendung im perioperativen Umfeld. Anasthesiol Intensivmed Notfallmed Schmerzther. 2012; 47: 266–672.

Schinzel H, Johanning K, Koscielny J, Sassenscheidt J, Zöllner C. Interdisziplinäres Gespräch. Periinterventionelles Gerinnungsmanagement. Viszeralmedizin. 2013; 29: 321–328.

Schlitt A, Jambor C, Spannagl M, Gogarten W, Schilling T, Zwißler B. Perioperativer Umgang mit Antikoagulanzien und Thrombozytenaggregationshemmern. Deutsches Ärzteblatt. 2013; 110: 525–532.

192 Perioperatives Thromboserisiko

Schouten O, van Domburg RT, Bax JJ, et al. Noncardiac surgery af-ter coronary stenting: early surgery and interruption of antiplatelet therapy are associated with an increase in major adverse cardiac events. J Am Coll Cardiol. 2007; 49: 122–124.

Siegal D, Yudin J, Kaatz S, Douketis JD, Lim W, Spyropoulos AC. Periprocedural heparin bridging in patients receiving vitamin K anta-gonists: systematic review and meta-analysis of bleeding and thromboembolic rates. Circulation. 2012; 126: 1630–1639.

Spyropoulos AC. Bridging therapy and oral anticoagulation: current and future prospects. Curr Opin Hematol. 2010; 17: 444–449.

Spyropoulos AC, Al-Badri A, Sherwood MW, Douketis JD. Periprocedural management of patients receiving a vitamin K antagonist or a direct oral anticoagulant requiring an elective procedure or surgery. J Thromb Haemost. 2016; 14: 875–885.

Srámek A, Eikenboom JC, Briët E, Vandenbroucke JP, Rosendaal FR. Usefulness of patient interview in bleeding disorders. Arch Intern Med. 1995; 155: 1409–1415.

Stashenko G, Lopes RD, Garcia D, Alexander JH, Tapson VF. Prophylaxis for venous thromboembo-lism: guidelines translated for the clinician. J Thromb Thrombolysis. 2011; 31: 122–132.

Untereiner O, Seince PF, Chterev V, Leblanc I, Berroëta C, Bourel P, et al. Management of direct oral anticoagulants in the perioperative setting. J Cardiothorac Vasc Anesth. 2015; 29: 741–748.

van Veen JJ, Makris M. Management of peri-operative anti-thrombotic therapy. Anaesthesia. 2015; 70: 58–67.

Velanovich V. The value of routine preoperative laboratory testing in predicting postoperative com-plications: a multivariate analysis. Surgery. 1991; 109: 236–243.

Vicenzi MN, Meislitzer T, Heitzinger B, Halaj M, Fleisher LA, Metzler H: Coronary artery stenting and non-cardiac surgery-a prospective outcome study. Br J Anaesth. 2006; 96: 686–693.

Wilson SH, Fasseas P, Orford JL, Lennon RJ, Horlocker T, Charnoff NE, et al. Clinical outcome of pati-ents undergoing non-cardiac surgery in the two months following coronary stenting. J Am Coll Cardiol. 2003; 42: 234–240.

Teil V: **Kommentierte Kasuistiken**

9 Kasuistiken

Kasuistik 1

Bei einem 62-jährigen Patienten erfolgte bei Prostatakarzinom eine radikale Prostatektomie. Postoperativ kam es zu ausgeprägten diffusen Nachblutungen im Operationsgebiet, eine chirurgische Blutungsquelle wurde nicht nachgewiesen. Aufgrund einer schweren Blutungsanämie mit Abfall des Hämoglobinwertes auf 6 g/dl war der Patient transfusionspflichtig. Anamnestisch bestanden keine vermehrte Blutungsneigung, keine relevanten Vor- und Begleiterkrankungen.

Bei einer Laboruntersuchung zeigte sich bei normalem Quickwert eine leichte Verlängerung der aktivierten partiellen Thromboplastinzeit (aPTT) auf 44 Sekunden (Norm bis 36 Sekunden). In der weiteren Abklärung ließ sich als Korrelat der aPTT-Verlängerung eine verminderte Faktor IX-Aktivität von 11 % (Norm 65–150 %) erkennen. Somit ergab sich der Verdacht auf eine Hämophilie B, die im Verlauf bestätigt werden konnte. Bei zukünftigen Eingriffen wurde entsprechend eine Substitution mit Faktor IX-Konzentrat durchgeführt, hierunter traten keine Blutungskomplikationen mehr auf. Aufgrund der fehlenden spontanen Blutungsneigung ist im vorliegenden Fall bei milder Hämophilie B keine Dauerbehandlung erforderlich.

Kommentar

Der Kasus macht deutlich, dass selbst bei nur geringen Abweichungen in der präoperativen Routinegerinnungsdiagnostik klinisch relevante Gerinnungsdefekte vorliegen können. In Abhängigkeit von der Empfindlichkeit der verwendeten Reagenzien für verschiedene Gerinnungsdefekte können nicht nur milde, sondern teilweise auch schwere Gerinnungsdefekte der präoperativen Routinediagnostik entgehen. Im dargestellten Fall wäre der Patient auch nicht über die Blutungsanamnese als Risikopatient zu identifizieren gewesen, da trotz des Alters von 62 Jahren bisher keine Blutungsmanifestationen aufgetreten waren.

Somit sollte bei elektiven Eingriffen bei auffälligen Befunden der präoperativen Diagnostik unbedingt eine weitere Abklärung durchgeführt werden. Der geschilderte Fall zeigt ferner eindrücklich, dass auch genetisch bedingte relevante Gerinnungsdefekte in höherem Alter nachgewiesen werden können, wenngleich der betroffene Patient zuvor hinsichtlich einer Blutungsneigung nie auffällig gewesen ist. Ferner wird illustriert, dass die Anamnese trotz ihres hohen Stellenwertes nicht in jedem Fall die Identifikation von blutungsgefährdeten Patienten ermöglicht.

Kasuistik 2

Bei einer 55-jährigen Patientin wurde bei Mammakarzinom eine elektive Mammaablation durchgeführt. Die zuvor erfolgte Routinelabordiagnostik ergab keinen Anhalt auf einen Gerinnungsdefekt (normaler Quickwert, normale aPTT, normale Thrombozytenzahlen). Nach primär unauffälligem Verlauf kam es in der Nacht nach dem Eingriff zu einer massiven lokalen Nachblutung, die operativ revidiert wurde; hierbei wurde

DOI 10.1515/9783110418446-012

jedoch keine Blutungsquelle nachgewiesen. Am Folgetag klagte die Patientin über starke Atemnot, so dass die Patientin auf die Intensivstation verlegt werden musste. In der Röntgenuntersuchung des Thorax zeigte sich eine subtotale Verschattung der Lunge auf der operierten Seite, nach Einlage einer Thoraxdrainage entleerte sich ein massiver hämorrhagischer Erguss.

Auf Befragen gab die Patientin an, stets eine vermehrte Blutungsneigung gehabt zu haben. Mehrfach waren stationäre Aufenthalte wegen therapiefraktären Nasenblutens erfolgt, ohne dass eine Blutungsquelle nachgewiesen werden konnte. Zudem war bei der Patientin aufgrund einer unstillbaren Hypermenorrhoe eine Hysterektomie erfolgt, bei der es ebenfalls zu Blutungskomplikationen kam. Schließlich gingen alle zahnärztlichen Eingriffe bei der Patientin mit einer vermehrten Blutungsneigung einher. Die Patientin gab auch an, dass ihre Mutter sicherlich eine Blutgerinnungsstörung gehabt habe, da sie ähnliche Blutungssymptome aufgewiesen habe. Bei der weiterführenden Diagnostik wurde ein schweres von-Willebrand-Syndrom Typ 2A nachgewiesen; auch bei dieser Untersuchung waren Quickwert und aPTT normwertig.

Nach der Diagnosestellung wurde umgehend eine Substitution mit von-Willebrand-Faktor-haltigen Faktorenkonzentraten eingeleitet, die über insgesamt sieben Tage erfolgte. Unter der Substitution trat keine relevante Blutung mehr auf, die Drainage konnte im Verlauf komplikationslos entfernt werden.

Kommentar

Der Kasus macht die Schwächen der präoperativen Routinelabordiagnostik hinsichtlich des Nachweises einer Gerinnungsstörung deutlich und zeigt, dass die Anamnese ganz entscheidend ist, um Hinweise auf das Vorliegen einer möglichen Gerinnungsstörung zu erhalten. Im vorliegenden Fall ergeben sich aufgrund der Anamnese so klare Hinweise auf einen Gerinnungsdefekt, dass davon ausgegangen werden muss, dass die Blutungsanamnese hier nicht erhoben und sich auf die Labordiagnostik verlassen wurde. Bei korrekt durchgeführter Anamnese wäre man zu dem Schluss gekommen, dass eine Gerinnungsstörung vorliegen kann, und hätte daher den elektiven Eingriff zurückgestellt und zunächst eine Abklärung durchgeführt.

Kasuistik 3

Bei einem 20-jährigen Patienten sollte eine elektive Hernienoperation durchgeführt werden. Die Blutungsanamnese war hinsichtlich spontaner Blutungen völlig unauffällig, Eingriffe waren bislang nicht durchgeführt worden. Es waren keine Familienmitglieder mit einer vermehrten Blutungsneigung bekannt. In der präoperativen Routinediagnostik zeigte sich eine starke Verlängerung der aktivierten partiellen Thromboplastinzeit (aPTT) auf 90 Sekunden (Norm bis 36 Sekunden), Quickwert und Thrombozytenzahlen waren hingegen unauffällig. Der Eingriff wurde daraufhin zurückgestellt, es erfolgte eine weiterführende Abklärung in einem Gerinnungszentrum.

Bei der Kontrolluntersuchung bestätigte sich die ausgeprägte Verlängerung der aPTT. Als Korrelat war eine Verminderung der Faktor XII-Aktivität auf 1 % (Norm 50–

150 %) nachweisbar. Die sonstigen durch die aPTT erfassten Gerinnungsfaktoren (XI, IX und VIII) waren unauffällig, ein von-Willebrand-Syndrom wurde ebenfalls ausgeschlossen. Da es bei einem Faktor XII-Mangel nicht zu einer vermehrten Blutungsneigung kommt, wurde folglich empfohlen, den Eingriff trotz aPTT-Verlängerung ohne Blutungsprophylaxe durchzuführen. Der perioperative Verlauf gestaltete sich komplikationslos, insbesondere wurden weder eine vermehrte perioperative Blutungsneigung noch Wundheilungsstörungen beobachtet.

Kommentar

Der Kasus zeigt, dass eine auffällige präoperative Gerinnungsdiagnostik nicht immer durch Gerinnungsdefekte bedingt ist, die auch eine vermehrte Blutungsneigung hervorrufen. So können beispielsweise Faktor XII-Mangel, (Prä)kallikreinmangel und Lupusantikoagulanzien zu einer Verlängerung der aPTT führen, ohne dass ein erhöhtes Blutungsrisiko besteht. Eine weiterführende Abklärung der aPTT-Verlängerung ist vor Eingriffen unerlässlich, um relevante Defekte (insbesondere Faktor XI-Mangel, Hämophilie A und B) auszuschließen, die dann eine medikamentöse perioperative Blutungsprophylaxe erfordern können.

Kasuistik 4

Bei einem 55-jährigen Patienten war zwei Jahre vor der aktuellen Vorstellung bei einer Hernienoperation eine verminderte Thrombozytenzahl von 137.000/μl aufgefallen (Normbereich 136.000–380.000/μl). Diese Operation und frühere Eingriffe waren ohne Blutungskomplikationen verlaufen. Eine weitere Abklärung der Thrombozytopenie erfolgte damals nicht. Aktuell sollte bei erheblichen Schmerzen die Implantation einer Hüft-Endoprothese vorgenommen werden; es zeigte sich allerdings präoperativ eine erhebliche Thrombozytopenie von 26.000/μl, so dass der elektive Eingriff zurückgestellt wurde.

Die weitere Abklärung in einem Gerinnungszentrum führte zur Diagnose einer Immunthrombozytopenie (ITP). In Vorbereitung auf den Eingriff wurden dem Patienten an zwei aufeinanderfolgenden Tagen Immunglobuline (IVIG) in einer Dosierung von 1 g je Kilogramm Körpergewicht langsam intravenös verabreicht. Auf eine zusätzliche Gabe von Kortikosteroiden wurde auf Wunsch der Orthopäden verzichtet, da hierunter mit einem erhöhten Infektionsrisiko im Rahmen der Implantation der Endoprothese gerechnet werden musste. Unter der Gabe von IVIG kam es zu einem adäquaten Anstieg der Thrombozytenzahlen auf über 200.000/μl am 3. Tag (Abb. 9.1). Der Eingriff konnte problemlos durchgeführt werden, ohne dass Blutungskomplikationen auftraten. Einen Monat darauf stellte sich der Patient erneut vor; die Thrombozytenzahlen lagen nun spontan bei 94.000/μl und stiegen im Verlauf weiter an. Für einen erneuten Eingriff zwei Monate später war bei präoperativen Thrombozytenwerten von über 100.000/μl keine erneute Gabe von IVIG erforderlich. Der Eingriff verlief komplikationslos, eine vermehrte Blutungsneigung wurde perioperativ nicht beobachtet.

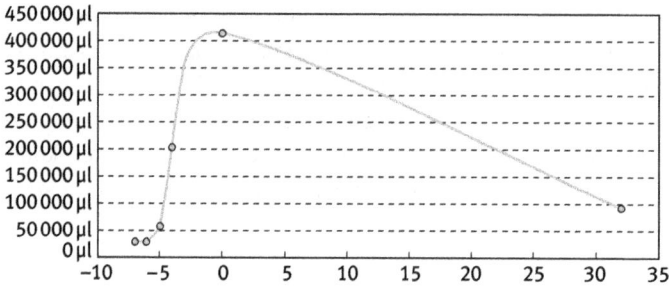

Abb. 9.1: Thrombozytenzahlen des Patienten im Verlauf (Tag 0: erster operativer Eingriff).

Kommentar

Der Fall illustriert das perioperative Vorgehen im Rahmen einer Immunthrombozytopenie (ITP). Zunächst wurde korrekterweise der elektive Eingriff zurückgestellt, um die Genese der Thrombozytopenie weiter abzuklären. Die Diagnose der ITP hatte hier weitreichende Konsequenzen für das perioperative Management, da die Standardbehandlung der Thrombozytopenie gerade bei Patienten mit ITP und sonstigen Thrombozytopenien mit gesteigertem Umsatz häufig wenig effektiv ist. Durch die Gabe von intravenösen Immunglobulinen (IVIG) über zwei aufeinanderfolgende Tage wurde ein guter Anstieg der Thrombozytenzahlen erzielt, so dass der Eingriff ohne Blutungskomplikationen durchgeführt werden konnte. Auf die Gabe von Steroiden war hier aufgrund des seitens des Operateurs als hoch eingeschätzten Infektionsrisikos bewusst verzichtet worden. Bei einem weiteren Eingriff Monate später war die ITP in Remission, so dass im Gegensatz zum ersten Eingriff keine Gabe von IVIG erforderlich wurde.

Grundsätzlich zeigt der Eingriff, dass bei einer unklaren Gerinnungssituation elektive Eingriffe zurückgestellt werden sollten, um eine exakte Diagnose zu stellen und die optimale Strategie zur perioperativen Prophylaxe und Therapie von Blutungen festzulegen. Da unter Umständen, wie im vorliegenden Fall, eine Vorbehandlung Tage vor dem Eingriff erforderlich wird, muss hinsichtlich des Zeitpunktes der Operation eine optimale interdisziplinäre Abstimmung zwischen Operateur und Gerinnungszentrum erfolgen. Auch zeigt der Kasus auf, dass Gerinnungsdefekte inkonstant sein können, so dass bei Patienten mit identischen Defekten bei Eingriffen zu unterschiedlichen Zeitpunkten unterschiedliche Strategien zur Prophylaxe und Therapie von Blutungen zum Einsatz kommen können. Im vorliegenden Fall lag im Rahmen der ersten Operation eine schwere Thrombozytopenie vor, die Maßnahmen zur Minimierung des perioperativen Blutungsrisikos erforderte, während im Rahmen des zweiten Eingriffes aufgrund einer Remission der ITP kein erhöhtes Blutungsrisiko vorlag und somit kein Bedarf für eine medikamentöse Blutungsprophylaxe bestand.

Kasuistik 5

Bei einem 63-jährigen Patienten erfolgte aufgrund eines mechanischen Aortenklappenersatzes eine langfristige orale Antikoagulation mit Vitamin K-Antagonist (Phenprocoumon) mit einer Ziel-INR von 2–3. Der Patient entwickelte über mehrere Tage progrediente Oberbauchschmerzen und Fieber, so dass schließlich eine stationäre Aufnahme unter dem klinischen Bild eines akuten Abdomens erfolgte. Es ergab sich die Diagnose einer perforierten Appendicitis mit begleitender ausgeprägter Peritonitis, so dass die Indikation zu einer notfallmäßigen Laparotomie gestellt wurde. In der akut durchgeführten präoperativen Diagnostik lag der INR-Wert unter der oralen Antikoagulation bei 5,6 und somit weit außerhalb des therapeutischen Bereiches. Bei einem Körpergewicht von 100 kg wurden 4.000 Einheiten eines Prothrombinkomplexes (PPSB) präoperativ appliziert. Der INR-Wert viel hierunter rasch auf 1,4 ab, so dass der Eingriff durchgeführt werden konnte. Bei unkompliziertem postoperativem Verlauf war eine erneute Gabe von PPSB nicht erforderlich. Der Patient wurde postoperativ zunächst mit niedermolekularem Heparin in halbtherapeutischer und dann therapeutischer Dosierung antikoaguliert, bevor eine erneute Einstellung auf die orale Antikoagulation mit Phenprocoumon erfolgte.

Kommentar
Der Fall illustriert das perioperative Vorgehen bei einem Notfalleingriff bei einem Patienten unter oraler Antikoagulation mit einem Vitamin K-Antagonisten. Hier führt die Applikation eines Prothrombinkomplexpräparates (PPSB) zu einer raschen Reversibilität bzw. zu einem Abfall des INR-Wertes, so dass ein Eingriff ggf. zeitnah durchgeführt werden kann. Aufgrund des recht kurzen Effektes von PPSB auf die Hämostase muss ggf. eine wiederholte PPSB-Applikation erfolgen und zudem ggf. auch Vitamin K appliziert werden, um eine längerdauernde Wirkung auf den INR-Wert zu erzielen. Im vorliegenden Fall konnte aufgrund des klinischen Verlaufes und der INR-Werte im weiteren Verlauf auf eine erneute Gabe von PPSB oder eine Vitamin K-Gabe verzichtet und der Patient rasch wieder auf den Vitamin K-Antagonisten eingestellt werden.

Kasuistik 6

Bei einem bislang gesunden Patienten kam es über mehrere Tage zu einer spontan aufgetretenen und rasch progredienten Hämatomneigung mit ausgeprägten Hämatomen am Körperstamm und den Extremitäten; zudem entwickelte der Patient ohne fassbares Trauma starke Schmerzen im Bereich der linken unteren Extremität und eine Schwellung im Bereich des linken Oberschenkels. Der Patient wurde stationär eingewiesen, wobei die weiterführende Diagnostik eine ausgeprägte Einblutung im Bereich der Oberschenkelmuskulatur zeigte. Aufgrund der starken Schmerzsymptomatik wurde die Indikation für eine operative Entlastung des Hämatoms gestellt. Allerdings zeigte sich in der präoperativ durchgeführten Gerinnungsdiagnostik eine ausgeprägte Verlängerung der aktivierten partiellen Thromboplastinzeit (aPTT), so dass der Verdacht auf einen Gerinnungsdefekt geäußert wurde. Der Eingriff wurde daher abgesagt und der Patient in ein Klinikum der Maximalversorgung verlegt.

Die dort veranlasste weiterführende Gerinnungsdiagnostik bestätigte das Vorliegen einer stark verlängerten aPTT, als Korrelat war eine Verminderung der Faktor VIII-Aktivität auf < 1 % nachweisbar. Im Plasmatauschversuch waren Antikörper (Inhibitoren) gegen Faktor VIII nachweisbar, so dass die Diagnose einer erworbenen Hemmkörperhämophilie gestellt wurde. Es erfolgte eine intensive Blutstillungstherapie mit zunächst dreistündlicher Applikation von rekombinantem aktiviertem Faktor VII (rFVIIa), worunter keine neuen Blutungsmanifestationen auftraten und sich die Hämatome sowie die Muskeleinblutungen zurückbildeten. Die Applikationen von rFVIIa konnten nach einer Woche reduziert und im Verlauf beendet werden. Parallel wurde eine Eliminationstherapie zur Beseitigung bzw. Reduktion des Inhibitors mit Kortikosteroiden und Cyclophosphamid eingeleitet, worunter der Inhibitor abfiel und schließlich nicht mehr nachweisbar war. Die immunsuppressive Therapie konnte reduziert und im Verlauf abgesetzt werden. Blutungszeichen traten im Verlauf nicht mehr auf. Drei Jahre nach dem Ereignis befindet sich die Hemmkörperhämophilie weiter in Remission; ein Inhibitor ist nicht mehr nachweisbar, die Faktor VIII-Aktivität ist normwertig.

Kommentar

Die präsentierte Kasuistik verdeutlicht, dass schwere erworbene Gerinnungsdefekte eine ausgeprägte Blutungsneigung bedingen können. Gerade bei der erworbenen Hemmkörperhämophilie besteht bei Blutungen eine beträchtliche Letalität. Ein operativer Eingriff war in diesem Fall unbedingt zu vermeiden, da hierunter unstillbare Blutungen auftreten können, zumal eine exakte Diagnose hier unbedingt erforderlich ist, um eine optimale Blutstillungstherapie bzw. Blutungsprophylaxe zu ermöglichen. Wichtig ist daher, bei unklaren Blutungssymptomen eine adäquate Gerinnungsdiagnostik durchzuführen, um die weitere Therapie festzulegen. Ebenso ist es wichtig, Befunde einer veranlassten Gerinnungsdiagnostik vor einem eventuellen operativen Eingriff zu sichten, um bei auffälligen Befunden entsprechend reagieren zu können. Bei unklarer Gerinnungssituation und dringend erforderlichen Eingriffen sollte präoperativ ein Gerinnungsspezialist herangezogen bzw. konsultiert werden.

Kasuistik 7

Bei einem Patienten wurde aufgrund eines mechanischen Doppelklappenersatzes (Mitral- und Aortenklappenersatz) eine dauerhafte Antikoagulation mit Vitamin K-Antagonist durchgeführt. Bei dem Patienten sollten nun mehrere Rumpfhautbasaliome entfernt werden. Der Hautarzt empfahl zunächst, die Antikoagulation sieben bis zehn Tage vor dem Eingriff auszusetzen, um den Eingriff bei einer normalisierten Gerinnungssituation durchführen zu können. Der Patient, der ein Gerinnungsselbstmanagement durchführte und daher an ein Gerinnungszentrum angebunden war, kontaktierte die dortigen Ärzte, da er ein thrombotisches Ereignis bei Aussetzen der Antikoagulation befürchtete. Es wurde dann nach Rücksprache mit dem Hautarzt entschieden, die Antikoagulation über den Eingriff fortzuführen, da das Risiko für schwere Blutungen im Rahmen des Eingriffes als sehr gering eingestuft wurde, während das thrombotische bzw. thromboembolische Risiko bei mechanischem Doppelklappenersatz ohne adäquate Antikoagulation hoch ist. Der Eingriff wurde letztendlich bei einem INR-Wert im unteren therapeutischen Bereich (2,6; therapeutischer Bereich hier: 2,5–3,5) durchgeführt, ohne dass es zu relevanten Blutungen kam.

Kommentar

Für die meisten operativen Eingriffe wird die orale Antikoagulation mit einem Vitamin K-Antagonisten präoperativ pausiert und der Eingriff durchgeführt, wenn der INR-Wert $\leq$ 1,4 liegt. Prinzipiell müssen jedoch das thrombotische bzw. thromboembolische Risiko bei Aussetzen der Antikoagulation und das Blutungsrisiko im Rahmen des Eingriffes bei Fortführung der Antikoagulation gegeneinander abgewogen werden. Bei Eingriffen mit geringem Blutungsrisiko ist es unter entsprechender Nutzen-Risiko-Abwägung in der Regel statthaft, den Eingriff unter Fortführung der Antikoagulation durchzuführen. Typische Eingriffe, die in der Regel unter oraler Antikoagulation vorgenommen werden können, sind kleine dermatochirurgische Eingriffe (wie im vorliegenden Fall), Kataraktoperationen und zahnärztliche Eingriffe einschließlich unkomplizierter Zahnextraktionen. Bei diesen Eingriffen ist das Risiko für thrombotische bzw. thromboembolische Ereignisse bei Aussetzen der Antikoagulation als weitaus problematischer einzuschätzen als das perioperative Blutungsrisiko.

Kasuistik 8

Bei einem Patienten mit langjährigem exzessivem Alkoholabusus sollte eine elektive Herniotomie bei unkomplizierter Leistenhernie durchgeführt werden. In der präoperativen Diagnostik zeigte sich ein mit 15 % stark verminderter Quickwert, zudem waren eine Verlängerung der aktivierten partiellen Thromboplastinzeit (aPTT) sowie eine deutliche Thrombozytopenie von 60.000/µl nachweisbar. Der Eingriff wurde daraufhin zurückgestellt und eine weiterführende internistische Abklärung veranlasst. Es zeigte sich das Bild einer fortgeschrittenen dekompensierten äthyltoxischen Leberzirrhose mit Herdbefunden sowie mit deutlicher Splenomegalie. Das Blutungsrisiko im Rahmen des elektiven Eingriffes wurde als hoch eingestuft. Die Notwendigkeit des Eingriffes wurde diskutiert, die Dringlichkeit des Eingriffes als gering eingestuft und der Eingriff bis auf weiteres zurückgestellt; der Patient wurde mit einem Bruchband versorgt.

Im kurzfristigen Verlauf kam es zu einer weiteren Dekompensation der Leberzirrhose, die Herdbefunde erwiesen sich als hepatozelluläre Karzinome. Der Patient verstarb drei Monate später im Rahmen einer Ösophagusvarizenblutung.

Kommentar

Patienten mit fortgeschrittener Leberzirrhose weisen ein stark erhöhtes Blutungsrisiko auf. Es finden sich häufig eine komplexe plasmatische Gerinnungsstörung und eine Thrombozytopenie, zusätzlich können eine Hyperfibrinolyse, chronische Verbrauchskoagulopathie und hepatische Thrombozytopathie vorliegen. Das Blutungsrisiko wird durch die übliche Gerinnungsdiagnostik häufig unterschätzt. Im Falle eines Eingriffes werden Frischplasmen zur Substitution von Gerinnungsfaktoren und Gerinnungsinhibitoren, ggf. in Kombination mit Prothrombinkomplexpräparaten (PPSB), sowie Thrombozytenkonzentrate eingesetzt. Dennoch treten häufig schwere Blutungskomplikationen perioperativ auf.

Gerade bei Patienten mit hohen perioperativen Risiken, wie im dargestellten Fall stark erhöhtem und schlecht kalkulierbarem Blutungsrisiko, muss eine strenge Nutzen-Risiko-Abwägung getroffen werden. Im vorliegenden Fall war die Gefährdung des Patienten durch perioperative Blutungen als weitaus größer einzuschätzen als der Benefit der Operation bei fortgeschrittener und inkurabler Lebererkrankung. Folglich wurde der Eingriff nicht durchgeführt.

Kasuistik 9

Bei einem 53-jährigen Patienten sollte eine elektive Herniotomie durchgeführt werden. Im Rahmen der präoperativen Anamneseerhebung gab der Patient zwar keine Blutungsneigung an, legte jedoch einen Notfallausweis vor, in dem als Diagnose „V. a. von-Willebrand-Syndrom" angegeben war. Empfohlen wurde in dem Notfallausweis, der etwa 20 Jahre zuvor ausgestellt worden war, eine Gabe von Desmopressin zur Prophylaxe und Therapie von Blutungen.

Entsprechend der Empfehlung des Notfallausweises wurde dem Patienten vor dem Eingriff Desmopressin zur Blutungsprophylaxe verabreicht. Der Eingriff verlief komplikationslos, insbesondere wurde keine vermehrte Blutungsneigung beobachtet. Wenige Tage nach dem Eingriff trat bei dem Patienten eine tiefe Venenthrombose auf.

Kommentar

Patienten mit Gerinnungsdefekten erhalten einen Notfallauweis, in dem Diagnose und empfohlene prophylaktische und therapeutische Maßnahmen bei Blutungen aufgeführt werden. Berücksichtigt werden muss allerdings, dass Gerinnungsbefunde nicht stabil sind, sondern sich im Laufe des Lebens erheblich verändern können. Da der von-Willebrand-Faktor mit zunehmendem Lebensalter ansteigt, können sich im jungen Alter noch verminderte von-Willebrand-Parameter mit zunehmendem Lebensalter normalisieren; somit kann dann häufig die frühere Diagnose eines milden von-Willebrand-Syndroms bei Älteren nicht mehr bestätigt werden. Zu berücksichtigen ist ferner, dass der von-Willebrand-Faktor (und andere Faktorenaktivitäten) im Rahmen einer Akutphasereaktion ansteigen können, was dann das Vorliegen eines Gerinnungsdefektes maskieren kann.

Bei bekannten Gerinnungsdefekten muss stets zeitnah zum Eingriff eine Kontrolle geeigneter Gerinnungsparameter erfolgen, um das perioperative Blutungsrisiko abzuschätzen und eine adäquate Empfehlung zum perioperativen Management zu geben. Keinesfalls dürfen „alte" Vorbefunde die Grundlage für die Empfehlung bei einem aktuellen Eingriff darstellen.

Im vorliegenden Fall zeigte sich bei einer Untersuchung einige Monate nach der Operation, dass die von-Willebrand-Parameter völlig unauffällig waren. Somit konnten wir die Diagnose eines von-Willebrand-Syndroms nicht bestätigen. Für den Eingriff hätte hier keine medikamentöse Blutungsprophylaxe erfolgen müssen, was unter Umständen auch das Auftreten der tiefen Venenthrombose verhindert hätte.

Kasuistik 10

Bei einem 40-jährigen Patienten kam es nach einem komplikativen operativen Eingriff zu einer fulminanten Lungenembolie. Es wurde eine notfallmäßige Lysetherapie durchgeführt, worauf sich der Zustand des Patienten stabilisierte. Es wurde dann überlappend mit einer Heparinisierung eine Einstellung auf eine orale Antikoagulation mit einem Vitamin K-Antagonisten (INR 2–3) durchgeführt und der Patient entlassen.

Einen Monat später stellte sich der Patient in unserer Einrichtung vor. Er berichtete, der Zahnarzt wolle nun eine seit langem geplante elektive Zahnextraktion durchführen und hierfür die orale Antikoagulation passager unterbrechen.

Dem Patienten wurde die klare Empfehlung gegeben, die Zahnextraktion nun nicht durchzuführen, da es sich um einen elektiven und somit verschiebbaren Eingriff handelt. Die orale Antikoagulation erfolgte in diesem Fall über zwölf Monate, die Zahnextraktion wurde dann nach Absetzen der Antikoagulation komplikationslos durchgeführt.

Kommentar

Bei Patienten, die sich bei bestehender oraler Antikoagulation einem Eingriff unterziehen sollen, ist zunächst die Dringlichkeit des Eingriffes zu klären. Im vorliegenden Fall handelte es sich um einen völlig elektiven Eingriff, der kurze Zeit nach einem potenziell letalen thromboembolischen Ereignis keine Unterbrechung der Antikoagulation rechtfertigt. Grundsätzlich sollten elektive Eingriffe unter antithrombotischer Medikation verschoben werden, optimalerweise, bis die antithrombotische Medikation abgesetzt oder zumindest deeskaliert werden kann. Bei absehbar langfristig erforderlicher antithrombotischer Medikation sollte ein Eingriff nicht kurz nach einem schwerwiegenden thrombotischen bzw. thromboembolischen Ereignis durchgeführt werden, da das Rezidivrisiko kurz nach dem Ereignis am höchsten ist und dann im Verlauf abfällt.

Bei zahnärztlichen Eingriffen ist grundsätzlich zu hinterfragen, inwieweit eine antithrombotische Medikation hierfür unterbrochen werden muss. Nach Datenlage ist das Risiko des Patienten durch thrombotische bzw. thromboembolische Ereignisse bei Unterbrechung der antithrombotischen Medikation als wesentlich schwerwiegender einzustufen als das Blutungsrisiko bei Fortführung der antithrombotischen Medikation im Rahmen des Eingriffes. Somit können die meisten zahnärztlichen Eingriffe – einschließlich einfacher Extraktionen – auch unter einer Antikoagulation durchgeführt werden, insofern es sich nicht um komplexe oralchirurgische, kieferchirurgische oder kieferorthopädische Eingriffe handelt. Gleichermaßen gilt für kleine dermatochirurgische Eingriffe und viele Eingriffe am vorderen Auge, insbesondere Kataraktoperationen, dass diese Eingriffe unter Fortführung der antithrombotischen Medikation durchgeführt werden können.

Kasuistik 11

Bei einem Patienten mit mechanischem Aortenklappenersatz und Vorhofflimmern sollten multiple Zahnextraktionen durchgeführt werden; aufgrund des Lokalzustandes und des Umfanges des Eingriffes wurde entschieden, den Eingriff nicht unter Fortführung der oralen Antikoagulation durchzuführen. Die Antikoagulation mit einem Vitamin K-Antagonist wurde sieben Tage vor dem Eingriff ausgesetzt und bei Unterschreiten des INR-Zielbereiches von 2–3 eine parenterale Antikoagulation mit niedermolekularem Heparin in therapeutischer Dosierung eingeleitet („Bridging").

Im Rahmen des Eingriffes kam es zu massiven Blutungen im Kiefer- und Gesichtsbereich sowie einer ausgeprägten lokalen Einblutung in die Halsweichteile. Der Patient musste auf die Intensivstation verlegt werden. Als Ursache der Komplikation erwies sich, dass dem Patienten am Morgen der Operation die übliche Heparininjektion verabreicht worden war; die Operation war drei Stunden nach der Heparininjektion erfolgt. Neben supportiven Maßnahmen wurde auch Protamin appliziert, worunter sich die Blutungsneigung zurückbildete.

Kommentar

Bei Hochrisikopatienten wird bei Eingriffen, die nicht unter Antikoagulation erfolgen dürfen, ein „Bridging" durchgeführt. Für die meisten zahnärztlichen Eingriffe ist dies nicht erforderlich, da diese aufgrund des geringen Blutungsrisikos unter Fortführung der Antikoagulation erfolgen können. Im vorliegenden Fall wurde aufgrund des angenommenen hohen Blutungsrisikos bewusst ein „Bridging" durchgeführt.

Rationale für das „Bridging" ist, perioperativ aufgrund der besseren Steuerbarkeit langwirksame orale Antikoagulanzien (Vitamin K-Antagonisten) durch kurzwirksame parenterale Antikoagulanzien, in der Regel niedermolekulare Heparine (NMH), zu ersetzen. Natürlich muss dann aber auch die parenterale Antikoagulation vor dem Eingriff pausiert werden, um eine adäquate perioperative Hämostase zu gewährleisten. Im vorliegenden Fall wäre eine Pausierung der Heparingaben in einem Zeitraum von 24 Stunden vor dem Eingriff angezeigt gewesen, um eine adäquate perioperative Hämostase zu erlauben.

Der Fall zeigt auch, dass bei einer akuten Blutung unter therapeutischer Heparinisierung, auch bei Verabreichung von niedermolekularem Heparin (NMH), eine Applikation von Protamin zur Antagonisierung des Heparineffektes sinnvoll sein kann.

Stichwortverzeichnis

www.ingramcontent.com/pod-product-compliance
Lightning Source LLC
Chambersburg PA
CBHW081539190326

41458CB00015B/5591